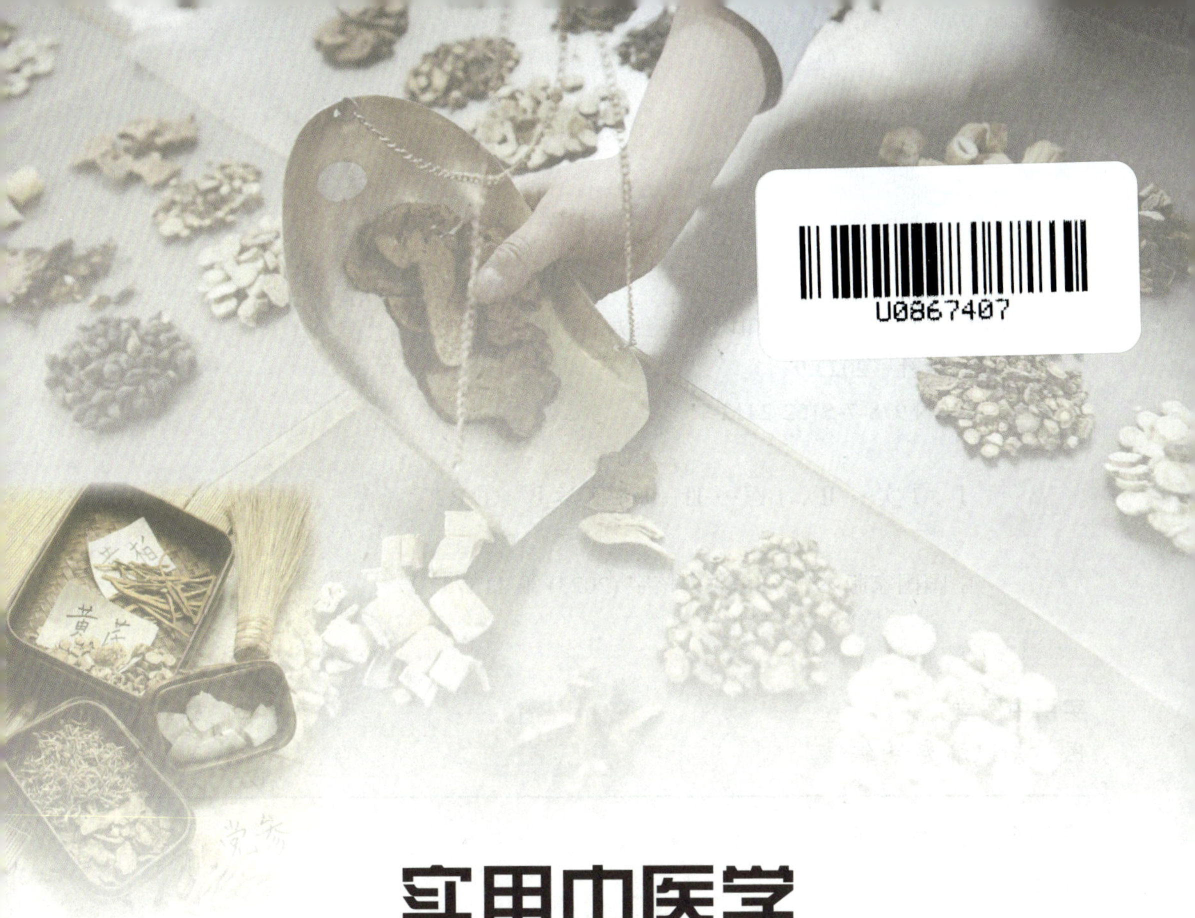

实用中医学

医学知识编委会 编

中医古籍出版社
Publishing House of Ancient Chinese Medical Books

图书在版编目（CIP）数据

实用中医学 / 医学知识编委会编 .— 北京：中医古籍出版社，2023.9
ISBN 978-7-5152-2412-1

Ⅰ . ①实… Ⅱ . ①医… Ⅲ . ①中医学 Ⅳ . ① R2

中国国家版本馆 CIP 数据核字 (2023) 第 115757 号

实用中医学
医学知识编委会 编

策划编辑 姚 强
责任编辑 吴 迪
封面设计 丁 丁
出版发行 中医古籍出版社
社 址 北京市东城区东直门内南小街 16 号（100700）
电 话 010-64089446（总编室）010-64002949（发行部）
网 址 www.zhongyiguji.com.cn
印 刷 廊坊市博林印务有限公司
开 本 710mm × 1000mm 1/16
印 张 25
字 数 302 千字
版 次 2023 年 9 月第 1 版 2023 年 9 月第 1 次印刷
书 号 ISBN 978-7-5152-2412-1
定 价 158.00 元

编 委 名 单

徐　伟（枣庄市妇幼保健院）
程东仙（石嘴山市中医医院）
王淑凤（西海岸新区人民医院）
贾海亮（高青县花沟中心卫生院）
侯召民（锡山区人民医院东亭分院）
谭　超（湖南中医药大学第一附属医院）
李兆文（山东省济南市商河县白桥镇卫生院）
殷佳宝（江苏省扬州友好医院）
焦春媛（青岛市第五人民医院）
孟凡欣（临沂市人民医院）
任丽辉（平度市中医医院）
赵　萍（山东中医药大学眼科与视光医学院）
杨　树（邹城市田黄镇卫生院）
王吉峰（山东省济南市长清区中医医院康复医学科）
殷华芳（江阴市人民医院）
黄海胜（广州医科大学附属中医医院）
黄雪梅（广州中医药大学附属东莞医院）
王　宁（山东中医药大学）
隋瑞峤（北京小汤山医院）
李　嵘（淄博市博山区岳庄中心卫生院）
张秀芳（山东中医药大学第二附属医院）
谌　军（四川省德阳市第二人民医院）
箔　玲（济南市平阴县安城镇卫生院）
袁誉畅（曹县中医院）
王　玮（中国中医科学院眼科医院）
周俊鹏（深圳大学附属华南医院）
王司敏（江阴市人民医院）
田　泓（广州医科大学附属中医医院）
张智杰（北京德尔康尼骨科医院）
胡金萍（青海省中医院）

前 言

中医作为我国独具特色的卫生资源，是中国特色医药卫生事业不可或缺的重要组成部分，随着人民生活水平的提高和健康意识的不断增强，广大人民群众对中医的需求日益增长，中医在全民医疗保障中所占比重逐年提高，但随之而来的问题也越来越多。

中医认为人体是一个以脏腑经络为核心的有机整体，各脏腑组织之间是互相联系、互相影响、互相促进的；人体与自然界是密切相关的，是对立统一的整体。中医理论来源于对医疗经验的总结及中国古代的阴阳五行思想。中医学理论体系是经过长期的临床实践，在唯物论和辩证法思想指导下逐步形成的，它来源于实践，反过来又指导实践。通过对现象的分析，以探求其内在机理。因此，中医学这一独特的理论体系有两个基本特点：一是整体观念；二是辨证论治。中医的基础理论是对人体生命活动和疾病变化规律的理论概括，它主要包括阴阳、五行、气血津液、藏象、经络、运气等学说，以及病因、病机、诊法、辨证、治则治法、预防、养生等内容。

本书以突出中医学的特色和优势为主，借鉴现代医学的研究成果，系统地把中医各个学科疾病的病因、诊断、治疗分类编辑，覆盖了中医学治疗措施的各个方面。

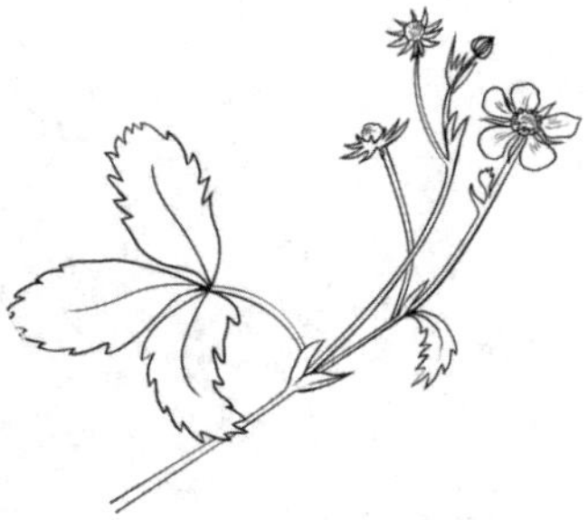

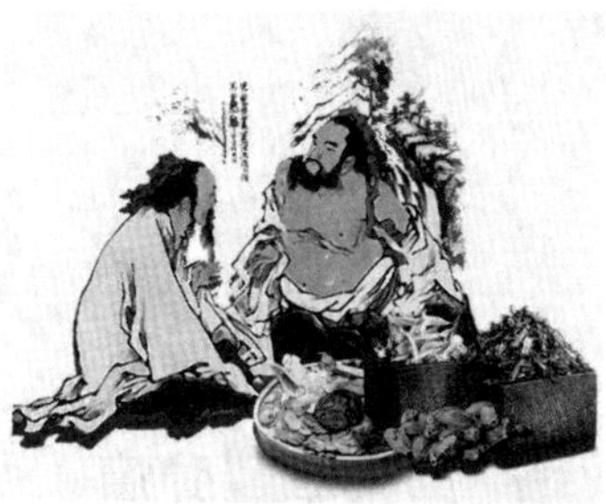

目录

CONTENTS

目录 CONTENTS

目 录

CONTENTS

第一章　心血管系统疾病

第一节　冠心病

冠心病属于中医学“胸痹”“心痛”“厥心痛”等范畴。病因多为年老肾虚、饮食不节、情志失调、寒邪侵袭、劳逸失度等，病位在心，与心、肝、脾、肾诸脏相关，多属本虚标实之证，常在心气、心阳、心阴不足或脏腑功能失调的基础上兼夹痰浊、气滞、血瘀、寒凝等病变，产生不通则痛或不荣则痛的表现。

一、中医诊断

符合中华人民共和国中医药行业标准中医病证疗效诊断标准中胸痹心痛诊断依据。

二、治疗

发作期治疗：“急则治其标，缓则治其本。”发作时选用速效救心丸，每次含服5～10丸；麝香保心丸，每次含服1～2粒或吞服。也可配合川芎嗪针、丹参针、生脉针，静脉滴注。

缓解期治疗：依据辨证结果，选用治法方药。

（一）辨证论治

1. 心气虚损证

（1）治法：补益心气。

（2）方药：归脾汤（《正体类要》）加减或保元汤（《博爱心

鉴》）加减。西洋参10g，生黄芪30g，炙甘草6g，炒酸枣仁30g，木香6g，龙眼肉10g，桂枝9g，炒白术12g，茯苓15g，当归12g，远志9g，陈皮10g。

（3）加减：兼唇舌紫暗者，加丹参12g，当归12g；兼心烦失眠者，加柏子仁12g，麦冬15g；兼口苦心烦、口舌生疮者，加黄连6g，竹叶6g。

2. 心阴不足证

（1）治法：滋养心阴。

（2）方药：天王补心丹（《校注妇人良方》）加减。丹参15g，太子参15g，茯苓30g，五味子6g，麦冬12g，天冬10g，生地黄12g，玄参15g，远志9g，炒酸枣仁30g，柏子仁12g，桔梗12g。

（3）加减：兼唇舌紫暗、胸痛固定者，加桃仁12g，红花12g；兼心烦、失眠者，加炒栀子10g，淡豆豉12g；兼气短、气喘、乏力，动则加重者，加生黄芪30g，西洋参10g。

3. 气阴两虚证

（1）治法：益气养阴。

（2）方药：生脉散（《备急千金要方》）加减。麦冬15g，五味子12g，炙甘草6g，西洋参（另煎兑服）10g，白芍12g，茯苓30g，生地黄15g，阿胶（烊化）12g，玄参12g。

（3）加减：兼唇舌紫暗、胸痛甚者，加丹参15g，桃仁12g，三七粉（冲）3g；兼心烦、失眠者，加酸枣仁30g，柏子仁12g；兼气短、乏力，动则加重者，加生黄芪30g，山药15g。

4. 心阳不振证

（1）治法：温阳宣痹。

（2）方药：瓜蒌薤白白酒汤（《金匮要略》）合右归饮（《景岳

全书》）加减。制附子（先煎）12g，熟地黄12g，山药12g，红参（另煎兑服）6g，枸杞子12g，山茱萸12g，杜仲12g，瓜蒌12g，薤白6g，当归12g。

（3）加减：兼大汗出、脉微欲绝者，加生龙骨（先煎）30g，山茱萸15g，生牡蛎（先煎）30g；兼胸痛遇寒加剧者，加高良姜12g，肉桂3g，细辛3g；兼胸胁胀痛、善叹息者，加郁金12g，延胡索12g；兼尿少、水肿者，加茯苓30g，泽泻15g。

5. 痰浊闭塞证

（1）治法：化痰宣痹。

（2）方药：瓜蒌薤白半夏汤（《金匮要略》）合温胆汤（《备急千金要方》）加减。瓜蒌12g，薤白12g，法半夏9g，陈皮9g，茯苓30g，枳实10g，石菖蒲10g，竹茹12g，白术12g。

（3）加减：兼气虚者，加生黄芪30g，山药15g；兼痰黏稠、色黄，苔黄腻者，加黄连6g，胆南星6g，竹沥10g；兼舌暗紫或有瘀斑者，加全蝎4.5g，桃仁12g，红花12g。

（4）中成药：速效救心丸：益气活血，化瘀通络，每次含服4～6粒，每日2次或必要时即刻含服。

6. 心血瘀阻证

（1）治法：活血化瘀。

（2）方药：桃红四物汤（《医宗金鉴》）合（或）丹参饮（《时方歌括》）加减。桃仁12g，红花12g，当归12g，白芍15g，川芎10g，生地黄12g，丹参15g，砂仁6g，白术12g。

（3）加减：兼胸痛剧烈者，加炙水蛭4.5g，全蝎4.5g；兼胸闷胀痛、善太息者，加延胡索12g，枳壳12g，郁金12g；兼胸痛遇寒加重、脉沉细或沉迟者，加细辛3g，干姜6g。

7. 寒凝心脉证

（1）治法：温通心阳，散寒止痛。

（2）方药：当归四逆汤（《伤寒论》）合瓜蒌薤白白酒汤（《金匮要略》）加减。桂枝10g，当归12g，芍药9g，细辛3g，沉香10g，干姜6g，薤白10g，瓜蒌12g。

（3）加减：兼唇舌紫暗、脉涩者，加檀香12g，红花12g；兼苔白厚腻、脉滑者，加石菖蒲12g，胆南星6g，莱菔子15g；兼气短、气喘，动则加重者，加红参6g，炙黄芪30g。

8. 气滞血瘀证

（1）治法：理气活血，通络止痛。

（2）方药：血府逐瘀汤（《医林改错》）加减。柴胡10g，枳壳12g，香附12g，赤芍药12g，川芎12g，桃仁12g，红花12g，当归12g，生地黄12g，牛膝15g，桔梗12g。

（3）加减：兼苔腻者，加苍术12g，瓜蒌12g；兼心烦易怒、口干、舌红苔黄、脉数者，加栀子6g，黄连6g；兼便秘者，加当归12g，枳实12g，生大黄（后下）6g。

（二）病证结合治疗

1. 药物治疗

（1）发作时的治疗：立即安静休息，舌下含服硝酸甘油或硝酸甘油注射液、硝酸异山梨酯注射液注射。

（2）缓解时的治疗：硝酸酯类药物有硝酸甘油片、硝酸甘油皮肤贴片等。

（3）钙通道阻滞剂：硝苯地平片、地尔硫䓬片、维拉帕米片、尼卡地平片、尼群地平片、苯磺酸氨氯地平片等。

（4）β受体阻滞剂：普萘洛尔、阿替洛尔、美托洛尔、比索洛尔等，禁用于冠状动脉痉挛发作者或伴有周围血管疾病者。

（5）抗血小板药物：阿司匹林、氯吡格雷等。

（6）调脂药物：他汀类药，如辛伐他汀、普伐他汀、洛伐他汀、阿托伐他汀、氟伐他汀等；贝特类药，如非诺贝特等。

（7）调节心肌代谢类药物：曲美他嗪等。

（8）抗凝药物：肝素、低分子肝素、华法林等。

2. 冠状动脉旁路移植术

用于内科治疗无效或不宜PCI治疗者。

辨证与辨病相结合治疗冠心病心绞痛时，应根据患者的不同情况在辨证的基础上灵活组方遣药。如对于不稳定型心绞痛的患者，可加用三七；PTCA再狭窄患者，配伍用地龙行气活血，通络止痛；急性心肌梗死多合用左归饮；兼有湿热瘀阻则选方“当归拈痛汤”常能取得显著疗效。在用活血化瘀法的同时，不能忽视痰浊湿阻，用沉香、瓜蒌、半夏等，方药多佐用二陈汤、温胆汤等，可加用人参、黄芪、甘草等；素体阴虚者，可将方中人参改为南北沙参，女子多用当归、赤芍、川芎等养血活血，而男性多合并有肾虚，临证在活血止痛的基础上加用熟地黄、山药、山茱萸等，老年人心力衰竭则加入淫羊藿补肾壮阳。

（三）针灸疗法

1. 辨证分型

气滞血瘀证、心阴亏虚证、心阳不振证、痰湿中阻证、寒凝心脉证。

2. 取穴

内关、心俞、膻中、通里、足三里、间使。

3. 手法

每次选用4～5穴，轮流使用，连续治疗10次后可停针数日，再行治疗。对心阳不振、寒凝心脉者可加灸法。

4. 加减

气滞血瘀配膈俞、阴郄；心阴亏虚配阴郄、太溪、三阴交；心阳不振配命门（灸）、巨阙；痰浊中阻配中脘、丰隆；寒凝心脉配关元（灸）、气海（灸）。

（四）外治法

1. 穴位敷贴

（1）心绞痛宁膏：每次2帖，贴敷于心前区，24h更换1次。

（2）麝香心绞痛膏：外敷于心前区痛处与心俞穴。

（3）补气活血软膏：将软膏贴于胸骨左缘及左第2肋间下6cm × 6cm范围，每次5g，每日2次，15天为1个疗程。

2. 耳针

可选心、皮质下、交感区等穴埋针或埋豆，自行按压刺激，亦可达到缓解疼痛的目的。

3. 按摩

以拇指或手掌按揉心俞、膈俞、厥阴俞、内关、间使、三阴交、心前区阿是穴，每次10分钟。

第二节　心律失常

心律失常属于中医学“心悸”“怔忡”等范畴，亦见于有关脉律失常（数、疾、迟缓、促、涩、代、结）等病篇中。主要病因为外邪侵袭、七情刺激、饮食不节、体质虚弱等，其病位在心，但与其他脏腑密切相关。心失所养、心脉瘀阻、脏腑功能失调是基本病机，心悸怔忡、脉律失常是其共同表现。

一、诊断

（一）西医诊断

参考《室性心律失常中国专家共识》（2016）《室上性快速心律失常治疗指南》（2005）。

1. 病史

涉及与心律失常相关症状及发作特点的病史。

2. 体格检查

心率及心律的改变，心音强度、有无杂音及附加音，心率和脉搏的关系，血压高低等。

3. 心电生理检查

发作期的心电图诊断、动态心电图、食管电生理检查、心腔电生理检查符合心律失常改变。

（二）中医诊断

参考中华中医药学会发布的《中医内科常见病诊疗指南》

（ZYYXH/T 19-2008）。自觉心中跳动，惊慌不安，不能自主，可见结脉、代脉、促脉等脉象。常有情志刺激、惊恐、紧张、劳倦、烟酒、咖啡、浓茶等诱发因素。

（三）中医证候诊断

1. 心气不足证

心悸短气，疲倦乏力，头晕自汗，动则加剧，舌质淡红，舌苔薄白，脉虚无力或兼促、涩或结代。

2. 心神不宁证

心悸怔忡，善恐易惊，少受惊吓即坐立不安，失眠多梦，梦中惊醒，舌淡，苔白，脉虚数或时有结涩。

3. 阴虚火旺证

心悸不宁，心烦易怒，失眠多梦，或有低热，或五心烦热，口舌干燥，小便黄短，大便干结，舌红少津，脉细数或促、涩。

4. 心血不足证

心悸眩晕，乏力，面色无华，唇色淡白，舌淡，脉细或结代。

5. 气阴两虚证

心悸怔忡，虚烦多梦，或自汗盗汗，或五心烦热，舌淡苔薄白，脉虚数或促涩、结代。

6. 心脉瘀阻证

心悸不安，胸闷不舒，心前区刺痛，入夜尤甚，或见唇甲青紫，舌质紫暗或瘀斑、瘀点，脉涩或结代。

7. 痰扰心脉证

心悸胸闷，眩晕恶心，头重身倦，痰多咳嗽，舌苔浊腻，脉弦滑或涩、结代。

8. 心阳不足证

心悸不安，胸闷气短，面色苍白，畏寒肢冷，乏力气短。舌淡苔白，脉虚微或兼迟缓，或涩、结代。

9. 心阳虚脱证

心悸气短，四肢厥冷，冷汗淋漓，面色苍白，表情淡漠，脉微弱欲绝或怪乱或促涩无力。

二、治疗

（一）辨证论治

1. 心气不足证

（1）治法：益气复脉。

（2）方药：益气复脉汤（验方）加减。人参10g，黄芪25g，麦冬15g，五味子10g，炙甘草12g，当归15g，熟地黄15g。兼有血瘀者加丹参、三七；兼有脾虚者加木香、砂仁；兼睡卧不安者加茯苓、合欢皮。

2. 心神不宁证

（1）治法：养心安神，镇惊定悸。

（2）方药：安神复脉汤（验方）。磁石（先煎）30g，龙齿（先煎）30g，琥珀（冲服）1.5g，茯神15g，石菖蒲12g，人参6g，远志10g，柏子仁12g，炙甘草12g，麦冬15g。兼有自汗者加黄芪、煅牡蛎；兼胃肠不适便溏者去磁石、远志、柏子仁，加益智仁、藿香。

3. 阴虚火旺证

（1）治法：清心复脉。

（2）方药：清心复脉汤（验方）。珍珠末（冲服）0.3g，生地黄18g，酸枣仁18g，当归6g，麦冬15g，柏子仁12g，莲心2g，苦参12g，龙齿（先煎）30g，甘草6g。兼心气虚弱、疲倦乏力者加西洋参或太子参，兼心火炽盛者去当归，加黄连。

4. 心血不足证

（1）治法：养血复脉。

（2）方药：养血复脉汤（验方）。当归12g，熟地黄15g，黄芪20g，人参6g，阿胶（烊化）10g，远志10g，柏子仁10g，酸枣仁15g，木香（后下）10g，炙甘草12g。兼阴虚重者去当归，加西洋参，熟地黄改生地黄，加麦冬、五味子；兼心虚胆怯者加生龙齿、珍珠末。

5. 气阴两虚证

（1）治法：益气养阴复脉。

（2）方药：生脉散（《备急千金要方》）。人参10g，麦冬15g，五味子10g。气虚甚者加黄芪；阴虚有热者加天冬、生地黄、黄连、莲心、苦参；肾阴不足者加龟甲、鳖甲；兼心脉瘀阻者加丹参、三七。

6. 心脉瘀阻证

（1）治法：活血复脉。

（2）方药：活血复脉汤（验方）。桃仁12g，红花12g，赤芍12g，生地黄18g，香附12g，丹参20g，当归12g，延胡索12g，三七粉3g，青皮12g，甘草9g。兼气虚者去香附、青皮，加党参、黄芪；兼阳虚者去青皮、生地黄、红花，加淫羊藿、熟附子、肉桂。若因瘀致虚，宜与补益方药联合应用，或在原方中减桃仁、红花、赤芍等，加黄芪、川芎、山茱萸等。

7. 痰扰心脉证

（1）治法：涤痰复脉。

（2）方药：涤痰复脉汤（验方）。法半夏15g，陈皮10g，佛手12g，胆南星12g，党参18g，茯苓15g，石菖蒲12g，甘草6g。化热者可加苦参、黄连、莲心等清热药；气虚者加党参、黄芪。

8. 心阳不足证

（1）治法：温阳复脉。

（2）方药：温阳复脉汤（《验方》）。熟附子（先煎）15g，干姜10g，炙麻黄9g，细辛6g，炙甘草12g。气虚者加人参、黄芪；血瘀者加降香、当归、川芎；痰阻心脉者加瓜蒌皮、薤白、法半夏、石菖蒲；兼阳虚水泛者加茯苓皮、猪苓、泽泻、桂枝。

9. 心阳虚脱证

（1）治法：回阳固脱复脉。

（2）方药：固脱复脉汤（《验方》）。人参20g，熟附子（先煎）15g，干姜10g，肉桂3g，黄芪30g，麦冬15g，五味子10g，煅龙骨（先煎）30g，煅牡蛎（先煎）30g，炙甘草30g。

（二）外治法

1. 耳针

选耳穴的心、神门、交感点。用5分毫针刺入，留针30分钟，每次行针10分钟，中等刺激，适用室上性心动过速及室性心动过速；反复发作者可用耳穴埋针或耳穴压药，每3日更换1次。

选耳穴：内分泌、心、神门、交感点、皮质下。用王不留行籽贴压于耳穴上，每日按压2～3次，每次15分钟，10次为1个疗程，治疗缓慢性心律失常。

2. 按摩

取心俞、膈俞、至阳穴，采用点、按、揉等手法进行刺激，由轻至重，每日1次，每次15分钟，10次为1个疗程，治疗缓慢性心律失常。

患者仰卧，医生以拇指端顺时针按压左神藏穴或灵墟穴，治疗阵发性室上性心动过速。

第三节　病毒性心肌炎

病毒性心肌炎属于中医学“温病”，以及由“温病”引起的“心悸”“怔忡”“胸痹”等范畴。国家标准《中医临床诊疗术语》中将其定义为“心瘅”，系指外感温热病邪，或因手术等创伤，温毒之邪乘虚而入，内舍于心，损伤心之肌肉、内膜，以发热、心悸、胸闷等为主要表现的内脏瘅病。

一、诊断

（一）中医诊断

参考1999年中华心血管学会拟行的《成人急性病毒性心肌炎诊断参考标准》。

（1）有明显乏力、苍白、多汗、心悸、气短、胸闷、头晕、心前区痛、手足凉、肌痛等症状至少两项。

（2）发病同时或1～3周前有病毒感染史。

（3）心电图示明显心律失常，ST-T改变连续3天以上或运动试验阳性、出现心肌损伤的参考指标、病原学检查提示病毒感染。

（二）中医证候诊断

1. 热毒侵心证

恶寒发热，头痛身痛，心悸胸痛，气短乏力，咽痛咳嗽，口苦口干，小便黄赤，舌质红，舌苔黄，脉浮数或结代。

2. 湿毒犯心证

恶寒发热，腹痛腹泻，腹胀纳呆，恶心呕吐，困倦乏力，心悸胸闷，舌苔黄腻，脉濡数或促或结代。

3. 阴虚内热证

心悸不宁，心烦不安，失眠多梦，口干咽燥，手足心热，潮热盗汗或低热不退，小便短少，大便秘结，舌红少苔，脉细数或促、结代。

4. 气阴两虚证

心悸怔忡，气短乏力，自汗盗汗，舌红苔白，脉虚数或促、涩、结代。

5. 阴阳两虚证

心悸气短，动则喘憋，甚或倚息不得卧，胸闷痛，畏寒肢冷，乏力，自汗不止，水肿，面色晦暗或发绀，舌暗淡苔白，脉虚数或促、结代。

6. 阳虚欲脱证

起病急骤，心悸气短，不能平卧，烦躁不安，自汗不止，四肢厥冷，舌淡苔白，脉微欲绝。

二、治疗

（一）辨证论治

1. 热毒侵心证

（1）治法：清热解毒，养心复脉。

（2）方药：银翘散（《温病条辨》）合清营汤（《温病条辨》）加减。金银花20g，连翘15g，水牛角（先煎）30g，麦冬15g，板蓝根15g，射干12g，牛蒡子10g，桔梗12g，玄参15g，莲心15g，甘草6g。咽痛者加蒲公英20g；热重者加青蒿（后下）12g，柴胡15g；发热不甚而恶寒明显者去水牛角加荆芥穗12g；泄泻者加葛根25g，黄连9g；胸闷呕吐者加法半夏12g，藿香12g。

2. 湿毒犯心证

（1）治法：清热化湿，宁心复脉。

（2）方药：香连丸（《太平惠民和剂局方》）合甘露消毒丹（《医效秘传》）加减。木香12g，黄连9g，黄芩15g，苦参10g，连翘15g，射干12g，藿香12g，甘草6g，绵茵陈18g，豆蔻10g，石菖蒲12g。表证明显者去木香、豆蔻，加防风12g，紫苏叶12g；胃纳欠佳者加谷芽25g；呕吐者加法半夏12g。

3. 阴虚内热证

（1）治法：滋阴清热，益心复脉。

（2）方药：炙甘草汤（《伤寒论》）加减。生地黄18g，麦冬15g，白芍12g，阿胶（烊化）12g，太子参18g，莲心1.5g，白薇12g，银柴胡12g，牡丹皮15g，酸枣仁15g，炙甘草12g。心悸甚者加生龙齿30g；心烦不眠者加苦参12g，黄连3g，首乌藤30g。

4. 气阴两虚证

（1）治法：补气养阴，益心复脉。

（2）方药：生脉散（《备急千金要方》）合五味子汤（《验方》）加减。炙甘草12g，人参6g，黄芪25g，麦冬15g，五味子8g。阴虚明显者则用西洋参，无人参者用党参25g；心气虚衰、心悸喘咳者，人参增至12g，并配葶苈子12g，鹿衔草12g；兼水肿者用茯苓皮30g，泽泻20g，猪苓20g；白汗盗汗者加煅龙骨、煅牡蛎各30g；虚烦失眠者加酸枣仁18g，柏子仁12g。

5. 阴阳两虚证

（1）治法：温阳益气，养阴通脉。

（2）方药：炙甘草汤（《伤寒论》）加减。炙甘草12g，人参6g，黄芪30g，生地黄18g，麦冬15g，五味子10g，阿胶12g，肉桂1.5g，干姜6g。阴虚明显者加西洋参；畏寒、肢冷、脉迟者加制附子12g；心胸窒闷者去阿胶、生地黄，加丹参18g，三七3g，降香15g；喘咳胸闷者去阿胶、生地黄，加瓜蒌15g，薤白15g，法半夏12g；尿少水肿者加茯苓皮30g，猪苓25g，泽泻25g。

6. 阳虚欲脱证

（1）治法：回阳固脱。

（2）方药：参附龙牡汤（《验方》）加减。红参15g，制附子（先煎40分钟）15g，煅龙骨（先煎）30g，煅牡蛎（先煎）30g。喘咳胸闷者加瓜蒌15g，薤白15g，肉桂（冲服）3g。本证系急性循环衰竭，病情危重，宜中西医结合抢救。

（二）病证结合治疗

1. 抗病毒治疗

可应用于疾病的前3周，常选用α-干扰素。

2. 免疫抑制药治疗

对重症患者，即以突然泵衰竭或严重心律失常为主要临床表现，可在短期内引起死亡或猝死者，尤其是高度房室传导阻滞或阿-斯综合征时，激素治疗可抑制免疫反应，减轻心肌炎症，减轻毒素症状，故在重症心肌炎早期使用激素治疗。病程后期证实心肌病变由免疫反应所引起者可试用激素，常用泼尼松或地塞米松，免疫球蛋白（Ig）适用于急性、重症病例，可防止病毒复制及心肌炎的发生。

3. 中药

如黄连、金银花、连翘、板蓝根、大青叶、鱼腥草、野菊花具有抗病毒作用，可在病毒感染急性期选用。抗腺病毒中药有虎杖、贯众、射干、大青叶、甘草等；抗流感病毒中药有野菊花、绵茵陈、鱼腥草、大黄、黄芩、黄连、紫草、连翘、贯众、大青叶、地骨皮、赤芍、虎杖、射干、青蒿、槟榔等，可根据病情以中医的证候特点加以选用。诱生干扰素中药如黄芪、人参、白术、黄精、冬虫夏草等，可在辨证用药的基础上加以选用。

（三）并发症治疗

1. 心力衰竭

按心力衰竭的治疗常规纠正心力衰竭，根据具体病情使用利尿药、洋地黄、ACEI类、β受体阻滞剂。心肌有炎症坏死应慎用洋地黄类药物。

2. 严重心律失常

根据病情慎重选择抗心律失常药物。

（四）外治疗法

1. 耳穴疗法

选取内分泌、心、交感、神门下等穴，用胶布固定王不留行籽，每日按压2～3次，每次5分钟，保留5～7天。适用于本病心悸、胸痹者。

2. 穴位注射

天池、膻中、内关、郄上穴，当归注射液0.3～2mL，穴位内注射，隔日1次，1周为1个疗程。适用于本病心悸、胸痹者。

第四节　心力衰竭

心力衰竭（简称心衰）属于中医学“心力衰竭”“心悸”“怔忡”“水肿”“喘咳”“痰饮”“心痹”等范畴。

一、诊断

（一）西医诊断

参考中华医学会心血管病学分会2014年发布的《中国心力衰竭诊断和治疗指南》。

1. 主要条件

（1）阵发性夜间呼吸困难或端坐呼吸。

（2）颈静脉怒张。

（3）肺部啰音。

（4）心脏扩大。

（5）急性肺水肿。

（6）第三心音奔马律。

（7）静脉压增高＞1.57kPa（16cmH_2O）。

（8）循环时间＞25s。

（9）肝颈静脉反流征阳性。

2. 次要条件

（1）踝部水肿。

（2）夜间咳嗽活动后呼吸困难。

（3）肝大。

（4）胸腔积液。

（5）肺活量降低到最大肺活量的1/3。

（6）心动过速。

（7）治疗后5天内体重减轻＞4.5kg。

同时存在2个主项或1个主要条件加2个次要条件，即可诊断为心力衰竭。

（二）中医诊断

参考《中医内科学》（2012年）。

（1）以胸闷气喘、心悸、水肿为主症。

（2）早期表现为劳累后气短心悸，或夜间突发喘咳惊悸、端坐后缓解。随着病情发展心悸频发，动则喘甚，或端坐呼吸，不能平卧，水肿以下肢为甚，甚则全身水肿，常伴乏力、腹胀等。

（3）多有心悸、胸痹、真心痛、心痹、心瘅等病史。

（三）中医证候诊断

参照《慢性心力衰竭中医诊疗专家共识》（2014年）和《慢性心力衰竭中西医结合诊疗专家共识》（2016年）。

1. 慢性稳定期

（1）心气阴虚证：心悸、气短、倦怠乏力，面色苍白，动辄汗出，自汗或盗汗，头晕，面颧暗红，夜寐不安，口干，舌质红或淡红，苔薄白，脉细数无力或结或代。

（2）气虚血瘀证：心悸、气短，面色晦暗，口唇青紫，颈静脉怒张，胸胁满闷，胁下痞块，或痰中带血，舌有紫斑、瘀点，脉细涩或结或代。

（3）心肾阳虚证：喘息，气短，咳逆倚息不得卧，畏寒肢冷，尿少，水肿。唇青舌暗，舌苔薄白或白滑，脉沉、弱、细、结代或促。

（4）心肺气虚证：喘息，憋闷，动则加剧，心悸气短，疲倦乏力，自汗出。舌质淡，舌苔薄白，脉象沉、弱或结代。

（5）阴阳两虚证：咳逆，气喘，气短，乏力，心悸怔忡，口干舌燥，失眠盗汗，五心烦热，下肢水肿，舌质淡或红，舌苔薄，脉细弱、细数或结代。

2. 急性加重期

（1）阳虚水泛证：喘促气急，痰涎上涌，咳嗽，咳吐粉红色泡沫样痰，口唇青紫，汗出肢冷，烦躁不安，舌质暗红，苔白腻，脉细促。

（2）血瘀水停证：喘息气急，动则加剧，心悸怔忡，口唇发绀，两颧暗红，肌肤甲错，胁胀或有痞块，舌质暗红或有瘀斑，舌下脉络纡曲，舌苔薄腻或白腻，脉涩或结代。

（3）痰饮阻肺证：喘憋不得平卧，咳吐稀痰或泡沫样痰，色白，心悸气短，胁胀，脘腹痞满，尿少、水肿。舌质淡，舌苔白腻或白滑，脉沉或弦滑。

（4）阳气虚脱证：喘息、气急，呼多吸少，不得平卧，烦躁不安，甚则谵妄，面色苍白或灰暗，汗出如油，四肢厥逆，舌质紫暗，舌苔少，脉虚数或微弱欲绝。

二、治疗

（一）辨证论治

1. 慢性稳定期

（1）气阴两虚证。①治法：益气养阴。②方药：生脉散（《备急千金要方》）加减。黄芪30g，太子参30g，麦冬15g，五味子10g，山茱萸20g，丹参20g，红花10g，酸枣仁30g，炙甘草10g，茯苓15g，酸枣仁30g。③加减：自汗者加浮小麦30g，麻黄根15g，煅龙骨30g，煅牡蛎30g；以盗汗为主者，加地骨皮15g，生地黄15g，桑叶15g；若心悸早搏频作者，加苦参15g；若头晕明显者，加沙苑子15g，白蒺藜15g，天麻12g。④中成药：生脉饮口服液，每次10mL，每日3次；滋心阴口服液，每次10mL，每日3次；心元胶囊，每次4粒，每日3次。可应用生脉注射液、参麦注射液等。

（2）气虚血瘀证。①治法：益气活血。②方药：补阳还五汤（《医林改错》）加减。生黄芪30g，川芎10g，桃仁12g，地龙12g，三棱10g，莪术10g，红花10g，炙甘草10g，当归15g，白芍10g，枳壳10g，桔梗8g，赤芍10g。③加减：若胁下痞块坚硬者，加生牡蛎30g，花粉30g，鳖甲18g；兼有黄疸者，加茵陈15g，附子10g。④中成药：诺迪康胶囊，每次1粒，每日3次；益心舒胶囊：每次4粒，每日3次；血府逐瘀口服液，每次10mL，每日3次。可选用黄芪注射液、丹红注射液、丹参酮注射液等。

（3）心肾阳虚证。①治法：温补心肾。②方药：参附汤（《妇人良方》）合金匮肾气丸（《金匮要略》）加减。人参18g，炮附子6g，肉桂5g，生地黄15g，茯苓15g，山药15g，山茱萸10g，泽泻10g，牡丹皮10g。③加减：水肿甚者，加葶苈子15～30g，车前子30g；胸胁疼痛者，加延胡索10g，醋三棱10g。

（4）心肺气虚证。①治法：补益心肺，固表平喘。②方药：保元汤（《博爱心鉴》）加减。黄芪20g，党参20g，肉桂5g，生甘草6g，生姜3g，白术10g，茯苓20g，远志10g。③加减：畏寒肢冷者加桂枝6～10g，炮附子6g；口唇发绀、胸胁疼痛者加丹参15g，川楝子6g，延胡索10g；气虚自汗者加防风10g，白术15g，益气固表；兼血瘀者加红花10g，赤芍10g，活血祛瘀。④中成药：补心气口服液，每次10mL，每日3次；心通口服液，每次10mL，每日3次。可选用黄芪注射液、参麦注射液等。

（5）阴阳两虚。①治法：温阳滋阴。②方药：济生肾气丸（《济生方》）合生脉散（《备急千金要方》）加减。人参10g，麦冬15g，五味子9g，熟地黄15g，山药30g，山茱萸10g，泽泻10g，茯苓20g，牡丹皮10g，肉桂5g，炮附子（先煎）5g，川牛膝15g，车前子（包煎）15g。③加减：咳逆倚息不得卧者，加葶苈子15g，大枣7枚；咳嗽、咯痰者，可加桑白皮10g，浙贝母10g；兼血瘀水停者，加丹参30g，泽兰15g，益母草30g，活血利水。④中成药：右归丸，每次1丸，每日3次。

2. 急性加重期

（1）阳虚水泛证。①治法：温阳利水，泻肺平喘。②方药：真武汤（《伤寒论》）合葶苈大枣泻肺汤（《金匮要略》）加减。熟附子15g，白术15g，白芍15g，猪苓30g，茯苓30g，车前子30g，泽泻30g，葶苈子30g，炙甘草6g，地龙12g，桃仁12g，煅龙骨30g，煅牡蛎30g。

（2）血瘀水停证。①治法：活血化瘀，利水平喘。②方药：膈下逐瘀汤（《医林改错》）加减。当归10g，川芎12g，桃仁9g，红花9g，赤芍12g，延胡索10g，桂枝10g，茯苓15g，泽泻10g。③加减：血瘀日久、积块坚实者，加三棱10g，莪术10g；气虚甚者，加太子参20g，生黄芪30g；兼肢寒怕冷者，加附子6～10g，桂枝10g，通阳利水。④中成药：血府逐瘀口服液，每次10mL，每日3次；麝香保心丸，每次1～2丸，每日3次；心宝丸，每次1～5粒，每日3次；芪苈强心胶囊，每次4粒，每日3次。

（3）痰饮阻肺证。①治法：温补肺肾，化痰利水。②方药：真武汤（《伤寒论》）合苓桂术甘汤（《金匮要略》）加减。炮附子6g，肉桂5g，干姜5g，白术10g，茯苓15g，泽泻10g，车前子30g，炙甘草10g。③加减：痰蕴化热者可加生石膏20g，法半夏9g，黄芩10g；咯血或粉红色泡沫样痰者，加三七粉3g冲服；兼大便不通者，加杏仁10g，桃仁10g，瓜蒌仁30g，肉苁蓉15g，润肠通便者，加大黄6～10g，祛瘀通便。④中成药：醒脑静注射液、痰热清注射液。

（4）气虚脱证。①治法：回阳救逆，益气固脱。②方药：参附龙牡汤（《验方》）合生脉散（《备急千金要方》）加减。人参15g，炮附子6g，麦冬30g，五味子10g，龙骨30g，牡蛎30g。③加减：血瘀者，加丹参15g，桃仁9g，牛膝10g；口唇发绀者，加丹参15g，生山楂10g；水肿者，加泽泻10g，车前子15g；兼大汗淋漓者，加山茱萸20g，煅龙骨30g，煅牡蛎30g，敛汗固本。

（二）病证结合治疗

1. 消除诱因

控制感染，警惕持续发热患者心内膜炎的可能；控制心律失常。

2. 药物治疗

（1）利尿药：常用噻嗪类和袢利尿药，氢氯噻嗪每日25～50mg，或呋塞米每日20～100mg。可配合利尿作用较强的中药如茯苓皮、猪苓、泽泻、车前草等，可根据中医辨证选择中药。

（2）β受体阻滞剂：多选用酒石酸美托洛尔片，每日6.25～50mg，分3次口服；富马酸比索洛尔片，每次2.5～10mg，每日1次；卡维地洛片，每次5～25mg，每日2次。具有β受体阻滞剂作用的中药，如佛手、淫羊藿、葛根、灵芝等。

（3）RAS抑制剂：主要选用ACEI制剂，福辛普利每日5～40mg，每日1次。

（4）洋地黄类：地高辛片，每次0.125mg，每日1次。附子、夹竹桃、万年青、羊角拗、福寿草、八角枫、铃兰、北五加皮、葶苈子等皆含有强心苷，但不良反应大，应用应谨慎。

（5）根据患者情况选用血管扩张药（硝酸甘油、硝普钠）以改善症状，在血压难以控制时，可适当考虑钙通道阻滞剂，如氨氯地平和非洛地平。

（三）外治法

1. 耳穴

取肾上腺、皮质下、心、肺、内分泌，两耳交叉取穴，适当刺激后间歇留针2～4小时。

2. 灸法

灸神阙、气海、关元，以回阳固脱。

3. 穴位注射

以当归注射液，取穴内关、间使、定喘、肺俞、心俞，每穴注入0.5mL，每日1次，10天为1个疗程。

（四）针灸疗法

主穴选内关、间使、通里、少府、心俞、神门、足三里。辨证取穴：水肿取水分、水道、阴陵泉、中枢透曲骨，或三阴交、水泉、飞扬、复溜、肾俞，2组穴位交替使用；每次取穴4～5个，每日1次，7～10天为1个疗程，休息2～7天再行下1个疗程。

第五节　急性心肌梗死

急性心肌梗死（AMI）属于中医学“真心痛”范畴，特点为剧烈而持久的胸前疼痛，常伴心悸、肢冷、喘促、汗出、面色苍白等症状，甚至危及生命。

一、诊断

（一）中医诊断

参考《中医内科学》（2012年）。剧烈而持久的胸前疼痛，伴心悸、肢冷、喘促、汗出、面色苍白等症状，实验室指标及心电图、影像学资料提供心肌梗死证据。

（二）中医证候诊断

1. 心血瘀阻证

心胸剧痛，如刺如绞，痛处固定，入夜尤甚，心悸不宁，舌质紫暗，有瘀点或瘀斑，脉沉涩或结代。

2. 痰浊闭阻证

心胸闷痛，胸中憋闷或有窒息感，或有头晕重，或有咳嗽咯痰，腹胀纳呆，舌质黯淡，舌体胖嫩有齿痕，舌苔白腻，脉象弦滑。

3. 寒凝心脉证

胸痛彻背，胸闷气短，心悸不宁，神疲乏力，形寒肢冷，舌质黯淡，舌苔白腻，脉沉无力、迟缓或结代。

4. 痰瘀互结证

神疲倦怠，胸闷如窒，腹胀纳差，咳嗽咯痰，口淡无味，舌淡胖或瘀斑，舌底脉络曲张，苔白浊腻，脉滑或涩、结代。

5. 气虚血瘀证

胸痛胸闷，动则加重，休息减轻，伴短气乏力，汗出心悸，舌体胖大，边有齿痕，舌质黯淡或有瘀点瘀斑，舌苔薄白，脉弦细无力。

6. 气阴两虚证

胸闷气短，倦怠乏力，自汗盗汗，咽干口燥，舌红少苔，脉细数无力。

7. 阳脱阴竭证

心胸剧痛，四肢厥逆，大汗淋漓，或汗出如油，虚烦不安，皮肤青灰，手足青至节，神志淡漠或不清，口舌青紫，脉微欲绝。

二、治疗

（一）辨证论治

1. 急性心痛治疗

（1）速效救心丸：10～15粒，舌下含服，适用于本病心痛有瘀者。

（2）复方丹参滴丸：5～10粒，舌下含服，适用于本病心痛有瘀者。

（3）麝香保心丸：2～4粒，舌下含服，适用于本病寒凝血瘀者。

（4）冠心苏合香丸：2～4粒，舌下含服，适用于本病心痛有寒者。

（5）苏冰滴丸：2～4粒，舌下含服，适用于本病心痛气滞者。

2. 缓解期治疗

（1）心血瘀阻证。①治法：活血化瘀，通络止痛。②方药：血府逐瘀汤（《医林改错》）加减。当归10g，生地黄15g，桃仁12g，红花8g，枳壳12g，桔梗10g，白芍15g，柴胡12g，川芎10g，牛膝12g，甘草6g。胸痛甚者加降香、延胡索，郁金，增强活血理气止痛之功效，也可用丹参饮和四物汤加减；兼心气阴不足者加吉林人参，麦冬，益气养心；兼心烦失配者加酸枣仁、首乌藤，安神助眠。

（2）痰浊闭阻证。①治法：化痰泄浊，宣痹通阳。②方药：瓜蒌薤白半夏汤（《金匮要略》）加减。瓜蒌15g，薤白15g，法半夏15g，陈皮9g，胆南星12g，枳壳12g，生姜3片，茯苓15g，甘草6g。心下痞满、恶心呕吐者加藿香、丁香，和胃化浊；痰稠色黄、心烦发热者去胆南星，加天竺黄、黄芩、鱼腥草，清热化痰；兼心脉瘀阻者加丹参、三七。

（3）寒凝心脉证。①治法：温补心阳，散寒通脉。②方药：当归四逆汤（《伤寒论》）。当归10g，白芍15g，桂枝10g，细辛5g，甘草3g，大枣15g，通草10g，熟附子15g，人参10g。兼胃寒、恶心呕吐者加丁香、法半夏，温中止呕。

（4）痰瘀互结证。①治法：健脾化痰，活血化瘀。②方药：冠心方（《验方》）加减。橘红6g，枳壳6g，半夏10g，竹茹10g，豨莶草10g，茯苓12g，丹参12g，甘草5g，党参15g。脾气虚弱者合四君子汤；气虚明显者加黄芪，五爪龙；兼阴虚者去半夏，加天花粉，可合生脉散；痰证为主以温胆汤分量加倍。

（5）气虚血瘀证。①治法：益气活血，化瘀通络。②方药：生脉散（《备急千金要方》）合丹参饮（《时方歌括》）加减。太子参20g，麦冬10g，五味子5g，丹参20g，檀香（后下）5g，砂仁5g。肾气不足、夜尿频数者加金樱子、益智仁；虚烦不眠者加酸枣仁、远志。

（6）气阴两虚证。①治法：益气养阴。②方药：生脉散（《备急千金要方》）加味。人参10g，麦冬15g，五味子6g，黄芪18g，沙参15g，浮小麦25g，丹参20g，三七粉3g。心烦少寐者加枣仁、莲心；心悸脉结代者加炙甘草、甘松、苦参；眩晕耳鸣者去黄芪、浮小麦，加天麻、白芍、石决明；肾虚腰痛者加淫羊藿、续断。

（7）阳脱阴竭证。①治法：回阳救逆。②方药：四逆汤（《伤寒论》）和人参汤（《金匮要略》）加味。熟附子（先煎）15g，干姜10g，炙甘草10g，人参15g，白术15g，黄芪25g，煅龙骨30g，煅牡蛎30g。肢冷汗出、面色苍白者加参麦注射液或参附注射液；兼心脉瘀阻、胸痛甚、唇色紫暗、脉细涩者加三七粉。

（二）外治疗法

1. 耳针疗法

（1）取穴。心、神门、皮质下、交感、内分泌、肾、胃；心、交感、内分泌、肾上腺、小肠、胃、皮质下；心、皮质下、神门、肾、枕、额、肾上腺。

（2）操作。左右耳轮换，0.5寸毫针刺入，留针30分钟，留针期间行针1～3次，中等强度捻针10秒。或用王不留行籽固定于穴位上，每日按压5～10次，每周贴压2次，两耳交替取穴。

2. 穴位敷贴

（1）取穴。内关、膻中、心俞、厥阴俞、阿是穴。

（2）操作。可用大黄、独活、牡丹皮、川芎、当归、乳香、没药、干姜、天南星、桂枝、冰片、细辛、陈皮、半夏、胡椒等，混入基质，搅匀后涂布上，制成贴膏，贴于穴位，24小时后去掉，隔日1次，15次为1个疗程。

3. 穴位注射

（1）取穴。心俞、厥阴俞、郄门、内关、间使、膻中。

（2）操作。可选用丹参注射液、毛冬青注射液、当归注射液等，每穴注射药物1.5～2mL，上述药物交替使用，每日或隔日1次，10次为

1个疗程。

（三）针灸疗法

1. 取穴

厥阴俞、膻中、郄门、心俞、巨阙、阴郄。

2. 加减

寒凝心脉者加至阳、大椎；气滞心胸者加太冲、期门；痰浊闭阻者加丰隆、足三里、脾俞、三阴交、公孙、太白；血瘀痹阻者加血海、膈俞；心肾阴虚者加太溪、神门；心阳不振者加关元、命门。

3. 操作

至阳、大椎、关元、命门用温针补法或灸法，太溪、神门用补法，余穴位皆用泻法，时间1分钟，强度以针感循经传导为宜。

第二章　神经系统疾病

第一节　中风

一、概述

中风又名卒中。根据中风的临床表现特征，西医学中的急性脑血管疾病与之相近，包括缺血性中风和出血性中风。

二、辨证论治

（一）中经络

1. 风痰入络证

（1）主证。肌肤不仁，手足麻木，突然发生口眼㖞斜，语言不利，口角流涎，舌强语謇，甚则半身不遂，或兼见手足拘挛，关节酸痛等症。舌苔薄白，脉浮数。

（2）治法。祛风化痰通络。

（3）选方。①真方白丸子（《瑞竹堂经验方》）组成：大半夏（汤泡七次）、白附子（洗净，略泡）、天南星（洗净，略泡）、天麻、川乌头（去皮尖，略泡）、全蝎（去毒，炒）、木香、枳壳（去瓤，麸炒）各6g。功用：化痰通络。主治：风痰入络证。②化痰通络汤（《临床中医内科学》）组成：茯苓15g，半夏10g，生白术15g，天麻10g，胆南星10g，天竺黄10g，丹参15g，香附10g，酒大黄6g。用法：水煎，分2～3次服。功用：活血化瘀，化痰通络。主治：风痰瘀血，痹阻脉络。

2. 风阳上扰证

（1）主证。平素头晕头痛，耳鸣目眩，突然发生口眼㖞斜，舌强语謇，或手足重滞，甚则半身不遂等症。舌质红苔黄，脉弦。

（2）治法。潜阳息风。

（3）选方。①镇肝息风汤（《医学衷中参西录》）组成：怀牛膝30g，生赭石30g，龙骨15g，生牡蛎15g，生龟板15g，生杭芍15g，玄参15g，天冬15g，川楝子6g，生麦芽6g，茵陈6g，甘草4.5g。用法：水煎，分2～3次服。功用：镇肝息风，滋阴潜阳。主治：阴虚阳亢，气血逆乱。②天麻钩藤饮（《中医内科杂病证治新义》）组成：天麻9g，钩藤12g，生决明18g，山栀子、黄芩各9g，川牛膝12g，杜仲、益母草、桑寄生、首乌藤、朱茯神各9g。用法：水煎，分2～3次服。生决明先煎。功用：平肝息风，清热活血，补益肝肾。主治：肝阳偏亢，肝风上扰证。

（二）中脏腑

1. 闭证

（1）痰热腑实证。①主证。素有头痛眩晕，心烦易怒，突然发病，半身不遂，神识昏蒙，语言謇涩或不语，偏身感觉异常，口舌歪斜，头痛目眩，咳痰，痰多，腹胀，便干便秘，数日未行，舌质红或黯红，苔黄腻，脉弦滑。②治法。通腑泄热，化痰活血。③选方。星蒌承气汤（《临床中医内科学》）组成：生大黄10g，芒硝6g（冲），全瓜蒌15g，胆南星10g，枳实10g，丹参15g。用法：水煎，分2～3次服。功用：通腑泄热，化痰祛瘀。主治：痰热腑实之中风（急性期）。

（2）痰火郁闭证。①主证。突然昏仆，不省人事，牙关紧闭，口噤不开，两手握固，大小便闭，肢体强痉，面赤身热，气粗口臭，躁扰不宁。苔黄腻，脉弦滑而数。②治法。息风清火，豁痰开窍。③选方。A.羚角钩藤汤（《通俗伤寒论》）组成：羚角片4.5g，霜桑叶6g，京川贝12g，鲜地黄15g，双钩藤9g，滁菊花9g，茯神木9g，生白芍9g，生甘草2.4g，淡竹茹15g。用法：水煎，分2～3次服。功用：凉肝息风，增液舒筋。主治：肝风内动，热盛动风之证。B.羚羊角汤（《医醇胜义》）组成：羚羊角0.3g，龟板30g，生地黄15g，牡丹皮15g，白芍15g，柴胡15g，薄荷15g，蝉衣15g，菊花15g，夏枯草15g，生决明30g，大枣15g。功用：清肝息风，辛凉开窍。主治：肝风内动之证。

（3）痰浊郁闭证。①主证。突然昏仆，不省人事，牙关紧闭，口噤不开，两手握固，肢体强痉，大小便闭，面白唇暗，静卧不烦，四肢不温，痰涎壅盛。苔白腻，脉沉滑缓。②治法。化痰息风，宣郁开窍。③选方。A.涤痰汤（《奇效良方》）组成：天南星（姜制）、半夏（汤洗七次）各7.5g，枳实（麸炒）6g，茯苓（去皮）6g，橘红4.5g，石菖蒲、人参各3g，竹茹2g，甘草1.5g。功用：化痰息风，宣郁开窍。主治：痰蒙心窍，神志呆滞。B.苏合香丸（《太平惠民和剂局方》）组成：苏合香、龙脑各30g，麝香、安息香（用无灰酒一升熬膏）、青木香、香附、白檀香、丁香、沉香、荜茇各60g，熏陆香（制）30g，白术（诃黎勒煨）、朱砂各60g，乌犀屑（水牛角代）60g。功用：芳香开窍，行气止痛。主治：寒闭证。

2. 脱证

（1）主证。突然昏仆，不省人事，目合口张，鼻鼾息微，手撒肢冷，汗多，大小便自遗，肢体软瘫，舌痿，脉细弱或脉微欲绝。

（2）治法。回阳救阴，益气固脱。

（3）选方。①参附汤（《正体类要》）组成：人参12g，附子（炮，去皮脐）9g。用法：水煎，分2～3次服。功用：益气回阳固脱。主治：脱证。方解：方中人参大补元气，附子温肾壮阳，二药合用以奏益气回阳固脱之功。汗出不止加山萸肉、黄芪、龙骨、牡蛎以敛汗固脱；兼有瘀象者加丹参。②生脉散（《医学启源》）加味。组成：人参9g，麦冬9g，五味子6g，附子6g。用法：水煎，分2～3次服。功用：回阳救阴，益气固脱。主治：脱证。

3. 恢复期

（1）风痰郁阻证。①主证。口眼㖞斜，舌强语謇或失语，半身不遂，肢体麻木，舌黯紫，苔滑腻，脉弦滑。②治法。祛风化痰，宣窍通络。③选方。A.解语丹（《医学心悟》）组成：白附子（炮）、石菖蒲（去毛）、远志（去心，甘草水炮炒）、天麻、全蝎（去尾，甘草水洗）、羌活、僵蚕（炒）、胆南星（牛胆制多次更佳）各30g，木香15g。用法：上为末，面糊丸，龙眼大。每服一丸。薄荷汤下现代用法：水煎，分2～3次服。功用：搜风化痰，行瘀通络。主治：舌强不语。B.解语汤（《简易方》引《资寿方》）组成：防风、天麻（煨切，姜汁拌焙）、附子（炮）各4.5g，酸枣仁（炒研）7.5g，羚羊角（镑）、官桂、羌活各2.4g，甘草（炙）1.5g。用法：上药水煎，加竹沥半杯、姜汁数匙，冲服（现代用法：水煎，分2～3次服）。功用：温经通络，息风开窍。主治：中风不语。

（2）气虚络瘀证。①主证。肢体偏枯不用，肢软无力，面色萎黄，舌苔薄白，舌质淡紫或有瘀斑，脉细涩或细弱。②治法。益气养血，化瘀通络。③选方。A.补阳还五汤（《医林改错》）黄芪（生）30～120g，当归尾6g，赤芍4.5g，地龙（去土）3g，川芎3g，桃仁3g，红花3g。用法：水煎，分2～3次服。功用：益气养血，化瘀通络。主治：中风后遗症。B.黄芪桂枝五物汤（《金匮要略》）组成：黄芪9g，芍药9g，桂枝9g，生姜18g，大枣（12个）。用法：水煎，分2～3次服。功用：益气温经，和营通痹。主治：中风后之营卫虚弱。

（3）肝肾亏虚证。①主证。半身不遂，患肢僵硬，拘挛变形，舌强不语，或偏瘫，肢体肌肉萎缩，舌红脉细，或舌淡红，脉沉细。②治法。滋养肝肾。③选方。A.左归丸（《景岳全书》）组成：大怀熟地黄24g，山药（炒）12g，枸杞子12g，山茱萸肉12g，川牛膝（酒洗，蒸熟，精滑者不用）9g，菟丝子（制）12g，鹿胶（敲碎，炒珠）12g，龟胶（切碎，炒珠）12g。用法：先将熟地黄蒸烂，杵膏，余为细末，炼蜜丸，梧桐子大。每食前用滚汤或淡盐汤送下百余丸（现代用法：蜜丸，每服9g，日2～3次；亦可作汤剂，水煎服）。功用：滋阴补肾，填精益髓。主治：真阴不足证。B.地黄饮子（《圣济总录》）组成：熟干地黄、巴戟天（去心）、山茱萸（炒）、肉苁蓉（酒浸切焙）、附子（炮裂，去皮脐）、石斛（去根）、五味子（炒）、官桂（去粗皮）、白茯苓（去黑皮）各一两（30g），麦冬（去心，焙）、远志（去心）、石菖蒲各半两（15g）。功用：滋肾阴，补肾阳，开窍化痰。主治：中风之暗痱证。

第二节 眩晕

一、概述

眩晕一般无神志异常。各年龄均有发病，可反复发作，影响工作生活。本病以内伤为主，多由虚损所致。常有情志失调，饮食、劳倦不节等致病因素，长期作用，相互影响，肝、肾、脾三脏功能失常，致清窍失养，或清阳受阻而发病。现代医学多种疾病均可出现眩晕，可参照本节辨证论治。如梅尼埃病、迷路炎、脑动脉硬化、椎基底动脉供血不足、颅内占位性病变、高血压、低血压、贫血、眼疲劳、抑郁症、更年期综合征等。

二、辨证论治

眩晕病位在脑，与肝、肾、脾三脏功能密切相关。发病以三脏阴阳、气血盛衰变化为本，以风、火、痰、瘀等邪气为标，相互影响，互为因果。

（一）肾精亏虚证

1. 主证

眩晕，耳鸣，腰膝酸软，神疲健忘，少寐多梦。偏阴虚者，五心烦热，颧红咽干，舌嫩红少苔，脉弦细数；偏阳虚者，形寒肢冷，面色皖白或黧黑。舌胖嫩，脉沉细。

2. 治法

补肾填精。偏阳虚者兼温阳，偏阴虚者兼滋阴。

3. 选方

（1）地黄饮子（《圣济总录》）

组成：熟地黄、巴戟天（去心）、山茱萸（炒）、肉苁蓉（酒浸切焙）、附子（炮裂，去皮脐）、石斛（去根）、五味子（炒）、官桂（去粗皮）、白茯苓（去黑皮）各30g，麦冬（去心焙）、远志（去心）、石菖蒲各15g。

功用：滋肾阴，补肾阳。

主治：肾虚不能上承之证。

（2）左归丸（《景岳全书》）

组成：大怀熟地黄24g，山药（炒）12g，枸杞子12g，山茱萸肉12g，川牛膝（酒洗，蒸熟，精滑者不用）9g，菟丝子（制）12g，鹿胶（敲碎，炒珠）12g，龟胶（切碎，炒珠）12g。

功用：峻补肾阴，填精益髓。

主治：真阴不足之证。

（3）右归丸（《景岳全书》）

组成：熟地黄24g，山药（炒）12g，枸杞子（微炒）12g，山茱萸（微炒）9g，菟丝子（制）12g，鹿角胶（炒珠）12g，杜仲（姜汁炒）12g，肉桂6～12g，当归9g，制附子自6g渐可加至18g。

每嚼服二三丸，以滚白汤送下（现代用法：蜜丸，每服9g；亦可作汤剂，水煎服）。

功用：温补肾阳，填精益髓。

主治：元阳不足之证。

（二）气血虚弱证

1. 主证

眩晕，动则加甚，劳累则发，神疲懒言，气短声怯，心悸怔忡，健忘少寐，纳谷不香，面色㿠白或萎黄，唇甲无华。舌淡嫩，有齿痕，脉细弱。

2. 治法

补气养血。

3. 选方

（1）归脾汤（《济生方》）

组成：白术、茯神（去木）、黄芪（去芦）、龙眼肉、酸枣仁（炒，去壳）各30g，人参、木香（不见火）各15g，甘草（炙）6g，当归3g，远志（蜜炙）3g。

用法：上㕮咀，每服四钱（12g），水一盏半，加生姜五片，枣一枚，煎至七分，去滓温服，不拘时候（现代用法：加生姜、大枣，水煎，分2～3次服）。

功用：益气补血，健脾养心。

主治：气血亏虚之证。

（2）补中益气汤（《内外伤辨惑论》）

组成：黄芪（病甚、劳役、热甚者一钱）、甘草（炙）各9g，人参（去芦）6g，当归（酒焙干或晒干）6g，橘皮（不去白）6～9g，升麻6g，柴胡6g～9g，白术9g。

用法：上㕮咀，都作一服，水二盏，煎至一盏，去滓，食远稍热服（现代用法：水煎，分2～3次服）。

功用：补中益气。

主治：清阳下陷证。

（3）八珍汤（《正体类要》）

组成：人参9g，白术9g，茯苓9g，当归9g，川芎9g，白芍9g，熟地黄9g，甘草9g。

用法：水煎，分2～3次服。

功用：气血双补。

主治：气血两虚诸证。

（三）痰浊中阻证

1. 主证

眩晕，头重如裹，胸闷恶心，呕吐痰涎，少食多寐，倦怠无力，舌苔白腻，脉濡滑。

2. 治法

健脾燥湿，化痰息风。

3. 选方

（1）半夏白术天麻汤（《医学心悟》）

组成：半夏9g，天麻、茯苓、橘红各6g，白术18g，甘草3g。

用法：生姜一片，大枣两个，水煎，分2～3次服。

功用：健脾燥湿，化痰息风。

主治：风痰上扰证。

（2）温胆汤（《三因极一病证方论》）

组成：半夏（汤洗去滑）、麦冬（去心）各9g，茯苓9g，酸枣仁（炒）15g，炙甘草、桂心、远志（去心，姜汁炒）、黄芩、萆薢、人参各9g。

用法：水煎，分2～3次服。

功用：清胆和胃，燥湿祛痰。

主治：胆虚痰热证。

方解：半夏辛温，和胃降逆，燥湿祛痰，为主药，专治风痰眩晕。麦冬、酸枣仁、远志、人参，养心安神；茯苓、萆薢、桂心，温化湿痰；黄芩，清心开郁；全方燥湿祛痰，开郁醒神。治痰饮内阻，心神失养，惊恐失眠之眩晕。

（3）导痰汤（《重订严氏济生方》）

组成：半夏（汤泡七次）6g，天南星（炮，去皮）、橘红、枳实（去瓤，麸炒）、赤茯苓（去皮）各9g，甘草（炙）9g。

用法：水煎，分2～3次服。

功用：祛风导痰，下气开郁。

主治：头晕之痰厥。

（四）肝阳上亢证

1. 主证

眩晕耳鸣，头痛且胀，面色潮红，急躁易怒，失眠多梦，遇恼怒或烦劳加重，目赤，口苦，尿赤，便秘。舌红苔黄糙，脉弦或弦数。

2. 治法

平肝潜阳，息风清脑。

3. 选方

（1）天麻钩藤饮（《中医内科杂病证治新义》）

天麻9g，钩藤12g，生决明18g，山栀子、黄芩各9g，川牛膝12g，杜仲、益母草、桑寄生、首乌藤、朱茯神各9g。

用法：水煎，分2～3次服，生决明先煎。

功用：平肝息风，清热安神。

主治：肝阳上亢，风火上扰之证。

（2）建瓴汤（《医学衷中参西录》）

组成：生怀山药30g，怀牛膝30g，生赭石（轧细）24g，生龙骨（捣细）18g，生牡蛎（捣细）18g，生怀地黄18g，生杭芍12g，柏子仁12g。

用法：磨取铁锈浓水，以之煎药（现代用法：水煎，分2～3

次服）。

功用：镇肝息风，滋阴安神。

主治：肝阳上亢证。

（3）羚角钩藤汤（《通俗伤寒论》）

组成：羚角片4.5g，霜桑叶6g，京川贝12g，鲜地黄15g，双钩藤9g，滁菊花9g，茯神木9g，生白芍9g，生甘草2.4g，淡竹茹15g。

用法：水煎服。

功用：凉肝息风，增液舒筋。

主治：热盛动风证。

（五）瘀血内停证

1. 主证

眩晕，头痛，面色黧黑，舌质紫黯，或舌边有瘀斑，脉弦涩或细涩。

2. 治法

活血祛瘀通络。

3. 选方

（1）通窍活血汤（《医林改错》）

组成：赤芍3g，川芎3g，桃仁（研泥）9g，红花9g，老葱（切碎）（三根）6g，鲜姜（切碎）9g，红枣（去核）七个5g，麝香（绢包）五厘0.15g，黄酒250g。

用法：用黄酒250毫升，将前七味煎至150毫升，去滓，将麝香入酒内，再煎二沸，临卧服。

功用：活血通窍。

主治：瘀血阻滞头部诸证。

（2）补阳还五汤（《医林改错》）

组成：黄芪（生）120g，当归尾6g，赤芍4.5g，地龙（去土）3g，川芎3g，桃仁3g，红花3g。

用法：水煎，分2～3次服。

功用：补益元气，活血通络。

主治：气虚血瘀之证。

（3）血府逐瘀汤（《医林改错》）

组成：桃仁12g，红花9g，当归9g，生地黄9g，川芎4.5g，赤芍6g，牛膝9g，桔梗4.5g，柴胡3g，枳壳6g，甘草6g。

用法：水煎，分2～3次服。

功用：行气活血化瘀。

主治：瘀血阻滞，清阳不升之证。

第三节　痴呆

一、概述

痴呆是一种以记忆和认知功能进行性损害为特征的疾病。后世医家根据其病证特点又称“呆病”“呆痴”“愚痴”等。现代医学中的阿尔茨海默病、血管性痴呆、额颞叶痴呆等可参照本节辨证论治。

二、辨证论治

痴呆病位在脑，基本病机为髓海渐空，元神失养；痰瘀痹阻脑络，神机失用。阴精、气血亏虚，髓海失充；抑或是痰、瘀、火、毒内阻，上扰清窍，均与心、肝、脾、肾功能失调密切相关。因此，论治应遵循辨虚实、辨脏腑的辨证要点。虚证以髓海空虚、脾肾两虚、气血亏虚为主；实证以痰浊、瘀血、火盛、毒邪为主。肾不藏精，髓海渐空，多见于老年或久病；心血亏虚、肝血不足、脾不生血，多责之禀赋不足、后天失养；痰浊、瘀血、火盛、毒邪，多源于七情内伤、久病留邪。所以，治疗以调补精、气、血，充髓养脑；疏肝解郁；化痰祛瘀，开窍醒脑为原则。临床主要分为禀赋不足、精气亏虚、痰湿阻窍、气血瘀阻四型进行辨治。

（一）禀赋不足证

1. 主证

痴呆多伴有发育不良，如囟门迟闭，头颅偏小，嘴唇外凸，眼裂较窄，舌大，吐字不清等。成年后神情呆滞，反应迟钝，词不达意，日常生活需要照料。舌体淡胖、质黯，苔薄白或腻，脉细缓或滑，尺脉细弱。

2. 治法

益肾健脑。

3. 选方

（1）七福饮（《景岳全书》）

组成：人参6g，熟地黄9g，当归9g，白术6g，酸枣仁6g，远志6g，炙甘草3g。

用法：水煎，分2～3次服。

功用：滋补肝肾，生髓养脑。

主治：气血虚亏，心神不安。

（2）河车大造丸（《活人方》）

组成：紫河车60g，熟地黄240g，人参120g，白术120g，当归120g，枸杞120g，茯苓120g，砂仁、芍药各120g，天冬、麦冬、黄柏、黄芪各90g，川芎90g，杜仲90g，牛膝90g，山药90g，肉桂90g，甘草90g。

用法：口服，每次10g，每日3次。

功用：滋补肝肾，填精养血。

主治：先天不足，精气本虚。

（3）龟鹿二仙胶（《医便》）

组成：鹿角480g，龟板240g，人参60g，枸杞子90g。

功用：滋阴填精，益气壮阳。

主治：真元虚损，精血不足证。

（二）精气亏虚证

1. 主证

年老表情呆滞，行动迟缓，记忆力明显减退，言语迟钝，说话颠倒，行为幼稚，喜独居，悲观失望，忽哭忽笑，或头摇肢颤。伴头晕眼花，听力减退，头发稀少，牙齿脱落，腰膝酸软，神疲乏力，心悸失眠，多梦易醒，面色无华，纳呆食少，大便溏薄。舌淡胖，苔薄白，脉弦细，尺脉细弱。

2. 治法

补益精气。

3. 选方

（1）还少丹（《洪氏集验方》）

组成：干山药21g，牛膝15g，山茱萸12g，白茯苓15g，五味子9g，肉苁蓉12g，石菖蒲12g，巴戟天12g，远志9g，杜仲15g，楮实子15g，小茴香6g，枸杞子15g，熟干地黄15g。

用法：水煎，分2～3次服。

功用：补肾健脾，益气生精。

主治：脾肾两虚。

（2）归脾汤（《济生方》）加减方

组成：白术12g，茯神9g，黄芪9g，龙眼肉24g，酸枣仁9g，人参9g，木香6g，甘草6g，当归9g，远志6g，熟地黄12g，枸杞子12g，肉苁蓉12g。

用法：水煎，分2～3次服。

功用：益气养血，安神宁志。

主治：气血亏虚，精亏血少之痴呆。

（3）无比山药丸（《太平惠民和剂局方》）

组成：山药60g，肉苁蓉120g，五味子180g，菟丝子90g，杜仲90g，牛膝30g，泽泻30g，干地黄30g，山茱萸30g，茯神30g，巴戟天30g，赤石脂30g。

用法：上十二味，研末，蜜为丸，如梧桐子大，空腹时以酒送服20～30丸（现代用法：水煎服）。

功用：健脾补肾，温阳益精。

主治：脾肾两虚，精气亏虚之痴呆。

（三）痰湿阻窍证

1. 主证

精神抑郁，表情呆钝，静而少言，或默默不语，或喃喃自语，哭笑无常，头重如裹，纳呆，脘腹胀满，口多痰涎，面色㿠白或苍白无华，气短乏力，舌体胖大，舌质淡，苔白腻，脉沉滑。

2. 治法

化痰宣窍。

3. 选方

（1）指迷汤（《辨证录》）

组成：人参9g，白术12g，半夏9g，神曲12g，制南星9g，甘草9g，陈皮9g，石菖蒲15g，附子9g，肉豆蔻9g。

用法：水煎，分2～3次服。

功用：健脾化痰，开窍醒神。

主治：脾胃气虚，痰浊蒙窍之痴呆。

（2）洗心汤（《辨证录》）

组成：人参9g，茯神12g，半夏3g，陈皮12g，神曲9g，甘草9g，附子6g，石菖蒲12g，生酸枣仁15g。

用法：水煎，分2～3次服。

功用：益气健脾，化痰开郁。

主治：痰浊蒙窍之痴呆。

方解：方中人参、甘草益气；陈皮、半夏健脾化痰；附子温通阳气，正气健旺则痰浊可除；茯神、酸枣仁宁心安神；石菖蒲芳香开窍；神曲和胃。专治脾气亏虚，痰浊扰心之痴呆。

（3）涤痰汤（《奇效良方》）

组成：制胆南星6g，半夏9g，枳实9g，茯苓12g，橘红15g，石菖蒲9g，人参9g，竹茹9g，甘草6g，生姜（1片）。

用法：水煎，分2～3次服。

功用：益气扶正，涤痰开窍。

主治：痰迷心窍。

（四）气血瘀阻证

1. 主证

神情淡漠，反应迟钝，寡言少语，健忘易怒，睡中惊醒，或妄思不寐，两目凝视，舌质紫黯，或见瘀斑瘀点，苔薄白，脉细涩或迟。

2. 治法

活血化瘀，通窍醒脑。

3. 选方

（1）通窍活血汤（《医林改错》）

组成：赤芍3g，川芎3g，桃仁（研泥）9g，红花9g，老葱（切碎）三根6g，鲜姜（切碎）9g，红枣（去核）七个5g，麝香（绢包）五厘0.15g，黄酒250g。

用法：用黄酒250毫升，将前七味煎至150毫升，去滓，将麝香入酒内，再煎二沸，临卧服。

功用：活血通窍。

主治：瘀血阻窍。

（2）补阳还五汤（《医林改错》）

组成：黄芪（生）30～120g，当归尾6g，赤芍4.5g，地龙（去土）3g，川芎3g，桃仁3g，红花3g。

用法：水煎，分2～3次服。

功用：补益元气，活血通络。

主治：气虚血瘀之证。

（3）血府逐瘀汤（《医林改错》）

组成：桃仁12g，红花9g，当归9g，生地黄9g，川芎4.5g，赤芍6g，牛膝9g，桔梗4.5g，柴胡3g，枳壳6g，甘草6g。

用法：水煎，分2～3次服。

功用：活血行气通窍。

主治：瘀血阻滞，清阳不升之证。

第三章　内分泌代谢疾病

第一节　泌乳素瘤

泌乳素瘤根据其临床表现和发病特点，可归属于中医的“头痛”“头风”“脑瘤”“青盲”等范畴。常见证型包括痰湿内阻、气血亏虚、脾肾阳虚、肝肾阴虚等。

一、诊断

（一）中医诊断

参照《中西医结合肿瘤病学》及文献各医家从以下考虑诊断。

（1）典型的闭经—溢乳—不育三联征（男性以性欲下降和阳痿为主）和（或）肿瘤压迫症状及体征。

（2）实验室检查，血清PRL＞正常值。

（3）MRI扫描提示有垂体瘤的改变，有助于本病的诊断及鉴别诊断。

（二）中医证候诊断

1. 肝气郁结证

闭经，时间不长（月经数月不行或稀少），不孕，溢乳，头晕头痛，时叹息，口干、口苦，睡眠欠安，大便质坚，小便黄。舌红苔白，脉弦。

（1）夹气滞证：月经量少，或久而不行，溢乳，乳汁自溢或压迫而出，乳房可胀痛，情绪低落，抑郁，两胁胀痛，下腹胀痛。舌质红，苔薄白，脉细弦。

（2）夹血瘀证：月经量少或有瘀块，溢乳，乳汁量少，时溢时止，两胁、乳房胀痛。舌质紫暗或有瘀斑，苔薄，脉细涩。

（3）夹血热证：月经闭经或数月不行，溢乳，乳汁浓稠而色黄白，乳房或乳头可有刺痛，头晕头痛，心烦，易怒。舌红苔黄，脉弦数。

2. 肾气不固证

闭经时间较长，可不孕，溢乳，乳汁外溢，或挤之有乳、色黄质清稀，腰膝酸软，头晕，耳鸣，目眩，面色晦暗，口咽干燥，五心潮热，小便黄，夜寐不安。舌红少苔，脉细数。

（1）夹阴虚证：月经闭经较久，溢乳，乳汁自溢，或挤之可出，色黄质稀，目眩，面色晦暗，口干咽燥，五心烦热，午后低热。舌红少苔，脉细数。

（2）夹阳虚证：月经闭经较久，溢乳，量少，形寒肢冷，腰膝冷痛。舌红苔白，脉细无力。

（3）夹血热证：月经减少而闭经，溢乳，乳汁自溢，或挤之可出，量少质稠，乳房胀痛，头晕耳鸣，小便频数。舌质红，脉薄，脉细数。

3. 脾胃虚弱证

闭经或月经量少色淡；溢乳，乳汁外溢，或挤之有乳、色淡质清稀，乳房质软；乏力倦怠，头晕，心慌，少气懒言，纳少或呆，大便不成形或便溏。舌淡苔薄或有齿痕，脉细弱。

夹痰湿证：乳汁时而溢出，色淡质清量多，月经停闭，素体肥胖，胸胁满闷，呕恶痰多，神疲乏力，白带多，色多白。舌白苔腻或有齿痕，脉滑。

二、治疗

（一）辨证论治

1. 肝气郁结证

（1）治法：疏肝解郁，理气活血。

（2）方药：加味逍遥散（《证治准绳·女科》）加减。柴胡5g，白芍12g，赤芍12g，白术12g，当归20g，茯苓15g，川牛膝15g，生麦芽100g，生甘草6g，红花6g，炒芡实20g，牡丹皮6g。

（3）加减：气滞者加青皮9g，枳壳15g，川楝子15g；血瘀者加三棱3g，红花3g；血热者加黄芩9g，栀子12g；乳房胀痛有结节者加夏枯草15g；月经量少、闭经者加益母草15g，川芎6g。

（4）中成药：芍药甘草颗粒口服，每日1剂，分2次冲服。

2. 肾气不固证

（1）治法：补益肝肾，益气养阴。

（2）方药：知柏地黄丸（《医宗金鉴》）加减。生地黄12g，熟地黄12g，知母12g，黄柏12g，龟甲12g，菟丝子12g，枸杞子15g，生麦芽30～50g，川牛膝15g，当归10g，白芍15g，山茱萸10g，炙甘草6g。

（3）加减：阴虚者加地骨皮15g，龟甲6g，女贞子30g；阳虚者加仙茅6g，淫羊藿15g；血热者加地骨皮12g；乳房胀痛者加橘叶15g，橘核15g。

3. 脾胃虚弱证

（1）治法：健脾燥湿，气血双补。

（2）方药：归脾汤（《济生方》）加减。党参15g，白术10g，黄芪25g，山药15g，山茱萸15g，茯苓15g，当归15g，酸枣仁15g，续断15g，菟丝子15g，甘草10g，木香6g。

（3）加减：痰湿者加苍术15g，陈皮10g；心烦者加栀子9g，牡丹皮12g。

（4）中成药：归脾丸口服，每次6g，每日3次。

（二）病证结合治疗

根据病证结合的原则，在泌乳素瘤治疗过程中，坚持以中医治疗为主，突出中医改善症状，缩短疾病疗程的优势。

1. 初患初治

以减少西药用量、缩短疗程为目的。

（1）治疗期，在上述辨证论治基础上，给予溴隐亭每次1.25mg，每日2次（或依据患者情况适当调整用量），半月后（或1个月）复查泌乳素，待泌乳素恢复正常后，进入减药期。

（2）减药期，在上述辨证论治基础上，给予溴隐亭小剂量维持（或依据患者情况适当调整用量），治疗8～12周后患者症状明显缓解，血清泌乳素维持正常者，即可进入维持量期。

（3）维持量期，在上述辨证论治基础上，给予溴隐亭最小剂量维持（或依据患者情况适当调整用量），维持治疗1.5～2年，血清泌乳素维持正常者，改中成药善后。

2. 已病已治改中西医结合治疗

以缩短疗程，减毒增效为目标。

（1）在上述辨证论治基础上，对现服用的西药量减去1/3，治疗满2～4周后症状明显改善，血清泌乳素恢复正常者，进入减药期。

（2）减药期：在上述辨证论治基础上，给予溴隐亭小剂量维持（或依据患者情况适当调整用量）。治疗8～12周后患者症状明显缓解，血清泌乳素维持正常者，即可进入维持量期。

（3）维持量期：在上述辨证论治基础上，给予溴隐亭最小剂量维持（或依据患者情况适当调整用量）。维持治疗1～2年，血清泌乳素维持正常者，改中成药善后。

（三）外治法

1. 阴道纳药法（《世界传统医学妇科学》）

（1）海蛤粉25g，天花粉25g，苦葶苈12.5g，牙皂12.5g，苦丁香7.5g，红娘子7.5g，巴豆（去油）一个，麝香少许。

用法：将上述用品研为细末，混匀后，消毒灭菌后，贮瓶密封以备用。同时用消毒棉球裹以药末5g，与葱汁调和后共为丸剂，纳入阴道。候热时，先通黄水，此则行经。棉球12个小时后取出。

（2）土茯苓12g，茜草10g，萹蓄6g，生地黄5g，胡椒3g，巴豆仁1g。

用法：将上述用品共研细末，调匀后用带线的棉球裹以药后纳入阴道中，每日1次，12个小时后取出，连续5～6次即可为1个疗程。

功效主治：活血通经。

2. 贴脐法（《世界传统医学妇科学》）

蚕沙30g，麝香0.5g，黄酒适量。

用法：将上述二药各研细末后，以黄酒调之，将蚕沙调成膏状，取麝香末0.25g，填入肚脐中央，再取蚕沙膏适量，贴敷于肚脐眼上，外用纱布覆盖，辅以胶布固定。每2天换药1次，连续敷药可至病愈为止。

功效主治：利气活血通经。

3. 涂搓法（《世界传统医学妇科学》）

栀子一个，雌黄0.6g，朱砂0.6g，麝香0.6g，轻粉0.3g。将上述用品共研细末，加麻油使之调匀，后以其涂抹于两眉毛之上。如效果不佳，可加黄丹0.9g。若遇到夏季，请勿使用。还可用于辅助治疗乳汁自溢。

4. 淋洗法（《世界传统医学妇科学》）

生地黄15g，当归15g，赤芍15g，桃仁15g，五灵脂15g，大黄15g，牡丹皮15g，茜草15g，木通15g。将上述用品加水煎汁成500mL，淋洗肚脐，每日1次，每次30分钟，7天为1个疗程。活血通经。

5. 热敷法（《世界传统医学妇科学》）

当归120g，益母草120g，透骨草120g，片姜黄120g，川芎60g，乳香60g，没药60g，红花60g，蚕沙30g。将上述用品共研细末，混匀后分成两包，用纱布包裹，上蒸15～30分钟后趁热敷在小腹之上，每日1次，20天为1个疗程。

（四）针灸疗法

1. 取穴

百会、气海、天枢、足三里、大赫，平补平泻。不孕加子宫；闭经加血海；泌乳加膻中；面部痤疮加行间。

2. 操作

穴位皮肤常规消毒。采用0.25mm×40mm不锈钢毫针，留针30分钟。隔日针刺1次，每周3次。连续治疗3个月。

第二节　单纯性甲状腺肿

单纯性甲状腺肿属中医学“瘿病”范畴。暴怒伤肝，肝气不舒，导致气机不畅，气郁痰浊上逆，导致气、痰、瘀结于颈前，则肿大为瘿。

一、诊断

（一）中医诊断

参照《实用中医内科学》，从以下3方面考虑诊断。

（1）具有甲状腺肿大的典型症状及体征。

（2）实验室检查，血清甲状腺激素测定FT_4、TSH、TF_3处于正常水平。

（3）B超、MRI及核素等颈部和纵隔定位检查，有助于本病的诊断及鉴别诊断。

（二）中医证候诊断

1. 气郁痰阻证

颈前正中肿大，质软不痛；颈部觉胀，胸闷，喜太息；胸胁窜痛，病情的波动常与情志因素有关。舌红苔薄白，脉弦。

2. 气滞血瘀证

颈前正中肿大，质软不痛或质韧；颈部觉胀，胸闷，喜太息；胸中刺痛，病情的波动常与情志因素有关。舌暗红或紫苔薄白，脉弦或涩。

3. 痰凝血瘀证

颈前出现肿块，按之较硬或有结节，肿块固定、经久未消，胸闷、纳差。舌暗、舌下络脉纡曲、苔薄白或白腻，脉弦或涩。

4. 肝火旺盛证

颈前轻度或中度肿大，一般柔软、光滑、烦热，容易出汗、性情急躁易怒、眼球突出、手指颤抖、面部烘热、口苦。舌质红，苔薄黄、脉弦数。

二、治疗

（一）辨证论治

1. 气郁痰阻证

（1）治法：化痰解郁，软坚散结。

（2）方药：海藻玉壶汤（《证治准绳》）加减。海藻15g，海带15g，陈皮9g，浙贝母9g，昆布9g，半夏9g，青皮9g，当归9g，连翘6g，川芎6g，独活6g，甘草6g，黄药子15g。

（3）加减：胸闷、胁痛者加郁金10g，香附15g；纳差、便溏者加茯苓10g，焦白术10g，怀山药15g，炒麦芽15g；胃热内盛而见多食易饥者，加石膏15g，知母10g；肾阴亏虚而见耳鸣、腰酸膝软者加龟甲10g，桑寄生10g，怀牛膝15g，菟丝子10g；月经量少或经闭者加黄芪30g，枸杞子15g，熟地黄10g，制何首乌10g。

2. 气滞血瘀证

（1）治法：活血化瘀、消瘿散结。

（2）方药：桂枝茯苓丸（《金匮要略》）加减。桂枝15g，茯苓12g，牡丹皮10g，赤芍12g，桃仁10g，猫爪草15g，海藻10g，昆布10g，皂角刺10g，川楝子10g，生地黄10g，甘草6g。

（3）加减：伴有胸闷、胁痛、善太息者加郁金10g，香附9g，柴胡9g，枳壳6g；声音嘶哑者加牛蒡子10g，射干6g，马勃5g；伴有结节者加三棱10g，莪术10g，黄药子10g，肿节风10g，露蜂房9g；阴虚内热者加天冬10g，花粉10g，玄参10g。

3. 痰凝血瘀证

（1）治法：行气化痰、消瘿散结。

（2）方药：四海舒郁丸（《疡医大全》）加减。海藻30g，昆布30g，海带30g，海蛤粉30g，海螵蛸粉30g，海浮石15g，鳖甲15g，青皮10g，木香10g，黄药子6g，甘草5g。

（3）加减：胁痛者加柴胡9g，郁金10g；咽部不适者加桔梗9g，射干12g；肝郁化火者加夏枯草30g，牡丹皮12g；纳差、便溏者加白术15g、山药12g。

（4）中成药：小金丸口服，每次4粒，每日3次。

4. 肝火旺盛证

（1）治法：滋阴清火，化痰软坚。

（2）方药：消瘿五海饮合玉女煎（《古今医鉴》）加减。玄参15g，浙贝母30g，昆布30g，香附15g，白芷12g，黄药子10g，熟地黄15g，麦冬15g，海藻30g，生石膏30g，夏枯草30g，莪术6g，陈皮9g。

（3）加减：胁痛者加柴胡9g，郁金10g；咽颈不适者加桔梗9g，射干12g。

（二）病证结合治疗

根据病证结合的原则，在单纯性甲状腺肿治疗过程中，坚持以中医治疗为主，突出中医改善症状疗效，缩短疾病疗程的优势。

一旦发现甲状腺肿后应该立即明确甲状腺肿的原因，如果同时发现伴有甲状腺功能异常，则应进行相应的治疗；如果发现甲状腺肿为肿瘤时需要手术治疗。若甲状腺肿有十分明确的家族史，则应排除甲状腺过氧化物酶缺陷的可能性。如果甲状腺肿呈明显的地方性，则应了解环境因素，针对病因进行预防和治疗。

甲状腺肿的病因是多因素的，碘缺乏和碘过多都可以导致甲状腺肿，所以预防甲状腺肿也不能采取单一的“多吃海带”的方法。由于一些蔬菜生吃可能引起甲状腺肿，尤其是十字花科，如洋白菜、萝卜、花椰菜等以及小米、木薯等，我们可以将蔬菜烹调煮熟后食用，破坏致甲状腺肿的物质。对经常大量食用豆制品者，可以小剂量服用甲状腺激素制剂，防止豆制品对碘的肠肝循环的影响。

（三）外治法

1. 消瘿膏

生半夏、生天南星、黄药子、穿山甲、乳香、没药、白芷等药加工成极细末后，按规定比例加5%氮酮酒精液及赋形剂调制成。用时取适量（约含生药3g）涂于纱布上，外加少许朴硝末，敷贴于甲肿体表部位，其外再以纱布包压固定，保持局部湿润，1～2天换药1次。

2. 自拟甲亢膏

生大黄、栀子、青黛、贝母、山慈菇、黄药子、冰片等。上七味共为细末。另用夏枯草500g，水煎3次，浓缩滤液至400mL，加95%酒精130mL，调制夏枯草酒液，然后和上药面共调成软膏状，贮于密闭容器中，置凉暗处，备用。每次用甲亢膏适量敷于肿大的甲状腺体处，外用油纸等固定，每晚睡前敷上，次日晨起取下，每日夜敷1次，连用50天。

根据分型配合内服。阴虚火旺型：天王补心丹加减；气阴两虚型：生脉散加味。随证加减：若眼突者，加夏枯草30g，石决明30g，草决明15g；心悸不能自安者，加黄连10g，生龙牡（打碎，先煎）各

30g；腹泻者，加炒白术15g，炒山药30g；手颤抖甚者，加钩藤（后下）20g，蝉蜕10g，全蝎（冲）10g；自汗多者，加黄芪20g，太子参20g，防风10g，浮小麦30g；低热者，加地骨皮20g，知母15g，白薇20g；胸闷不舒者，加柴胡10g，郁金10g，香附10g；月经量少者，加枸杞子20g，淫羊藿10g，赤芍15g。

（四）针灸疗法

1. 选穴

人迎、水突、扶突、天突、阿是穴。配穴合谷、曲池，平补平泻。

2. 操作

穴位皮肤常规消毒。采用0.25mm × 40mm不锈钢毫针，留针30分钟。隔日针刺1次，每周3次。连续治疗3个月。

第三节　库欣综合征

中医学中库欣综合征属于“水肿”“肾虚”等范畴。肝肾阴虚或气阴两虚在本病中表现尤为突出，湿热、血瘀亦是本病发病机制的重要环节，病本皆属虚，病标多夹邪。糖皮质激素在中医认为乃阳刚之品，大剂量使用会致阴损阳亢，产生阴虚火旺的证候。

一、诊断

（一）中医诊断

参照《实用中医内科学》，从以下3个方面考虑诊断。

（1）具有向心性肥胖、紫纹、毛发增多、疲乏等典型症状及体征。

（2）实验室检查，血清皮质醇异常。

（3）B超、MRI及核素等颈部和纵隔定位检查，有助于本病的诊断及鉴别诊断。

（二）中医证候诊断

1. 湿热瘀结证

形体丰满，面部潮红，形如满月，皮肤绷紧或生痤疮，头晕昏沉，心烦失眠，易饥多食，脘腹满闷，肢体沉重，腰骶酸痛，大便干结，经少经闭，毳毛增多，唇须隐现。舌红，苔黄厚腻，脉滑数。

2. 郁热痰瘀证

形体丰满，胸闷腹满，皮肤紫纹，溲少便干，头晕头沉，口苦咽干，神疲嗜睡，神情困顿，情绪不稳定，急躁易怒，眠差多梦，嗳气太息，经少经闭，不孕不育。舌暗红，苔腻略黄有沫，脉弦滑。

3. 阴虚内热证

颜面潮红，五心烦热，健忘失眠，口燥咽干，腰膝酸软，月经不调，便干尿赤。舌红，少苔或薄黄苔，脉细数。

4. 肾亏阳虚证

腰膝酸软，头目眩晕，耳聋耳鸣，男子遗精盗汗，性欲减退，精子生成减少，女性月经减少或停经，或虚火上炎而见骨蒸潮热，手足心热，或消渴，或虚火牙痛等。舌红，少苔，脉细数。

二、治疗

（一）辨证论治

1. 湿热瘀结证

（1）治法：清热泻实，除湿祛瘀。

（2）方药：桃核承气汤（《伤寒论》）合茵陈蒿汤（《伤寒论》）加减。大黄6～9g，桃仁12g，红花12g，丹参15g，虎杖12g，茵陈12g，厚朴9g，枳实9g，决明子15g，泽泻15g，何首乌15g，黄精15g。

（3）加减：兼有阳亢肝旺、头晕眠差者，可加磁石25g先煎。兼阴虚心火旺、心烦不宁、口舌生疮、小便黄赤者，可加生地黄15g，莲心6g，竹叶6g；心烦、失眠者，加远志12g，炒枣仁15g；兼有皮肤紫纹者，可加当归10g，川芎12g。

2. 郁热痰瘀证

（1）治法：解郁清热，化痰祛瘀。

（2）方药：小柴胡汤（《伤寒论》）、枳实消痞丸（《兰室秘藏》）、温胆汤（《三因极一病证方论》）加减。柴胡12g，黄芩9g，枳实10g，厚朴10g，沙参15g，白术10g，法半夏12g，陈皮9g，茯苓12g，泽泻15g，丹参15g，山楂12g，何首乌12g，荷叶6g。

（3）加减：大便干结者，可加熟大黄6～9g，决明子15g；伴高血压、头痛头晕者，可加川芎15g，桑叶10g，菊花10g，槐米12g，或加炒莱菔子15～30g；胸闷气郁者，可加香附9g，紫苏梗6g，香橼6g，佛手片6g；兼有虚象，症见腰膝酸软、下肢乏力者，可加当归8g，牛膝15g，木瓜15g，杜仲10g，薏苡仁25g；兼肝肾阴虚者，加黄精20g，生地黄15g，白芍25g；伴有湿热下注、会阴瘙痒者，可加地肤子25g，苦参10g。

皮质醇增多症主见满月脸、水牛背之向心性肥胖，常有痰湿、郁热互结之象，治法当解郁清热和化痰法同用。此型尤多见于平素痰湿较盛或少阳肝郁体质性情抑郁者。

3. 阴虚内热证

（1）治法：清泻内热，滋阴益肾。

（2）方药：知柏地黄丸（《小儿药证直诀》）、大补阴丸（《丹溪心法》）加减。知母12g，黄柏12g，桑叶9g，菊花9g，牡丹皮12g，生地黄24g，枸杞子12g，山茱萸12g，黄精20g，丹参15g，茯苓9g，泽泻15g。

（3）加减：阴虚肝旺、高血压、头晕头痛者，应加用珍珠母15g，石决明15g，黄芩9g，槐米12g，川、怀牛膝各15g，夏枯草15g或用建瓴汤化裁；口苦咽干、胸胁苦满者，可加柴胡12g，黄芩9g，枳壳9g；皮肤紫纹明显者，加桃仁10g，红花10g，紫草15g，茜草15g。

阴虚火旺型多见于皮质醇增多症有少阴阴虚体质的患者及女子男

性化的患者，也可见于服用激素过多导致医源性皮质醇增多症的初期患者。

4. 肾亏阳虚证

（1）治法：补肾温阳。

（2）方药：真武汤（《伤寒论》）、桂附八味丸（《金匮要略》）、参苓白术散（《太平惠民和剂局方》）、苓桂术甘汤（《金匮要略》）加减。附子6g，炙黄芪20g，党参15g，白术12g，茯苓15g，陈皮8g，薏苡仁20g，大腹皮10g，干姜6g，大枣4枚，炙甘草6g。

（3）加减：形寒祛冷明显者，可加肉桂3～6g，鹿茸6g；兼腹满便秘者，加木香6g，槟榔6g，以理气为主，不可妄投大黄芩峻下之剂。

（二）并发症高血压的治疗

在上述辨证论治方案基础上，辨证使用中成药。六味地黄丸：六味地黄丸，每日2丸，分2次口服。实验还证明，其对动物神经源性高血压亦有降压作用。熟地黄对肾上腺皮质功能亢进有抑制作用，泽泻有显著的利尿、降低血糖及胆固醇作用，茯苓、牡丹皮均有镇静作用，故此药可降压、去脂、利尿、镇静、降血糖。

（三）外治法

知热感测定：于患者指趾末端十二经井穴处以线香火距穴位皮肤1～2mm均匀移动烘烤，同时默记香火移动至患者有痛或热感时的次数，即表示该经穴的知热感敏感度。经逐一测完各经井穴并记录结果，然后左右对比，凡左右同名经热感相差1倍以上，即可认为该经平衡失调，应考虑为病经。知热感迟钝的一侧（香火移动次数多）为虚，较敏感一侧（香火移动次数少）为实。经上述方法测出主要病经后，即在背部取该病经的腧穴，酌用维生素B_1、维生素B_6、维生素B_{12}或当归注射液、红花注射液等，按“虚侧补、实侧泻”的手法，以5号针向脊椎方向85°度角刺入，当出现麻胀感时，左右腧穴各注入药液1mL，虚侧以缓慢手法推药，实侧快速推药。

第四节 嗜铬细胞瘤

中医学认为嗜铬细胞瘤归属“头痛”“眩晕”“厥症”等范畴，“厥者，逆也，气逆则乱，故忽而眩仆脱绝，是名为厥”。故阴阳失调，气机逆乱是中医学对本病发生原因的认识。本病在稳定期主要表现为肝肾不足或阴虚火旺之证。《伤寒论》载：“凡厥者，阴阳气不相顺接，便为厥，厥者，手足逆冷是也。”《素问·生气通天论》载：“大怒则形气绝，而血菀于上，使人薄厥。”根据嗜铬细胞瘤头痛、头晕、发作性加重伴汗出、心悸，甚而全身大汗、四肢厥冷、肢体抽搐、神志不清及意识丧失等临床表现，可将其归属于中医学“头痛”“眩晕”“厥证”等证候范畴。

一、诊断

（一）西医诊断

参照中华医学会编著《临床诊疗指南·内分泌代谢病分册》诊断标准：本病因其多变的临床表现、影像学和病理特征，难以准确诊断。主要根据临床表现对可疑患者的筛查、定性诊断、影像解剖和功能定位诊断等，对于有遗传倾向者尚需基因筛查。

1. 定性诊断

嗜铬细胞瘤的诊断是建立在血、尿儿茶酚胺及其代谢物测定的基础上的。

2. 定位诊断

利用各种影像学检查可协助对嗜铬细胞瘤进行定位，来指导治疗。

（1）B超：可以检出肾上腺内直径＞2cm的肿瘤，一般瘤体有包膜，边缘回声增强，内部为低回声均质。如肿瘤较大，生长快时内部有出血、坏死或囊性变，超声表现为无回声区。但B超对于过小或是肾上腺外一些特殊部位的肿瘤（如颈部、胸腔内等）不能显示。

（2）MRI：在MRI的T_1加权像实性肿瘤强度类似肝实质，T_2加权像信号较高。坏死、囊变区在T_1像呈低信号，在T_2像为高信号。MRI诊断嗜铬细胞瘤的敏感性及特异性与CT相似，其优势是三维成像，有利于观察肿瘤与周围器官或血管的解剖关系。

（3）同位素^{131}I标记间碘苄胍扫描：间碘苄胍是去甲肾上腺素的生理类似物，可被摄取和贮存于嗜铬细胞瘤内，经同位素^{131}I标记后，能显示瘤体。

（二）中医诊断

参照《实用中医内科学》，从以下3方面考虑诊断。

（1）具有头痛、头晕，发作性加重伴汗出、心悸，甚而全身大汗、四肢厥冷、肢体抽搐、神志不清及意识丧失等典型症状及体征。

（2）实验室检查，血、尿儿茶酚胺及其代谢异常。

（3）B超、MRI及核素等颈部和纵隔定位检查，有助于本病的诊断及鉴别诊断。

（三）中医证候诊断

1. 肝肾亏虚证

头晕耳鸣，五心烦热，潮热盗汗，少寐健忘，腰酸腿软，形体虚弱消瘦，心悸，心动过速，口干。舌红少苔，脉细数。相当于本病发作的间隙期。

2. 寒厥证

手足厥冷，皮肤苍白，颜面尤甚，大汗淋漓，头晕或剧烈头痛，心慌，震颤，四肢麻木或有针刺感，气促，胸闷，呼吸困难，精神紧张，焦虑，恶心呕吐，瞳孔散大，视物模糊，处于濒死状态。舌淡，苔白，脉沉细无力。相当于本病的发作期。

二、治疗

（一）辨证论治

1. 肝肾亏损证

（1）治法：滋补肝肾。

（2）方药：六味地黄丸（《小儿药证直诀》）加减。熟地黄24g、山茱萸24g、干山药12g、茯苓9g、牡丹皮9g、泽泻9g。

（3）加减：阴虚火旺明显者可加知母、黄柏。

（4）中成药：六味地黄丸，口服，每次6粒，每日3次。

2. 寒厥证

（1）治法：温经散寒，回阳救逆。

（2）方药：四逆汤（《伤寒论》）加味。炮附片9～12g，干姜9～12g，甘草12g，人参15g等。

（二）并发症治疗

中药在治疗嗜铬细胞瘤合并高血压方面，疗效确切。主要是在复方中辨证使用以下单味药。

1. 臭梧桐

臭梧桐制剂给动物静脉注射后可出现两个阶段的降压作用，第一阶段降压作用于注射后立即发生，作用强而短，与直接扩张血管和阻断自主神经节有关，可能尚有反射作用参与。第二阶段降压作用多在注射后30～45分钟出现，作用温和而持久，可能是通过中枢抑制而引起部分内脏血管的扩张而导致降压。此外与某些内感受器也有一定的关系。

2. 黄瓜藤

黄瓜藤的成分比较复杂，经化学成分预试证明其中含有生物碱、黄酮苷、香豆素和无机离子等。其有效降压成分尚待进一步阐明。

3. 罗布麻叶

罗布麻叶的降压原理可能是多方面的，从陕西冠心病防治协作组的药理实验来看，其降压作用与组胺有关。罗布麻叶黄酮苷实验证明亦有降压作用，但似乎不如罗布麻叶降压作用大，且易发生快速耐受现象，因此初步认为黄酮苷可能不是罗布麻叶降压作用的唯一成分。

（三）外治疗法

1. 气功治疗

采用放松功为主的静气功。每周5～6次，每次1小时左右的静气功练习。

2. 穴位埋线

取穴血压点、肝俞、心俞、肾俞、足三里。

（四）针灸疗法

实证取风池、肝俞、肾俞、中脘、内关、丰隆、解溪，用泻法；虚证取脾俞、肾俞、关元、足三里，用补法。

第五节　糖尿病

中医学称糖尿病为“消渴病”，亦有“消瘅”“肺消”“三消”“消中”“上消”“中消”“下消”等名称，但以“消渴病”命名最为通用。

一、诊断

（一）中医诊断

中医古籍中并未有“糖尿病”病名，但其与“消渴”关联密切，遂参照《实用中医内科学》，消渴是指由禀赋不足、饮食失节、情志失调及劳欲过度等导致肺、胃（脾）、肾功能失调，出现阴虚燥热，久则气阴、阴阳两虚或兼血瘀所引起的以多饮、多食、多尿、形体消瘦，或尿有甜味为特征的病症。

（二）中医证候诊断

1. 肺燥津亏证

口舌干燥，烦渴多饮，尿量频多。舌边尖红，苔薄黄少津，脉洪数。

2. 胃热炽盛证

多食易饥，口渴，尿多，形体消瘦，大便干燥。舌苔黄燥，脉滑实有力。

3. 脾气亏虚证

能食口渴，或饮食减少，或见便溏，身体肥胖而不耐劳累，或逐渐消瘦，精神不振，四肢乏力。舌淡胖，苔白而干，脉弱。

4. 气阴两虚证

口渴多饮、多食善饥、尿量频多等症状不显，而见困倦乏力，动则神疲气短，汗多，形体渐瘦，而烦热，或大便不实。苔薄黄，舌质嫩红或胖大，脉细无力或略数。

5. 肾阴亏虚证

尿频尿多，浑浊如脂膏，或尿甜，腰膝酸软，乏力，头晕耳鸣，五心烦热，口干唇燥，皮肤干燥，瘙痒。舌红，苔少，脉细数。

6. 阴阳两虚证

小便频数，浑浊如膏，甚则饮一溲一，面容憔悴，耳轮干枯，腰膝酸软，四肢欠温，畏寒怕冷，阳痿或月经不调。舌淡，苔白而干，脉沉细无力。

7. 瘀血内阻证

病程日久，舌质紫暗，或舌有瘀点、瘀斑，舌下脉络粗大纡曲，脉细涩或结代。或时发胸中刺痛，心悸，或头痛，眩晕，耳鸣，甚或半身不遂。

8. 并发症

（1）疮痈：消渴易并发疮痈，反复发作或久久难愈，甚则高热神昏。舌红苔黄，脉数。

（2）白内障、雀目、耳聋：初期视物模糊，渐至昏蒙，直至失明；或夜间不能视物，白昼基本正常；也可以出现暴盲；或见耳鸣耳聋，逐渐加重。

（3）厥证（气虚）：因饥饿、劳累过度，可出现神疲气短，心悸汗出，面色苍白，四肢不温，口干口渴，脉象虚数，严重者神昏倒地，发生气厥虚证。

二、治疗

（一）辨证论治

1. 肺燥津亏证

（1）治法：清热润燥，生津止渴。

（2）方药：消渴方（《丹溪心法》）加减。天花粉30g，黄芩15g，黄连15g，生地黄30g，知母15g，藕汁15g。

（3）加减：口燥甚者，加麦冬、葛根以养阴生津；肺胃热盛者，心烦、渴而引饮，舌苔黄燥，脉洪大，或兼善饥，便结者，加生石膏；热伤肺阴，兼见心烦口渴，咽燥鼻干，或潮热盗汗，颧赤，微咳少痰，气短，呼吸不畅，或见胸闷不舒者，加天冬、麦冬、沙参；燥热耗气、气短懒言、乏力困倦、动则汗出者，加太子参、黄芪。

2. 胃热炽盛证

（1）治法：清胃泻火，养阴增液。

（2）方药：玉女煎（《景岳全书》）加减。生石膏30g，知母15g，生地黄30g，麦冬15g，川牛膝15g，黄连15g，栀子10g。

（3）加减：胃热肠燥，大便秘结，渴饮喜冷，胃中痞满嘈杂，烦躁昏闷，口干唇焦，或口舌溃烂，牙龈肿痛，苔黄燥，脉滑数者，可用增液承气汤润燥通腑，增水行舟，待大便通畅后，再转上方治疗；肝胃郁热，因恚怒而诱发加重，烦躁易怒，失眠多梦，口干口苦，胁肋胀满，脉弦劲有力者，加牡丹皮、栀子、夏枯草。

3. 脾气亏虚证

（1）治法：健脾益气，升清止渴。

（2）方药：七味白术散加减（《小儿药证直诀》）。党参20g，白术15g，茯苓15g，甘草10g，木香10g，藿香10g，葛根15g。

（3）加减：若因过用苦寒攻下，致脾胃寒湿、阳气衰微者，加干姜、肉桂；若兼情志抑郁，烦躁易怒，因情志波动而使病情加重，胸胁胀满，或大便溏薄，脉弦，证属肝郁脾虚者，加柴胡、香附、白芍等。

4. 气阴两虚证

（1）治法：益气养阴，润燥生津。

（2）方药：玉液汤（《医学衷中参西录》）加减。黄芪30g，葛根15g，山药10g，知母15g，天花粉30g，五味子15g，鸡内金15g。

（3）加减：脾虚明显，食少腹胀，困倦乏力明显者，加人参、白术、白豆蔻仁、谷麦芽等，以加强健脾运化之功；若肾气亏虚，小便清长，夜尿频多，腰膝酸软，加黄精、菟丝子、桑寄生、益智仁、芡实等以补肾固涩。

5. 肾阴亏虚证

（1）治法：滋阴补肾，润燥止渴。

（2）方药：六味地黄丸（《小儿药证直诀》）加减。熟地黄30g，枸杞子15g，山茱萸15g，山药30g，茯苓15g，泽泻15g，牡丹皮15g。

（3）加减：阴虚火旺而烦躁、五心烦热、盗汗、失眠、遗精者，可加知母、黄柏，滋阴泻火；肾气虚失于固摄、尿量多而浑浊者，加益智仁、桑螵蛸、五味子等，益肾缩尿；气阴两虚，伴见困倦，气短乏力，舌质淡红者，可加人参、黄芪、黄精等，补益正气；肾阴久亏，水不涵木，肝阳上亢，表现为头痛眩晕，视物昏花，口渴多饮，烦躁失眠，颜面浮红，脉弦者，宜滋养肝肾，潜阳息风，可选用镇肝息风汤加减。

6. 阴阳两虚证

（1）治法：温阳益阴，补肾固摄。

（2）方药：金匮肾气丸（《金匮要略》）加减。熟地黄30g，山茱萸30g，山药30g，茯苓15g，制附子10g，肉桂10g，菟丝子15g，桑螵蛸15g。

（3）加减：以肾阳虚为主，症见口干多饮、尿频量多、畏寒肢冷、面色㿠白、脉象沉迟弱者，酌加鹿茸粉0.5g冲服，以启动元阳，助全身阳气之气化；肾阳亏虚，水失所主，肢体水肿，小便不利者，加猪苓、泽泻；阳虚水停，水饮上凌心肺，症见肢体水肿，心悸喘促，不能平卧者，加葶苈子、五加皮、炒紫苏子。

7. 瘀血内阻证

（1）治法：活血化瘀。

（2）方药：桃红四物汤（《医宗金鉴》）加减。川芎15g，赤芍15g，桃仁10g，红花15g，丹参15g，郁金10g，益母草15g，泽兰15g，生地黄30g，当归15g。

（3）加减：病久痼疾，瘀滞难化，正气尚盛者，可酌情选加地鳖虫、地龙、水蛭、穿山甲等虫类药破瘀通络；兼有痰浊，痰瘀互结，症见眩晕健忘、胸闷或时有胸痛、舌苔黄腻者，加法半夏、竹茹、胆南星、石菖蒲。

8. 并发症治疗

（1）疮痈。①治法：清热解毒。②方药：五味消毒饮（《医宗金鉴》）、黄芪六一散加减。神昏谵语者，加用安宫牛黄丸（《温病条辨》）。

（2）白内障、雀目、耳聋。①治法：滋补肝肾，益精养血。②方药：杞菊地黄丸（《麻疹全书》）、羊肝丸（《肘后备急方》）、磁朱丸（《备急千金要方》）加减。

（3）厥证（气虚）。①治法：益气养阴固脱。②方药：急服独参汤（《十药神书》）、生脉散（《医学启源》）。

（二）外治法

糖尿病皮肤溃疡中药油剂外敷：溃疡油组成以大黄、川芎、白芷3药按比例粉碎后调匀，加入麻油调成糊状，能有效缩短皮肤愈合时间，促进皮肤疮疡恢复。

（三）针灸疗法

1. 基本治疗

治法：养阴生津，清热润燥。取相应脏腑背俞穴及足太阴、足少阴经穴为主。①主穴：肺俞、脾俞、肾俞、胃脘下俞、太溪、三阴交。②配穴：肺燥津伤配太渊、少府；胃热津伤配内庭、地机；肾阴亏虚，配太冲、复溜；阴阳两虚，配关元、命门。视物模糊，配睛明、光明；口干，配金津、玉液；大便秘结，配天枢；皮肤瘙痒，配曲池、血海；上肢疼痛、麻木，配曲池、合谷；下肢疼痛、麻木，配风市、阳陵泉、解溪。

2. 耳针法

取胰胆、肺、胃、内分泌，毫针刺或埋针法、压丸法。

第六节 糖尿病酮症酸中毒

中医并无糖尿病酮症酸中毒病名，根据该病的临床表现可归属于中医学“消渴病”“消瘅”“厥证”“脱证”等范畴。DKA的发生发展基于消渴病阴虚燥热的基本病机，与外邪侵袭、饮食不节、劳逸失衡、情志过极等因素相关。失治误治，病邪由浅及深，病情由轻渐重，DKA病机逐渐由上焦肺胃热盛为主，逆传上焦心包或下传肝肾，出现厥脱之证。

一、诊断

（一）西医诊断

参考《中国2型糖尿病防治指南》（2017年）和《中国2型糖尿病防治指南》（2013年）糖尿病酮症酸中毒（DKA）的诊断条件如下。

1. 病史

有糖尿病病史，或发病过程中诊断为糖尿病。

2. 临床表现

DKA分为轻度、中度和重度。

仅有酮症而无酸中毒称为糖尿病酮症；轻、中度除酮症外，还有轻至中度酸中毒；重度是指酸中毒伴意识障碍（DKA昏迷），或虽无意识障碍，但血清HCO_3^- < 10mmol/L。主要表现有多尿、烦渴多饮和乏力症状加重；失代偿阶段出现食欲减退、恶心、呕吐，常伴腹痛、

头痛、烦躁、嗜睡等症状，呼吸加深加速，呼气中有烂苹果味（丙酮气味）；病情进一步发展，出现严重脱水现象，尿量减少、皮肤黏膜干燥、眼球下陷，脉快而弱、血压下降、四肢厥冷；到晚期，各种反射迟钝甚至消失，终至昏迷。

3. 理化检查

DKA最关键的诊断标准为血酮值，血酮≥3mmol/L或尿酮体阳性，血糖＞13.9mmol/L或已知为糖尿病患者，血清HCO_3－＞18mmol/L和（或）动脉血pH＞7.3时可诊断为糖尿病酮症，而血清HCO_3－＜18mmol FL和（或）动脉血pH＜7.3即可诊断为DKA。如发生昏迷可诊断为DKA伴昏迷。

（二）中医诊断

中医并未有“糖尿病酮症酸中毒”病名，其诊断可参考上述西医诊断标准。

（三）中医证候诊断

1. 肺胃热盛证

烦渴引饮，渴喜冷饮，饮难解渴，随饮随消，肢体倦怠，乏力纳差，口中味浊等。舌暗红，苔白腻或黄腻，脉细数或滑数。

2. 浊毒阻滞证

口焦唇燥，大渴引饮，皮肤干瘪，精神萎靡，昏沉欲睡，脘腹胀满，食欲缺乏，恶心呕吐，时有腹痛，大便秘结，口气臭秽等。舌干红，苔垢而燥，脉沉细或滑数。

3. 浊毒闭窍证

口干微渴，呼吸深大，食欲缺乏，恶心呕吐，口气臭秽，重者甚至发生障碍，或烦躁不安，或淡漠嗜睡，甚或昏迷不醒。舌暗红或绛红，苔黄腻而燥，或灰黑，脉细数。

4. 阴虚风动证

疲倦乏力、昏昏欲睡、耳鸣眼花、手足蠕动，甚或瘛疭、抽搐。舌红绛少苔，脉虚细数。

5. 脱阴亡阳证

患者高热，汗多而黏，渴喜冷饮，口唇焦干，皮肤干瘪；或见面色苍白，冷汗淋漓，神志昏蒙，呼吸低微，气短不续，四肢逆冷，目合口开，撒手遗尿。舌淡黯无津，脉微细欲绝。

二、治疗

（一）辨证论治

1. 肺胃热盛证

（1）治法：清泄肺胃，生津止渴。

（2）方药：白虎汤（《伤寒论》）合玉女煎（《景岳全书》）加减。生石膏（先煎）20g，知母15g，生地黄30g，麦冬15g，牛膝15g，太子参15g，粳米10g，甘草10g。

（3）加减：上述二方，一重泄肺，一重清胃，诚可谓双管齐下，与病机高度契合，但临证时不必拘泥于此二方，《丹溪心法》消渴方、《医学衷中参西录》玉液汤均可使用。

2. 浊毒阻滞证

（1）治法：清热导滞，解毒化浊。

（2）方药：增液承气汤（《温病条辨》）合黄连温胆汤（《六因条辨》）加减。玄参15g，生地黄30g，麦冬15g，生大黄（后下）6g，芒硝（分冲）15g，黄连10g，茯苓15g，半夏9g，陈皮15g，枳实10g，竹茹15g，生姜3片。

（3）加减：若烦渴甚者，仍可加用生石膏、知母；出现腹痛有瘀血征象者，加用桃仁、赤芍、木香等理气活血之品；若湿象明显重于热象，治宜芳香化浊，加用藿香、佩兰、石菖蒲等芳香辟秽、开窍醒脾之类；若热重于湿，则可选用黄连解毒汤合增液汤加减。黄连解毒汤能清热泻火，治邪热炽盛，充斥于三焦。但苦寒之品易于化燥伤阴，且本症阴液已伤，故黄芩、黄连、黄柏、栀子通常只选2～3味，且用量控制在6～10g，以达清热救阴之效即可。增液汤甘寒养阴，若不伴痰湿之症，用量宜大。

3. 浊毒闭窍证

（1）治法：清营解毒，开窍醒神。

（2）方药：菖蒲郁金汤（《温病全书》）合安宫牛黄丸（《温病条辨》）加减。人工体外培养牛黄10g，水牛角粉20g，郁金10g，黄芩10g，玄参10g，黄连10g，山栀子10g，生石膏20g，石菖蒲10g，甘草10g。

（3）加减：若热极生风，当加用柔肝、息风止痉药物，如白芍、羚羊角、钩藤等。若火热炽盛，渐入营血，在叶天士卫气营血理论指导下，“入营犹可透热转气”，故药中可加入银花、连翘、竹叶；“入血恐耗血、动血，直需凉血、散血”，此种情况下则加生地黄、牡丹皮、赤芍等。

4. 阴虚风动证

（1）治法：育阴潜阳，柔肝息风。

（2）方药：复脉汤（《伤寒论》）、大定风珠（《温病条辨》）加减。生地黄30g，白芍15g，麦冬15g，五味子15g，炙甘草30g，生牡蛎30g，龟甲30g，鳖甲30g，阿胶（烊化）15g，鸡子黄2枚。

（3）加减：《医学衷中参西录》中镇肝息风汤亦可供选择使用。

5. 脱阴亡阳证

（1）治法：益气养阴，回阳救逆。

（2）方药：生脉散（《温病条辨》）和参附汤（《医宗金鉴》）加减。人参30g，制附子10g，麦冬15g，五味子15g。

（二）病证结合治疗

根据病证结合的原则，在酮症酸中毒治疗过程中，以持续小剂量胰岛素，补液治疗为主，但传统医学的作用不可忽略，在DKA的救治过程中也做出了不断探索。

（1）病情较轻浅时，可口服中西药物治疗：轻度DKA不伴有酸中毒，仅为糖尿病酮症，此时并非胰岛素的绝对适应症。①糖尿病教育，饮食指导，口服磺脲类和（或）双胍类降糖药，对于感染严重者给予抗炎治疗，并予口服参味降糖丹（太子参、麦冬、五味子、黄芪、山药、苍术、玄参、丹参、葛根、黄精、杜仲、地骨皮），每次9g，每日3次，2周为1个疗程。②常规进行糖尿病教育，已用口服降糖药或注射胰岛素的患者继用，或根据血糖情况适当调整，合并感染者给予抗生素治疗，中药予天王补心丹加减（生地黄、五味子、当归、天冬、麦冬、柏子仁、酸枣仁、太子参、玄参、丹参、茯苓、远志、黄芪、葛根、桑枝），于第1周、第2周检查空腹血糖、尿分析、血生化。

（2）中重度DKA出现时，胰岛素联合中药制剂可有效提高治疗效率。对单有酮症者，需补充液体和胰岛素治疗，持续到酮体消失。

（三）其他治疗

1. 电针疗法

采用电针与西医结合抢救重度DKA患者，取百会、人中穴行电针刺激，成功缩短了患者昏迷时间。

2. 耳针配合中药疗法

辨证予天王补心丹加减加以耳穴压豆，主穴为胰、内分泌；辅穴为肾、三焦、耳迷根、神门、心、肝，有效降低血糖，减少酮体的生成，改善血液的高黏凝聚状态，增强红细胞变形能力。

第七节　肥胖症

古代中医并无“肥胖症”的病名记载，根据临床表现，本症应属于“痰证”“痰湿”“膏人”“脂人”“肥人”“肥满”等范畴。

一、诊断

（一）中医诊断

参照《中医内科学》第2版肥胖诊断。

（1）体重超出标准体重20%以上；或体重指数超过24为肥胖，排除肌肉发达或水分潴留因素。

（2）初期轻度肥胖，仅体重增加20%～30%，常无自觉症状；中重度肥胖常见伴随症状，如神疲乏力、少气懒言、气短气喘、腹大胀满等。测定腹部脂肪、垂体功能、甲状腺功能、雌二醇、睾酮、肾上腺皮质激素及超声、CT、心电图、肝、肾功能检查等，有助于明确本病诊断。

（二）中医证候诊断

1. 胃热滞脾证

多食，消谷善饥，形体肥胖，脘腹胀满，面色红润，心烦头晕，口干口苦，胃脘灼痛，嘈杂，得食则缓。舌红苔黄腻，脉弦滑。

2. 痰湿内盛证

形体肥胖，身体沉重，肢体困倦，或伴脘痞胸满，或伴头晕，口干而不欲饮，大便稀少，或多日不排。舌质淡或舌体胖大，苔白腻或白滑，脉滑。

3. 脾虚湿盛证

肥胖臃肿，神疲乏力，身体困重，胸闷脘胀，四肢轻度水肿，晨轻暮重，劳累后明显，饮食如常或偏少，有暴饮暴食史，小便不利，便溏或便秘。舌淡胖，边有齿印，苔腻白滑，脉濡细。

4. 脾肾阳虚证

形体肥胖，颜面虚浮，面色㿠白，神疲乏力，腹胀便溏，自汗，动则更甚，畏寒肢冷，下肢水肿，尿昼少夜频。舌淡胖，苔薄白，脉沉细。

二、治疗

（一）辨证论治

1. 胃热滞脾证

（1）治法：清胃泻火，佐以消导。

（2）方药：小承气汤（《伤寒论》）合保和丸（《丹溪心法》）加减。酒大黄6g，连翘15g，黄连15g，枳实15g，厚朴10g，山楂10g，神曲10g，莱菔子10g，陈皮10g，半夏9g，茯苓15g。

（3）加减：肝胃郁热者，加柴胡、黄芩、栀子；肝火致便秘者，加更衣丸；食积化热、内阻肠胃、脘腹胀满、大便秘结、苔黄腻者，可用枳实导滞丸或木香槟榔丸；风火积滞壅积肠胃、表里俱实者，可用防风通圣散。

2. 痰湿内盛证

（1）治法：燥湿化痰，理气消痞。

（2）方药：导痰汤（《太平惠民和剂局方》）加减。茯苓15g，白术15g，泽泻15g，猪苓15g，薏苡仁30g，半夏9g，陈皮10g，胆南星

10g，枳实10g，苍术15g，佩兰15g。

（3）加减：湿邪偏盛者，加苍术、薏苡仁、车前子；痰湿化热、心烦少寐、纳少便秘、舌红苔黄、脉滑数者，加竹茹、浙贝母、黄芩、黄连、瓜蒌仁；痰湿郁久、壅阻气机、痰瘀交阻、舌黯或有瘀斑者，加当归、赤芍、川芎、桃仁。

3. 脾虚湿盛证

（1）治法：健脾益气渗湿。

（2）方药：参苓白术散（《太平惠民和剂局方》）加减。党参20g，白术15g，黄芪30g，山药20g，茯苓15g，莲子10g，白扁豆10g，薏苡仁30g，陈皮10g，砂仁10g，桔梗10g。

（3）加减：脾虚水停、肢体肿胀明显者，加大腹皮、桑白皮、木瓜，或合五皮饮；腹胀便溏者，加厚朴、陈皮、木香理气消胀；腹中畏寒者，加肉桂、干姜温中散寒。

4. 脾肾阳虚证

（1）治法：温补脾肾，利水化饮。

（2）方药：真武汤合苓桂术甘汤（《伤寒论》）加减，制附子10g，桂枝10g，茯苓15g，白术10g，薏苡仁30g，白芍15g，甘草10g，生姜3片。

（3）加减：气虚明显、气短、自汗者，加人参、黄芪；水湿内停、尿少水肿者，加五苓散或泽泻、猪苓、大腹皮；畏寒肢冷者，加补骨脂、仙茅、淫羊藿、益智仁，温肾祛寒；瘀血阻滞者，加当归、赤芍、川芎、泽兰。

（二）针灸治疗

1. 皮肤针刺法

根据基本治法处方取穴，加局部阿是穴，用皮肤针叩刺。实证重刺激；虚证中刺激。

2. 电针法

根据基本治疗处方取穴，选2～3对腧穴，疏密波，强刺激，每次治疗20～30分钟。

（三）中医器械疗法

针灸治疗仪。选穴中脘、天枢、曲池、阴陵泉、丰隆、太冲。每次选5～6个穴位，每日1次，每次治疗15分钟。

第八节 高尿酸血症与痛风

高尿酸血症属于中医“痹症”范畴，为本虚标实之证。

一、诊断

（一）中医诊断

中医并无高尿酸血症和痛风病名，诊断主要参考西医诊断标准。痛风属于中医“痹症”范畴，诊断可参考《中医内科学》。

（二）中医证候诊断

1. 肝肾阴虚证

食多易饥，常多肉食，腰膝酸软，疲乏无力，头晕目眩，急躁易怒，记忆力减退，烦热多汗，双目干涩，视物模糊，大便秘结，或有关节肿痛，痛在大趾，活动不利，可有局部灼热、红肿，或有小便灼热疼痛，腰腹绞痛。舌红苔黄，脉弦细数。

2. 脾肾气虚证

气短，乏力，腰酸，夜尿频多，或下肢水肿，尿浊如脂，阳痿，头晕耳鸣，大便溏泄，小便清长。舌淡胖，苔薄白或嫩，脉沉细或细弱无力。

3. 阴阳两虚证

腰腿酸痛，神疲乏力，怕冷怕热，手足心热而手足背冷。舌胖有裂，舌苔黄白，脉滑细数。

4. 湿热中阻证

胸脘腹胀，纳饮不香，时有恶心，身倦头涨，四肢沉重，大便秘结。舌胖嫩红，苔黄腻，脉弦滑数。

5. 气滞湿阻证

胸胁脘腹胀闷，肢体困重，形体肥胖、多食、易疲劳。舌苔厚腻，脉象弦或略滑。

6. 肝胃郁热证

脘腹痞满，胸胁胀闷，面色红赤，形体偏胖，腹部胀大，心烦易怒，口干口苦，大便干，小便色黄。舌质红，苔黄，脉弦数。

7. 脾虚痰浊证

腹胀痞满、肢体乏力、食少便溏、呕逆。舌苔腻或脉滑。

8. 痰瘀互结证

局部肿块刺痛，胸脘腹胀，头身困重，或四肢倦怠。舌质暗、有瘀斑，脉弦或沉涩。

9. 气阴两虚证

神疲乏力，气短，咽干口燥，多饮，自汗，大便干结。舌质淡红，少苔，脉沉细或细数。

二、治疗

（一）辨证论治

1. 肝肾阴虚证

（1）治法：益气养阴，兼补肝肾，佐以清热。

（2）方药：益气养阴汤（《验方》）送服杞菊地黄丸或石斛夜光丸。黄精15g，生地黄30g，枸杞子15g，墨旱莲15g，女贞子15g，枳壳10g，黄连10g，首乌15g，牡丹皮15g，赤芍15g，茵陈15g，秦艽15g，木瓜15g，车前子15g，川牛膝15g等。

2. 脾肾气虚证

（1）治法：补脾益肾。

（2）方药：四君子汤（《太平惠民和剂局方》）合右归丸（《景岳全书》）加减。党参20g，白术10g，茯苓15g，黄芪30g，山药30g，山茱萸15g，熟地黄30g，菟丝子15g，枸杞子15g，肉桂10g。腰膝酸痛者加炒杜仲、补骨脂；下肢水肿者加茯苓皮、大腹皮；畏寒肢冷者加桂枝、生姜。

3. 阴阳两虚证

（1）治法：调补阴阳。

（2）方药：调补阴阳汤（《验方》）送服金匮肾气丸。调补阴阳汤：党参20g，当归15g，生地黄30g，金樱子15g，芡实15g，墨旱莲15g，女贞子15g，黄连15g，狗脊10g，川续断10g，川牛膝10g，萆薢15g，秦艽15g，生鹿角片10g等。

4. 湿热中阻证

（1）治法：清热利湿。

（2）方药：平胃散（《太平惠民和剂局方》）合茵陈蒿汤（《伤寒论》）加减。苍术15g，厚朴10g，茵陈15g，栀子10g，大黄6g。

（3）加减：若湿热下注，证见便秘，腰腿沉重，小便不爽，舌胖嫩红，苔黄白厚腻，脉弦滑数者，四妙散加减。苍术、黄柏、川牛膝、狗脊、木瓜、萆薢、川续断、茵陈、栀子、生大黄芩。

5. 气滞湿阻证

（1）治法：行气化湿。

（2）方药：四逆散（《伤寒论》）合平胃散（《太平惠民和剂局方》）加减。柴胡10g，陈皮15g，赤芍15g，半夏9g，茯苓15g，厚朴

10g，枳实15g，苍术15g，泽泻15g，荷叶10g，神曲10g。

（3）加减：胃脘灼痛者加生石膏、黄连；两胁灼热、胀痛者加决明子、夏枯草；便秘者加生大黄；兼有瘀血者加丹参、郁金。

6. 肝胃郁热证

（1）治法：开郁清热。

（2）方药：大柴胡汤加减。柴胡10g，黄芩15g，半夏9g，枳实10g，白芍15g，大黄6g，生姜3片。

（3）加减：痰湿者加化橘红、陈皮、茯苓；膏脂秽浊蓄积者加五谷虫、红曲、生山楂；瘀血内阻者加水蛭粉、桃仁。

7. 脾虚痰浊证

（1）治法：健（运）脾化痰。

（2）方药：六君子汤（《医学正传》）加减。人参20g，白术10g，茯苓15g，陈皮15g，半夏9g，炙甘草10g。

（3）加减：呕吐、不思饮食者加生姜、砂仁、木香；胸腹胀满者加苍术、厚朴。

8. 痰瘀互结证

（1）治法：祛痰化瘀。

（2）方药：二陈汤（《太平惠民和剂局方》）合桃红四物汤（《医宗金鉴》）加减。陈皮15g，半夏9g，茯苓15g，桃仁10g，红花10g，川芎15g，当归15g，赤芍15g，生地黄30g。

（3）加减：眩晕者加天麻、白术；胸闷者加瓜蒌；大便黏滞者加槟榔；胸中烦热、痞满胀痛者加黄连、半夏、瓜蒌。

9. 气阴两虚证

（1）治法：益气养阴。

（2）方药：生脉散（《内外伤辨惑论》）合防己黄芪汤（《金匮

要略》）加减。太子参30g，麦冬15g，五味子15g，黄精15g，山茱萸15g，黄芪30g，汉防己15g，白术10g，茯苓15g。

（3）加减：纳差者加陈皮、焦山楂、炒神曲；胃脘胀闷者加苍术、厚朴；口干多饮者加天花粉、知母；若见五心烦热，腰膝酸软，头晕耳鸣，口干口渴，大便干结等可用知柏地黄汤（《症因脉治》）加减。

（二）其他治疗

传统运动疗法，如太极拳、气功等传统保健疗法可以有效预防糖尿病合并高尿酸血症或痛风的进展，最新研究表明传统运动疗法可降低胰岛素抵抗和心血管疾病相关危险因素，改善情绪和睡眠，降低交感神经活性，增强心脏功能。

第九节　代谢综合征

代谢综合征（MS）最初起病患者无明显临床症状，可见腹型肥胖、体重超重、血压偏高等，之后可出现口干多饮、多食、气短、易疲劳、胸闷胁胀、腹胀满、头晕目眩、头痛、烦躁易怒等症状。可归属于中医学“肥胖”“肥满”“湿阻”“消渴”“腹满”“眩晕”等范畴。

一、诊断

（一）中医诊断

中医并无“代谢综合征”病名，疾病诊断主要参照西医诊断标准。

（二）中医证候诊断

1. 肝胃郁热证

脘腹痞满，胸胁胀闷，面色红赤，形体偏胖，腹部胀大，心烦易怒，口干口苦，大便干，小便色黄。舌质红，苔黄，脉弦数。

2. 肝胆湿热证

胁肋满闷，口苦纳呆，呕恶腹胀，大便不调，小便短赤。舌红苔黄腻，脉弦滑数。

3. 气滞湿阻证

胸胁脘腹胀闷，肢体困重，形体肥胖、多食、易疲劳。舌苔厚腻，脉象弦或略滑。

4. 痰瘀互结证

局部肿块刺痛，胸脘腹胀，头身困重，或四肢倦怠。舌质暗、有瘀斑，脉弦或沉涩。

5. 痰浊中阻证

眩晕，心悸，心烦不眠，多梦，呕恶呃逆，胸脘痞闷。苔白腻，脉弦滑等。

6. 脾虚湿困证

腹胀痞满，肢体乏力，食少便溏，呕逆。舌苔腻或脉滑。

7. 气阴两（亏）虚证

神疲乏力，气短，咽干口燥，多饮，自汗，大便干结。舌质淡红，少苔，脉沉细无力或细数。

8. 脾肾气虚证

神疲气短，乏力，腰酸，夜尿频多，或下肢水肿，尿浊如脂，阳痿，头晕耳鸣，大便溏泄，小便清长。舌淡胖，苔薄白或嫩，脉沉细或细弱无力。

9. 肝肾不足证

眩晕耳鸣，目干、羞明畏光，迎风流泪，视物昏花，口燥咽干，腰膝酸痛，肢体麻木，失眠多梦。舌红、少苔。

10. 阴阳两虚证

神疲气短，言语不利，口干不欲饮，足冷面赤。舌淡胖，苔薄嫩，脉沉细弱或细弱无力。

二、治疗

（一）辨证论治

1. 肝胃郁热证

（1）治法：开郁清热。

（2）方药：大柴胡汤（《伤寒论》）加减。柴胡15g，黄芩15g，半夏9g，枳实10g，白芍15g，大黄6g，生姜3片等。

2. 肝胆湿热证

（1）治法：清肝利湿。

（2）方药：龙胆泻肝汤（《医方集解》）加减。龙胆草15g，黄芩15g，栀子10g，泽泻15g，通草10g，车前子15g，当归15g，生地黄30g，柴胡10g，生甘草10g等。

3. 气滞湿阻证

（1）治法：行气化湿。

（2）方药：四逆散（《伤寒论》）合平胃散（《简要济众方》）加减。柴胡15g，陈皮15g，赤芍15g，半夏9g，茯苓15g，厚朴10g，枳实10g，苍术15g，泽泻15g，荷叶10g，神曲10g等。

4. 痰瘀互结证

（1）治法：祛痰化瘀。

（2）方药：二陈汤（《太平惠民和剂局方》）合桃红四物汤（《医宗金鉴》）加减。陈皮10g，半夏9g，茯苓15g，桃仁10g，红花10g，川芎15g，当归15g，赤芍15g，生地黄30g等。

5. 痰浊中阻证

（1）治法：健脾祛痰，清气化湿。

（2）方药：温胆汤（《三因极一病证方论》）合连朴饮（《霍乱论》）加减。半夏9g，陈皮15g，竹茹15g，枳壳10g，生姜3片，厚朴10g，川黄连15g，石菖蒲10g，香附10g，焦栀子10g，芦根15g等。

6. 脾虚湿困证

（1）治法：健脾利湿祛痰。

（2）方药：六君子汤（《医学正传》）加减。白术10g，茯苓15g，陈皮15g，半夏9g，炙甘草10g，苍术15g，石菖蒲10g，郁金

15g，泽泻15g，枳实10g等。

7. 气阴两（亏）虚证

（1）治法：益气养阴。

（2）方药：生脉散（《医学启源》）合防已黄芪汤（《金匮要略》）加减。太子参20g，麦冬15g，五味子15g，黄精15g，山茱萸15g，黄芪30g，汉防已10g，白术10g，茯苓15g等。

8. 脾肾气虚证

（1）治法：补脾益肾。

（2）方药：四君子汤（《太平惠民和剂局方》）合右归丸（《景岳全书》）加减。党参20g，白术10g，茯苓15g，黄芪30g，山药20g，山茱萸15g，熟地黄30g，菟丝子15g，枸杞子15g，肉桂10g等。

9. 肝肾不足证

（1）治法：培补肝肾。

（2）方药：杞菊地黄丸（《医级》）加减。枸杞子10g，菊花15g，熟地黄30g，茯苓15g，山药20g，山茱萸15g，泽泻15g，牡丹皮15g等。

10. 阴阳两虚证

（1）治法：阴阳双补。

（2）方药：地黄饮子（《圣济总录》）加减。生地黄30g，巴戟天15g，山茱萸15g，肉苁蓉15g，石斛15g，炮附子10g，五味子15g，肉桂10g，茯苓15g，麦冬15g，石菖蒲10g，远志10g，生姜3片，大枣10g等。

（二）针灸治疗

补元气，鼓舞肾间动气，选穴神阙、气海、关元、中极、命门、肾俞；助运化，通畅三焦气化，选穴膻中、中府、内关；调食欲，减少过多摄入，选穴足三里、上巨虚、下巨虚。

第四章　肿瘤

第一节　鼻咽癌

鼻咽癌是指发生于鼻咽腔顶部和侧壁的恶性肿瘤，是我国高发的头颈部恶性肿瘤之一，发病率为耳鼻咽喉恶性肿瘤之首。现代中医将鼻咽癌归于中医学“瘰疬”“控脑砂”“颃颡岩”“失荣”“上石疽”等范畴。

一、病因病机

（一）病因

1. 情志不畅

情志不遂，肝气郁结，导致气滞血瘀，或气不摄津，久则凝结为痰，血瘀、痰浊互结，渐而成块。

2. 饮食不节

饮食不节阻滞肠胃，或素体蕴热，饮食不化，均可壅结化为火毒，火毒与痰涎困结形成癌肿，肝胆火旺，灼液为痰；或脾失健运，痰浊内生。

3. 外感六淫

外感六淫之邪，或外感疫毒之邪。若正气不能抗邪，则致客邪久留，脏腑气血阴阳失调，而致气滞、血瘀、痰浊等病变，久则可形成结块。

4. 正气虚弱

先天不足，脏腑失调，气血不畅，经络阻滞，也可形成或促生癌肿。癌症后期，气血渐耗，脏腑日衰，失却荣养，渐成重症，最后元气丧尽，不治而死。

（二）病机

虽然大多数医家论其过鼻之经络时，以鼻为肺之官窍，为胃经之所过，但其定位并未详尽，且现代中医界对于鼻咽癌多从脏腑、气血津液论治，对鼻咽的病位针对性治疗少之又少。鼻咽癌发病过程中，邪实证候贯穿始终，早期以实证为主，中期多虚实夹杂，晚期则正不胜邪多正虚伴有邪盛。邪实多为外邪侵袭，或内生痰火；正虚多为肾精亏虚，气血不足。鼻咽癌发病期症状比较隐匿，因而常被误诊，按其病程可分为早期、中期和晚期。早期症状轻微，易被忽略；若出现交替性鼻塞等临床症状时，涕中带血多已进入中期阶段；疾病晚期，患者机体亏耗，浊邪壅于脑窍，髓海空虚，清窍不用，最终脏腑气血衰败，为不治。

二、临床表现

鼻咽癌早期多为隐蔽性症状，不易发现。随着疾病的进展，大部分患者会出现涕中带血、头痛、鼻塞、鼻出血、耳鸣、听力下降，甚则面麻或失声等症状。

（一）出血

早期可有出血症状，表现为吸鼻后痰中带血或擤鼻时涕中带血。早期痰中或涕中仅有少量血丝；晚期出血较多，甚则出现鼻衄或涕血等痰火伤鼻咽血脉之征，火盛迫血妄行，则见鼻血，晚期多气虚，气不摄血，则出血更甚。

（二）耳鸣、听力减退、耳内闭塞感

单侧性耳鸣或听力减退、耳内闭塞感是早期鼻咽癌症状之一。邪盛时，火毒蒙蔽耳窍，可致耳鸣耳聋；正虚时，气血不足，气机不利，痰瘀堵塞，不能上荣，亦见耳鸣耳聋。

（三）头痛

可为首发症状或唯一症状。早期头痛部位不固定，且呈间歇性，多以钝痛为主。晚期则为持续性偏头痛，部位固定。火毒上炎，上犯于脑，脑脉受伤或邪毒、痰浊上壅于清窍，或气血不足，不能上荣均可症见头痛。

（四）复视

出现向外视物呈双影。如毒邪灼伤头颅脉络，则可致视蒙、复视等症。

（五）鼻塞

肿瘤堵塞可出现鼻塞，常以交替性鼻塞为主。常由饮食不节或常食有毒发霉腐败食物，热毒蕴积脾胃所致；或情志不畅，肝气郁结，横逆犯脾，肝脾不和，以致脾失运化，痰浊内停，郁火相凝，痰火互结，阻塞脉络而发为鼻塞。

三、诊断

（一）病史

有涕血、鼻塞、耳鸣、头痛、颈部肿块均应做鼻咽镜检查及影像学检查。

（二）专科检查

间接鼻咽镜检查是诊断鼻咽癌的最基本检查，长期鼻塞、耳鸣与涕血者均需检查。光导纤维鼻咽镜可发现鼻咽部形态改变及黏膜的细微病变，并协助采集病理标本。

（三）影像学检查

1.MRI

目前鼻咽癌的影像学诊断首选MRI检查。MRI能清晰显示鼻咽癌侵犯周围的邻近结构。在鼻咽原发灶、转移淋巴结定性诊断方面有较大的研究价值。监测鼻咽癌患者病灶内的胆碱量，可推测肿瘤的生物活性，如出现胆碱峰，则提示肿瘤细胞膜合成活跃，是诊断恶性病变的参考依据。如病灶内出现乳酸，则提示细胞的有氧代谢不能有效进行，是无氧酵解，组织内出现缺氧状态。

2.PET—CT

对肿瘤诊断具有高灵敏性、高特异性及高准确性。有作者分析了PET-CT和MRI对于鼻咽癌残留、复发诊断的相关文章，认为PET-CT较MRI更有利于检出残留或复发肿瘤，敏感性为PET-CT95%、MRI 78%；特异性为PET-CT 90%、MRI 76%。

3. 放射性核素骨现象

用于骨转移的诊断灵敏度高，可在骨转移症状前3个月或X线片检出骨破坏前3～6个月有放射性浓聚表现。

4.B 超

主要用于颈部或腹部检查。对于颈部淋巴结可通过多普勒彩超检查，可根据有无血流、高血流或低血流及其分布，判断是否属于淋巴结转移。还可了解放射治疗前后颈内、外动脉及颈总动脉狭窄程度，用于评价放疗后血管损伤。

（四）血清学检查

鼻咽癌患者常有VCA-IgA、EA-IgA效价增高、EBV-DNA拷贝数增加，VCA-IgA、EA-IgA可用作鼻咽癌早期诊断的标记物，VCA-IgA抗体滴度随分期增加有增高的趋势，可作为高危人群的筛选指标和预后观察指标。

（五）病理学检查

无论是初诊治疗还是治疗后复发再治，治疗前都需有病理证实。活检部位首选鼻咽，只有在原发灶无法取得明确病理诊断后才考虑颈部淋巴结检查，颈部淋巴结活检尽量选取单个能完整切除的。

四、鉴别诊断

（一）恶核

鼻咽癌与发于鼻咽部的恶核，均可导致鼻塞症状。但恶核通常表面光滑，质韧，且不伴坏死，而鼻咽部恶性肿瘤多会出现坏死组织。最终还要依靠病理进行鉴别诊断。

（二）鼻渊

鼻渊与鼻咽癌都可伴有鼻流浊涕、头痛、鼻塞、嗅觉减退等症状。而鼻咽癌发病之时多有血涕、听力下降，为恶性病变；鼻渊虽迁延难愈，但多愈后良好。

（三）鼻衄

鼻衄与鼻咽癌同样表现为鼻出血症状。鼻衄原因较多，可因外力损伤，气虚不能摄血，火热迫血妄行引起。鼻出血为鼻咽癌后期常见临床表现，由癌肿侵及鼻腔血管所致器质性病变。

五、辨证论治

（一）痰热结肺证

1. 主证

一侧鼻塞，涕多黏稠，涕中或带血丝，或感一侧耳胀闷堵塞感，或偏头痛头胀，口干鼻焮，或咳嗽痰黄。舌质红，苔微黄，脉滑数。

2. 病机分析

患者肺中素有痰热，又嗜烟酒或长期遭受不洁空气的刺激，则肺热更甚，肺火煎炼津液成痰，痰热上烁颃颡，日久积结而为肿块。耳胀塞，鼻塞，头痛为痰热蒙蔽清窍而致；鼻衄或涕血为痰火伤鼻咽血脉之征。

3. 治法

清肺利鼻，除痰散结。

4. 方药

清金化痰汤加减。黄芩、栀子、桔梗、麦冬、桑白皮、贝母、知母、瓜蒌仁、橘红、茯苓、甘草。

5. 加减

鼻塞涕多者，可加辛夷花、白芷；涕血者，宜加白茅根、茜草根以凉血止血。

（二）气滞血瘀证

1. 主证

头痛较甚，耳内胀闷或耳鸣耳聋，胸胁胀痛，口苦口干。舌质红或暗红，或瘀暗紫斑，苔白或黄，脉弦细或弦涩。

2. 病机分析

肝气郁结，疏泄失常，肝郁血逆，致气血膨滞，瘀阻脉络，日久结聚而为肿块，脉络瘀阻不通，或癌肿上犯颅脑，故头痛较剧；肿块堵塞，气机不利，则耳窍不通，耳鸣耳聋；气血瘀滞脉络，脉络外露，故肿块色暗红，血脉缠绕；邪毒循经结聚于颈部，故颈部有硬实肿块。

3. 治法

行气活血，软坚散结。

4. 方药

三棱散加减。三棱、赤茯苓、当归、鳖甲、枳壳、白术、木香。

5. 加减

可加柴胡、郁金以疏肝解郁散结；配加桃仁、红花以加强活血祛瘀散结之功。

（三）脾虚痰浊证

1. 主证

头痛头重，鼻塞涕血，痰多胸闷，体倦嗜睡，或见心悸，恶心，胃纳差，大便溏，舌质淡暗或淡红，舌体胖或有齿印，苔白或厚腻，脉弦滑或细滑。

2. 病机分析

因饮食不节或常食有毒发霉腐败食物，热毒蕴积脾胃；或由肝气郁结，横逆犯脾，肝脾不和，以致脾失运化，痰浊内停，郁火相凝，痰火互结，阻塞脉络而为癌肿；痰浊蒙蔽清窍，清阳之气不升，故头重头痛，鼻塞；舌质淡舌体胖或有齿印为痰湿之征。

3. 治法

健脾理气，化痰散结。

4. 方药

清气化痰丸加减。白术、陈皮、杏仁、枳实、黄芩、瓜蒌仁、茯苓、胆南星、制半夏。

5. 加减

颈部肿块硬实者，可选加虻虫、土鳖、红花、桃仁、泽兰等以破血逐瘀散结。

（四）肝胆火旺证

1. 主证

头痛剧烈，痰涕带血，污秽腥臭，耳鸣耳聋，或视蒙复视，咳嗽痰稠，心烦失眠，口干口苦，小便短黄，大便秘结。舌质红，苔黄厚，脉弦滑或弦数。

2. 病机分析

肝郁气滞，郁久化火，火毒结聚，灼伤肌膜脉络，肉腐脉损，故痰涕带血，污秽腥臭；火毒上炎，上犯于脑，脑脉受伤，则头痛剧烈；火毒蒙蔽耳窍，可致耳鸣耳聋；毒邪灼伤头颅脉络，则可致视蒙、复视等症；口干苦，小便短黄，大便秘结，脉弦数为肝胆火热之征。

3. 治法

泻火解毒，化瘀散结。

4. 方药

柴胡清肝汤加减。柴胡、当归、川芎、白芍、生地黄、防风、牛蒡子、黄芩、栀子、连翘、天花粉、甘草。

5. 加减

火毒极盛，宜配加山豆根、青黛、苦地胆、龙胆等以苦寒泄热毒；肿物溃烂，腐败污脓多者，可加鱼腥草、马勃、穿山甲、皂角刺等清热利湿排脓之品；鼻衄涕血者，可选加白茅根、仙鹤草、茜草根之类；脉络瘀阻，出现口眼㖞斜，视一为二，伸舌不正，面麻等症者，可选加地龙、蝉蜕、蜈蚣、白芍、钩藤等以通络止痉。

（五）肾精亏虚证

1. 主证

鼻塞涕血，耳鸣耳聋，头痛眩晕，形体消瘦，颧红盗汗或午后潮热，五心烦热。舌质红干，少苔或无苔，脉细或细数。

2. 病机分析

因禀赋不足，素体肾虚，或因年老体弱，机体不能适应外界的各种刺激，邪毒乘虚而入，久积而成肿块。癌肿侵犯体内，更易伤阴耗气，致气血渐衰，故形容瘦削；邪毒上壅于清窍，又气血不足，不能上荣，故耳鸣耳聋，头痛眩晕；颧红盗汗，午后潮热，五心烦热，舌红少苔等为肾阴虚之征。

3. 治法

调和营血，扶正祛邪。

4. 方药

和荣散坚丸加减。川芎、白芍、当归、茯苓、熟地黄、陈皮、香附、桔梗、白术、人参、甘草、昆布、贝母、升麻、红花、夏枯草。

5. 加减

肾阳亏损，眩晕耳鸣，腰膝酸软，潮热盗汗者，可选加山萸肉、墨旱莲、女贞子、枸杞子、菟丝子等；肾阳不足，四肢冰冷，眩晕耳鸣，小便清长，夜睡梦多者，可选加熟附片、肉桂、补骨脂、益智仁等。

六、常用中成药及经验方

（一）中成药

1. 鼻咽清毒剂

清热解毒，消肿散结。适用于鼻咽癌放射治疗后分泌物增多。口服，每次20g，每日2次，30天为1个疗程。

2. 鼻咽灵片

清热解毒，消肿散结，益气养阴。适用于鼻咽癌放疗、化疗辅助治疗。口服，每次5片，每日3次。

3. 西黄丸

清热解毒，活血止痛，化痰散结。适用于热毒壅结所致痈疽疔毒、瘰疬、流注、癌肿。口服，每丸3g，每次服1丸，每日2次。

4. 一清胶囊

清热泻火解毒，化瘀凉血止血。适用于鼻咽肿痛，大便秘结，涕中带血等热毒内盛者。口服，每次2粒，每日3次。

（二）经验方

（1）生地黄30g，芦根30g，石膏30g，生黄芪12g，制何首乌9g，茯苓12g，生白术12g，黄精9g，豆蔻9g，薏苡仁15g，陈皮6g，佛手6g，藤梨根15g，半枝莲15g，蒲公英15g，漏芦15g，石上柏15g，白芥子6g，甘草3g。

用法：水煎服，每日1剂，早晚分服。

适应证：鼻咽癌。症见口干易渴，全身乏力，胃纳欠佳，头颈部放疗局部皮肤红肿热痛，干性脱皮、溃破、流脓。

（2）荷叶30g，生石膏30g，牛黄1.5g（冲），知母12g，蝉蜕6g，僵蚕6g，重楼12g，生甘草18g。

用法：水煎服，每日1剂，早晚分服。

适应证：鼻咽癌。进展期，出现局部的红肿疼痛，大便干，舌红苔黄脉数大。

（3）黄芩15g，黄连6g，甘草18g，玄参12g，连翘12g，板蓝根6g，马勃12g，牛蒡子12g，薄荷（后下）9g，僵蚕6g，升麻12g，陈皮12g。

用法：水煎服，每日1剂，早晚分服。

适应证：鼻咽癌。肿物突然迅速增大，并出现颈部淋巴结转移时。

七、转归预后

鼻咽癌初起多为邪毒痰瘀壅滞，正气尚强，多为实证。病情进展，邪毒内侵上扰清窍，耗伤气血，致正气虚损，则预后不良。

八、预防与调摄

精血不足，脏气亏虚，气血阴阳失调，加之外邪侵袭，是致病的重要因素，故保养精气，劳逸结合，养成良好的生活、饮食习惯对预防本病有重要意义。合理搭配饮食可以降低罹患癌症的概率。在日常饮食中要多摄入谷物，选择瘦肉，多吃水果和蔬菜。食物要多选吃含抗氧化剂的食物，以增加纤维摄取量，减低脂肪进食量，保持理想的体重。

九、现代治疗方法概述

目前西医治疗鼻咽癌以放疗为首选方案，由于鼻咽部位置深在，因此选择穿透力强、皮肤量低、吸收较少的高能放射源，如^{60}Co或电子加速器，两者中又以加速器较优，因其深部剂量高且均匀，对周围正常组织损伤少，疗效可以提高。颈部转移淋巴结可用^{60}Co或高能X线照射，亦可用深部X线照射。对中晚期鼻咽癌患者或考虑远处转移时，可辅以化疗。对放疗后局部残留病灶，放疗无效的颈部局限性肿块，可考虑手术治疗。放疗疗效确切，已被广泛用于鼻咽癌治疗，但放疗也可引起后遗症，主要表现为放射性脑脊髓损伤，局部的溃疡、皮炎、腺体被破坏而致咽干、食欲不佳，鼻腔干燥结痂等。

靶向治疗是肿瘤治疗的方向，一般认为头颈部肿瘤的EGFR表达率较高，可达90%左右。鼻咽癌也呈高表达，2007年中国国家食品药品监督管理总局（现国家市场监督管理总局）已通过将尼妥珠单抗作为晚期鼻咽癌与放疗同时使用的单抗。另外，也有关于表皮生长因子酪氨酸激酶抑制剂拉帕替尼、吉非替尼或厄洛替尼，抗血管内皮生长因子贝伐珠单抗等分子靶向药物治疗头颈部鳞癌临床试验研究的报道。

为了改善症状，提高疗效，中医辨证治疗鼻咽癌，已被我国医务工作者广为采用，并取得许多经验。中药治疗起效作用缓慢，直接杀伤瘤细胞的作用不及放疗和化疗，优点在于可辅助和加强放疗和化疗效果，减轻不良反应，并可长期使用，故在以放疗为主的基础上，辅以中药治疗，发挥各自优势，有益于疗效提高。

十、名医经验

（一）谢远明经验

名老中医谢远明重视热毒瘀结对鼻咽癌的致癌作用，认为鼻咽癌的发生中，毒瘀积聚是主要病理机制，因此强调活血化瘀、清热解毒、通络散结治疗方法的运用。热毒壅盛者，临床上多表现为鼻塞，流黄稠涕、量多，臭秽难闻，头痛，心烦口渴，舌红苔黄、脉滑数，治以清热解毒，药用辛夷、苍耳子、山豆根、重楼、白花蛇舌草、乌梢蛇、蜈蚣、黄芩等。气滞血瘀者，临床可见鼻塞、涕中带血，头部持续性疼痛，入夜加重，耳鸣，舌质暗红，边尖有瘀点，脉涩，治以理气化瘀、软坚散结，方用通窍活血汤化裁，喜用桃仁、红花、当归、川芎、赤芍、石上柏、夏枯草等药；若见颈部肿块者，可加海藻、昆布、山慈菇、川贝母等；若纳差、食少，苔黄腻者，可加生薏苡仁、焦三仙、藿香、佩兰等。

（二）刘瑞霖经验

名中医刘瑞霖认为，对于鼻咽癌患者，放、化疗既是祛邪攻癌的手段，也含热毒之性，易耗伤气血津液，损及面颈部神经、腺体等。治疗应循逐瘀凉血、清热解毒、祛邪攻癌的原则，故喜用田七、桃仁、红花、莪术、牡丹皮、生地黄、郁金逐瘀凉血攻坚，盖瘀与热毒互为因果，瘀去则热毒难有所附而易消；蒲公英、半枝莲清热解毒、抗癌消痈；鳖甲、海底柏、牡蛎、鸡内金育阴柔肝、软坚散结；竹茹清热化痰，和胃生津；并以黄芪、当归补益气血以扶正抗癌；地龙疏通经络，引药力抵达病所。

十一、医案选粹

谢某，男，63岁，2018年10月8日初诊。2018年3月上旬，患者鼻涕稍带血丝，时感耳鸣。原患鼻窦炎，未予重视。鼻涕带血丝10天后，行CT检查提示：左侧鼻咽占位性病变。鼻咽腔镜活检提示：非角化性未分化型癌Ⅵ期。4月5日始在中山大学附属肿瘤医院行诱导化疗，1个疗程后开始放疗，结束后复查鼻咽癌病情稳定，但出现明显口干、口渴，饮水后口干缓解不明显，双侧耳鸣等，求诊本院。主诉：口干多饮半年余。症见：精神一般，口干，多饮，稍觉乏力，晨起鼻塞流涕，听力下降，耳鸣，胃纳一般，睡眠欠佳，梦多，大便稍干，小便黄，舌红有裂纹、苔薄黄干，脉细弦数。查体：颈部皮肤暗黑，其余皮肤黏膜未见黄染、皮疹和出血点，浅表淋巴结未触及肿大。双耳听力未见异常。嗅觉存在。西医诊断：鼻咽癌（放疗后）；中医诊断：鼻咽癌—阴虚痰热证。治疗以养阴生津、清热散结为主，处方：夏枯草、百合、薏苡仁、白花蛇舌草、白茅根各30g，北沙参20g，石斛、茯苓各15g，葛根25g，罗汉果1/2个，甘草5g，麦冬、赤芍各12g，7剂，水煎服，每日1剂，水煎至1000mL分次温服，服药期间忌辛热煎炸食物，调畅情志。2020年4月15日二诊：自诉口干症状改善不明显，仍有听力下降，睡眠稍改善，大便偏干，舌红干苔薄黄，脉弦细。上方去葛根、赤芍，加浙贝母、生地黄、玄参各15g，14剂，每日1剂，水煎服。患者服药半个月后自诉口渴症状明显改善，耳鸣减轻，胃纳增加，大便由干变软，日一行，小便可，以后复诊，遣方随症加减，随访至今无明显不适感。

第二节　食管癌

食管癌是原发于食管的恶性肿瘤，以鳞状上皮癌多见，临床上以进行性吞咽困难为其最典型的症状。本病病史较长，很多患者就诊时已处于中、晚期，而且食管癌往往是多点发生，容易早期转移，且患者多为老年并伴发营养不良等症状，手术可行性差，术后恢复效果欠佳，严重威胁人们的身体健康和生活质量。

一、临床表现

临床表现和肿瘤大小、具体位置、恶化程度等相关。开始多为噎，久则渐发展成膈，终而噎膈并见。同时也要指出，有的噎膈始终以吞咽食物哽噎不顺为主要表现，并无膈的病象。

（一）进食困难

一般初起为饮食时胸膈部哽噎不顺，有食物下行缓慢并停留在食管某一部位不动之感，食毕则消失，这种感觉常在情志不舒时发生。此阶段食物尚可下咽，只是进食固体食物时发生困难。

（二）无法进食或食入即吐

随着哽噎症状的日渐加重，进食流质类食物亦发生困难，以致不能进食，或食后随即吐出。吐出物为食物、涎沫，量不大，甚者吐出物为赤豆汁样，说明有出血。

（三）疼痛

本病常伴有疼痛，其出现有早有晚，开始为进食时胸膈疼痛，粗糙食物更明显，严重者可持续疼痛。

（四）肿瘤晚期

随着饮食渐废，病邪日深，正气凋残，患者表现为消瘦，乏力，面容憔悴，精神萎靡，终致大肉尽脱，形销骨立而危殆难医。

二、诊断

（一）进行性吞咽困难

早期进食时胸骨后不适、吞咽食物后偶感胸骨后停滞或异物感、摩擦感，微痛或异物停留感，开始呈间歇性，以后渐变为经常性。当食管癌发展到中、晚期，则出现不同程度的吞咽不顺或困难，并逐渐加重，如先是固体食物难下，继则半流质饮食、流质饮食亦吞咽不畅，最后水亦不能咽下。随病情发展，亦常有疼痛，食物反流，吐流涎等表现。

（二）食管黏膜脱落细胞检查

主要用于食管癌高发区的普查。吞入双腔塑料管线套网气囊细胞采集器，充气后缓缓拉出气囊。取套网擦取物涂片做细胞学检查，阳性率可达90%以上，常能发现一些早期病例。

（三）食管X线检查

早期食管癌X线钡剂造影的征象有：

（1）黏膜皱襞增粗，迂曲及中断。

（2）食管边缘毛刺状。

（3）小充盈缺损与小龛影。

（4）局限性管壁僵硬或有钡剂滞留。

中晚期病例可见病变处管腔不规则狭窄、充盈缺损、管壁蠕动消失、黏膜紊乱、软组织影以及腔内型的大充盈缺损。

（四）超声内镜

能准确判断食管癌的壁内浸润深度、异常肿大的淋巴结以及明确肿瘤对周围器官的浸润情况。对肿瘤分期、治疗方案的选择以及预后判断有重要意义。

三、鉴别诊断

（一）反胃

两者均有食入复出的症状，因此需要鉴别。反胃为胃之下口障碍，幽门不放，食停胃中，多系阳虚有寒，症状特点是饮食能顺利下口入胃，食停胃中，经久复出，朝食暮吐，暮食朝吐，宿谷不化，食后或吐前胃脘胀满，吐后转舒，吐出物量较多，常伴胃脘疼痛；噎膈为食管、贲门狭窄，贲门不纳，症状特点是饮食咽下过程中哽噎不顺，初起并无呕吐，后期格拒时出现呕吐，系饮食不下或食入即吐，呕吐与进食时间关系密切，食停食管，并未入胃，吐出量较小，多伴胸膈疼痛。

（二）梅核气

梅核气属郁病中的一种证型，主要表现为自觉咽中如有物哽噎，咯之不出，咽之不下，噎膈有时也伴有咽中哽噎不舒的症状，故二者应进行鉴别。梅核气虽有咽中哽噎感，但此感觉多出现在情志不舒或注意力集中于咽部时，进食顺利而无哽噎感，多发于年轻女性；噎膈的哽噎部位在食管，哽噎出现在进食过程中，多呈进行性加重，甚则饮食不下或食入即吐，多发于老年男性。

四、辨证论治

本病在治疗上应辨标本虚实，分清主次，灵活掌握。因忧思恼怒、饮食所伤、寒温失宜，引起气滞、痰结、血瘀阻于食管，食管狭窄所致者为实；因热饮伤津、房劳伤肾、年老肾虚，引起津枯血燥，气虚阳微，食管干涩所致者为虚。症见胸膈胀痛、刺痛，痛处不移，胸膈满闷，泛吐痰涎者多实；症见形体消瘦、皮肤干枯，舌红少津，或面色苍白，形寒气短，面足浮肿者多虚。新病多实，或实多虚少；久病多虚，或虚实并重。

（一）痰气交阻证

1. 主证

进食梗阻，脘膈痞满，甚则疼痛，情志舒畅则减轻，精神抑郁则加重，嗳气呃逆，呕吐痰涎，口干咽燥，大便艰涩，舌质红，苔薄腻，脉弦滑。

2. 治法

开郁化痰，润燥降气。

3. 方药

启膈散。沙参、丹参、茯苓、川贝母、郁金、砂仁壳、荷叶、厚朴、陈皮、制半夏、薤白。

（二）津亏热结证

1. 主证

进食时哽噎而痛，水饮可下，食物难进，食后复出，胸背灼痛，形体消瘦，肌肤枯燥，五心烦热，口燥咽干，渴欲饮冷，大便干结，舌红而干，或有裂纹，脉弦细数。

2. 治法

养阴生津，泻热散结。

3. 方药

沙参麦冬汤。北沙参、玉竹、麦冬、天花粉、白扁豆、桑叶、生甘草。

（三）瘀血内结证

1. 主证

进食梗阻，胸膈疼痛，食不得下，甚则滴水难进，食入即吐，面色暗黑，肌肤枯燥，形体消瘦，大便坚如羊屎，或吐下物如赤豆汁，或便血，舌质紫暗，或舌红少津，脉细涩。

2. 治法

破结行瘀，滋阴养血。

3. 方药

通幽汤。当归、升麻、桃仁、红花、炙甘草、生地黄、熟地黄、莪术、郁金。

4. 加减

可加乳香、没药、丹参、赤芍、三七、三棱、莪术，破结行瘀；可加海藻、昆布、瓜蒌、贝母、玄参，化痰软坚；可加沙参、麦冬、白芍，滋阴养血。气滞血瘀，胸膈胀痛者，可用血府逐瘀汤；服药即吐，难于下咽者，可先服玉枢丹以开膈降逆，其后再服汤剂。

（四）气虚阳微证

1. 主证

进食梗阻不断加重，饮食不下，面色苍白，精神衰惫，形寒气短，面浮足肿，泛吐清涎，腹胀便溏，舌淡苔白，脉细弱。

2. 治法

温补脾肾，益气回阳。

3. 方药

温脾用补气运脾汤，温肾用右归丸。

五、常用中成药及验方

（一）中成药

1. 消癌平注射液

清热解毒，化痰软坚。适用于痰湿凝结，瘀毒内阻证。静脉滴注，每次20～100mL，每日1次。

2. 鸦胆子油软胶囊

清热解毒抗癌。适用于癌毒内蕴证。口服，每次4粒，每日2～3次。

3. 参芪扶正注射液

益气扶正。适用于气虚诸证。静脉滴注，每次250mL，每日1次。

4. 康艾注射液

益气扶正。适用于气虚诸证。静脉滴注，每次40～60mL，每日1次。

（二）验方

（1）生赭石30g（乳细），野山参、生姜、青黛各10g，清半夏、龙胆各15g，生杭芍、吴茱萸各5g。

用法：水煎服，每日1剂，早晚温服。

适应证：食管癌。症见呕吐尤甚，呃逆纳差者。

（2）党参30g，天冬20g，生赭石（轧细）40g，清半夏15g，肉苁蓉20g，知母25g，当归身15g，柿霜饼（含化、徐徐咽之，勿水冲）25g。

用法：水煎服，每日1剂，早晚温服。

适应证：食管癌。症见胃脘胀满，时时作痛，窜及两胁，呃逆呕吐者。

（3）旋覆花（包煎）20g，赭石50g，龙骨、牡蛎各50g，柿蒂50g，党参30g，姜半夏20g，大枣4枚，生姜3片。

用法：水煎服，每日1剂，早晚温服。

适应证：适用于食管癌。症见频繁呃逆不止，患者纳差消瘦，苔白，脉弦滑等。

（4）旋覆花9g，赭石20g，党参15g，茯苓15g，黄芪15g，夏枯草20g，姜竹茹10g，姜半夏12g，白花蛇舌草30g，丹参30g，半边莲30g，蜂房9g，炙甘草6g。

用法：水煎服，每日1剂，早晚温服。

适应证：适用于食管癌。症见进食少，咽下梗阻感，呕吐呃逆，时嗳气，消瘦，苔白滑，脉弦虚者。

六、转归预后

食管癌以少纳或不纳为病，水谷不进则气血生化无源，易引起五脏六腑之气血的衰竭。“凡患此者，在年少气壮时犹或可治，若精力衰微，脾胃虚弱，最不易疗。”患者初犯此病，气壮且正气足，犹可与邪气争，从而祛邪外出；疾病日久，气血亏虚，正气不足，不能祛邪外出，故难治。但是若虽年老，但其先天足且后天注意保养，不犯禁忌，并能及时服对症之方，也有救治的可能。

吴谦在总结前人经验的前提下，进一步指出：“口出涎沫或呕血不止，则此病难治。”徐灵胎指出该病的生存周期，“今食既不入，则五脏六腑皆竭矣。所以得此症者，能少纳谷，则不出一年而死。全不纳谷，则不出半年而死。凡春得病者，死于秋；秋得病者，死于春”。若患者出现吐白沫、粪如羊屎之症，则须急当养气扶阳、益阴滋血，如此则肾水生而津液充润肠胃，以达上下通顺的目的。

七、预防与调摄

有研究指出，食管癌病初愈后，须戒粥饭与房欲。新病初愈，骤与粥饭，则易致邪恋不去，而房欲则耗气伤精，损伤正气。如李中梓指出：“反胃新愈，切不可便与粥饭，每日用人参一两、陈皮三钱、焦仓米三钱煎汤细呷之，后可小试陈米饮及糜粥。如仓禀未固，骤贮米谷，往往败事，多致不救。”沈金鳌指出：“一年内切禁房欲，若犯之，必复发旧症而死，此所屡见者，非虚言也。”

八、名医经验

（一）焦中华经验

名医焦中华认为食管癌病机总虚实夹杂者多，虚重在阴津、脾肾，实则主要为气逆、痰壅，后期并兼有瘀血留结。故其治疗倡导扶正、逐邪并进，或在患者体质尚实时先予攻逐邪气，夺其病势，等邪气渐消，复以固本培元之品以善其后。临床验之多效。焦氏用药，有以下特点：①常以降逆化痰为主，在此基础上配合辨证用药，主方为旋覆代赭汤。②尤擅以虫类药物取效，临证常用蜈蚣、全蝎、僵蚕、天龙等。③噎塞不通、呕吐黏涎者以冰片，慢慢噙化，有开关通窍之功。④矿石类质重沉降之品对食少难下，烦闷欲吐者有一定效果，常用石决明、赭石、青礞石、生牡蛎等以重镇逆气，降胃止呕。气（阳）血（阴）两虚型，为晚期食管癌，症见饮食不下，泛吐清涎或泡沫，形体消瘦，口干咽燥，气短乏力，面色无华，形寒肢冷，面足水肿，大便干结，治以益气养血，滋阴温阳，抗癌祛邪之法。食管癌主方加人参或西洋参、黄芪、当归、白芍、女贞子、麦冬，偏阴虚者加生地黄、沙参，重用麦冬；偏阳虚者重用黄芪、人参，加淫羊藿、肉苁蓉。食管癌主方：旋覆花、赭石、清半夏、山豆根、蜂房、白花蛇舌草、蜈蚣、枳壳、砂仁、生黄芪、炒白术、茯苓、焦山楂、焦麦芽、焦神曲、鸡内金、生甘草。

（二）陈美芳经验

陈美芳教授分四型辨治食管癌。痰气互结型：症见食入不畅，吞咽不利，胸膈满闷，胸骨后隐痛不适，呕吐黏痰，色白黏稠，吐后则舒，苔薄白腻或白腻，脉滑或弦滑。此属脾虚津液失布，痰湿内停，痰气交阻，胃失和降。治宜用化痰消肿，和胃降逆之法，药如旋覆花、赭石、姜半夏、预知子、公丁香、降香、半枝莲、石上柏、石打穿、莱菔子、谷芽、麦芽。气滞血瘀型：症见吞咽困难，嗳气呃逆，胸骨后疼痛固定，形体消瘦，肌肤甲错，苔薄，舌质暗红或有瘀斑，脉细或细涩。此属疫毒内阻胸腑，气机失调，胃失和降。治宜用活血理气、消肿解毒之法，药如紫苏梗、预知子、急性子、威灵仙、丹参、半枝莲、野葡萄藤、刘寄奴、生山楂。痰毒内盛型：症见进食呕吐，咳吐黏稠痰涎，胸骨后疼痛伴烧灼感，大便秘结，苔薄腻、微黄，脉数或滑数。此乃痰毒热盛于上，腑气失通于下，治宜用清热解毒，涤痰通腑之法，药如南北沙参、玄参、半枝莲、野葡萄藤、石上柏、重楼、山豆根、生南星、生半夏、天龙、青礞石、生大黄。气血两虚型：症见形体消瘦，面色萎黄，神疲乏力，头晕纳差，吞咽困难，舌胖，苔薄腻，舌质淡或舌边有齿痕，脉濡。此乃疾病后期，邪毒未尽，气血亏损。治宜扶正为先，健脾助运，以培其本，辅以清热解毒之法祛其邪，药如炒党参、炒白术、茯苓、生薏苡仁、当归、预知子、半枝莲、野葡萄藤、金雀根、仙鹤草、鸡内金、谷麦芽。

九、医案选粹

庄某，女，32岁。2016年诊治。患者因吞咽困难于2016年在当地医院行食管镜检查，病理确诊为食管鳞癌。2016年4月5日剖胸探查，见食管中段病灶长7cm，肿瘤明显外侵，穿透纤维膜与主动脉粘连，肺门及纵隔淋巴结均见转移，无法切除而关胸，手术后2周，行^{60}Co照射，连续5次后出现头晕乏力，恶心呕吐，并且白细胞明显下降，遂停止放疗，转来中医求治。刻下症：精神不振，四肢逆冷，口中多黏液，仅能进食少许流质食物。舌苔白腻，质稍淡，脉软无力。中医辨证与治法：素体虚弱，又经手术刺激，使体内阴阳俱伤，在元气未复之际又使用放疗，遂致阴阳两虚。立健脾益气，调补阴阳，佐以清热解毒之法。处方：党参、白术、茯苓、黄芪、枸杞子、黄精、白参、白毛藤、白花蛇舌草、桂枝、甘草、生姜、大枣，水煎服，每日1剂。并配合云南白药间断服用药后患者疼痛慢慢得以缓解，饮食渐渐通畅，黏液减少，饭量增加。因有效，原方稍做化裁，继续坚持服用，半年后复查食管X线片，病灶缩小一大半，精神、体力明显好转，体重增加，并渐恢复到正常。此后，坚持服用云南白药，每日4.5g，连续应用2年余。

第三节　大肠癌

大肠癌是以排便习惯与粪便性状改变，腹痛，肛门坠痛，里急后重，甚至腹内结块，消瘦为主要临床表现的一种恶性疾病。中医学无大肠癌这一名称，从其发病及临床特征分析，应属中医学的“肠积”“积聚”“癥瘕”“肠覃”“肠风”“脏毒”“下利”“锁肛痔”等病的范畴。

一、临床表现

大肠癌初起时，临床表现隐匿，患者往往没有明显的症状和体征，多表现为排便习惯的改变或大便变细，但这一点患者常常不予重视。随着病情的发展，可以有大便的进行性变细，大便不畅，或有大便次数增多，或便秘与腹泻交替出现等。

约有1/4的患者（多为左半结肠癌）可以有大便带脓（黏液），带血或便血，或酱色大便。大便时可以有腹痛。约有1/3的患者（多为右半结肠癌）可以在腹部扪及肿块。直肠癌患者常有里急后重，肛门坠痛等感觉。全身症状可表现为进行性消瘦，乏力，营养不良，恶病质，肿物坏死或并发症，可产生畏寒、发热等症状。根据大肠癌发生的部位、病程、进展情况可有不同的临床表现。

（一）排便习惯改变

脾主运化，胃主受纳，大肠主传导。水谷入胃，经腐熟后将水谷之精气上输于脾而转输全身，其水谷之糟粕则经小肠、大肠排出体外，脾失健运，大肠功能失调，则大便可出现异常。

（二）便血

初期病体尚小，仅气血不能通畅，大肠传导不利，多表现为排便习惯改变，日久则肠道血络受损，可见大肠癌演变、坏死而出现便血，直肠癌在早期就可表现为便血，由于癌肿本身坏死、演变，加以硬性排便的摩擦，早期有3/4～4/5的患者每当排便时可随之排出少量血性液体，色鲜红，可与大便相混，亦可附于大便表面（常误认为是“痔出血”，应予警惕）。右半结肠癌的瘤体较大，易发生溃疡出血及感染，由于血液与大便混合，因此不容易引起患者的注意；左半结肠癌出血量较少，血与大便相混合，色泽暗红或鲜红色，大出血者较少见。中医辨证为脾不统血或瘀毒内阻。

（三）腹部肿块

病初仅气血运行不畅，病所尚无形态，伤滞日久，日以益增，则小者大，软者坚，无形者渐有形，且盘牢不移，大肠癌的肿块可位于右下腹部（右半结肠癌），或左下腹部（左半结肠癌），或直肠。肿块多由肿瘤本身引起，早期可活动，当肿瘤浸润周围组织且引起肠周炎症反应时，局部有压痛不能推动。中医辨证为气滞血瘀，湿毒瘀结。

（四）肠梗阻

病机为气机不畅，继则血行瘀滞，久则形成症积，肿瘤沿肠壁浸润，使肠腔逐步狭窄，则可发生大便闭塞等梗阻症状，大多已属晚期。右半结肠癌一般较少出现肠梗阻，因右半结肠肠腔大，粪便稀，早期很少有梗阻症状，但随着病情发展，可出现梗阻，特别是不完全性肠梗阻，一旦出现梗阻症状，表明疾病已属晚期。临床上表现为腹胀，腹痛，肠鸣音亢进，排便排气停止，恶心、呕吐较轻或缺如。中医辨证为传导失司，瘀毒传结。

（五）全身症状

发病初期，正气尚盛，全身症状不明显，病至中、晚期，则全身症状多与纳食减少，脾胃运化功能下降以及肿瘤的慢性消耗、便血等有关，常有精神疲惫、气短乏力、明显消瘦、贫血等。中医辨证为脾失健运，气血两虚。

二、诊断标准

直肠指检、内镜检查、影像学检查、X线钡剂灌肠检查、电子计算机断层摄影检查CT、MRI、B型超声图检查、血管造影、淋巴造影、生化免疫检查（如血清癌胚抗原CEA）等方法都是行之有效的方法。

1. 结肠镜检查

结肠镜是准确性最高的有效诊断方法，除可清晰地显示病变外，还可取活体组织做病理检查。

2. 钡灌肠检查

气钡对比灌肠是结肠镜检查的替代方法，有可能遗漏小的病变，但仍然可以准确地发现癌和较大的腺瘤。钡灌肠可有效地观察由于狭窄导致结肠镜不能达到的部位。

3. 粪便隐血试验

可发现癌前病变和早期癌。由于简便易行，可作为大规模普查之用。如肠癌术后，粪便隐血试验持续阳性，应高度怀疑癌症复发或有新的消化道肿瘤生成。

4. 病史

凡年龄在40岁以上，近来有大便习惯改变、消化不良、不明原因的贫血和消瘦、粪便隐血试验阳性者，应高度警惕有肠癌的可能。

三、辨证论治

（一）湿热蕴结证

1. 主证

腹部阵痛，下利赤白，里急后重，胸闷口渴，恶心纳差，舌苔黄腻，脉滑数。

2. 治法

清热利湿，清肠散结。

3. 方药

槐角丸（《丹溪心法》）加减。槐角、地榆、枳壳、黄芩、黄柏、白头翁、败酱草、大血藤、生薏苡仁。每日1剂，水煎服。

4. 加减

大便下血者，加血余炭、血见愁、茜草、三七粉（冲服）；热结便秘者，加大黄（后下）、枳实、厚朴；腹泻明显者，加马齿苋、白头翁；腹部胀痛者，加木香、陈皮、玄胡、赤芍、白芍；腹部肿块者，加夏枯草、海藻、昆布、三棱、莪术。

（二）气滞血瘀证

1. 主证

腹胀刺痛，腹内结块坚硬不移，下利紫黑脓血，里急后重，舌质紫暗或有瘀斑，苔黄，脉涩。

2. 治法

行气活血，消症散结。

3. 方药

桃红四物汤（《医宗金鉴》）加减。当归、川芎、赤芍、桃仁、红花、枳壳、乌药、牡丹皮、香附、延胡索、大血藤。每日1剂，水煎服。

4. 加减

腹硬满而痛者，加川楝子、炮山甲、丹参；里急后重者，加广木香、藤梨根；腹内结块而体实者，加三棱、莪术；大便秘结属体虚者，加火麻仁、郁李仁、柏子仁；体实便秘者，加生大黄（后下）、枳实、玄明粉。

（三）脾肾阳虚证

1. 主证

面色萎黄，腰酸膝软，畏寒肢冷，腹痛绵绵，喜按喜温，五更泄泻，或污浊频出无禁，舌淡，苔薄白，脉沉细无力。

2. 治法

温补脾肾，益气固涩。

3. 方药

附子理中丸（《太平和剂局方》）合四神丸（《证治准绳》）加减。党参、白术、茯苓、炙甘草、干姜、制附子、肉豆蔻、补骨脂、五味子、吴茱萸、生薏苡仁。每日1剂，水煎服。

4. 加减

若肾阳虚明显者，加淫羊藿、巴戟天、肉桂；便血量多色常者，加灶心土、艾叶；大便无度者，加诃子、白槿花、罂粟壳；兼腹水尿少者，加白茅根、大腹皮、茯苓皮。

（四）气血两虚证

1. 主证

形体瘦削，大肉尽脱，面色苍白，气短乏力，卧床不起，时有便清，或脱肛下坠，或腹胀便秘，舌质淡，苔薄白，脉细弱无力。

2. 治法

补气益血，扶正固本。

3. 方药

八珍汤（《正体类要》）加减。当归、白芍、熟地黄、川芎、党参、白术、茯苓、升麻、生黄芪、炙甘草。每日1剂，水煎服。

4. 加减

兼心悸失眠者，加炒酸枣仁、柏子仁、远志；脱肛下坠、大便频繁者，加柴胡、白槿花、诃子；大便带血者，加艾叶、三七、灶心土（包煎）。

四、常用中成药及验方

（一）中成药

1. 参芪扶正注射液

益气扶正。适用于气虚诸证。静脉滴注，每次250mL，每日1次。

2. 鸦胆子油乳注射液

清热解毒抗癌。适用于癌毒内蕴证。静脉滴注，一次10～30mL，每日1次。

（二）验方

（1）槐角15g，地榆15g，枳壳10g，黄芩10g，黄柏10g，白头翁15g，败酱草30g，大血藤15g，生薏苡仁30g，马齿苋30g，白头翁30g。

用法：水煎服，每日1剂，早晚分服。

适应证：大肠癌。症见腹部阵痛，下利赤白，里急后重，腹泻明显者。

（2）当归10g，川芎10g，赤芍15g，桃仁15g，红花5g，枳壳

10g，乌药10g，牡丹皮10g，香附10g，延胡索10g，大血藤30g，川楝子15g，炮山甲15g，丹参15g。

用法：水煎服，每日1剂，早晚分服。

适应证：大肠癌。症见腹胀刺痛，腹内结块坚硬不移，下利脓血，里急后重，腹硬满而痛者。

（3）当归15g，白芍10g，熟地黄15g，川芎10g，党参15g，白术10g，茯苓10g，升麻5g，生黄芪15g，炙甘草5g，柴胡10g，白槿花10g，诃子10g。

用法：水煎服，每日1剂，早晚分服。

适应证：大肠癌。症见形体瘦削，大肉尽脱，面色苍白，气短乏力，脱肛下坠，大便频者。

五、名医经验

熊墨年教授是国家级名老中医，善用“益气清毒”法治疗恶性肿瘤，其认为脾气虚弱是大肠癌发病之本，热毒留滞是大肠癌发病之标，因此大肠癌是本虚标实之病症，益气扶正，清热解毒，健脾和胃，是治疗大肠癌的基本治则。熊教授治疗大肠癌以益气清毒为法，强调不可伤正，正气未衰，邪正相争，扶正与祛邪并举，在扶正的基础上加以祛邪。对正气尚旺，邪毒亢盛者，应以祛邪为主，辅以扶正，首当驱逐毒邪，控制病情发展；对脏器衰弱，正不胜邪者，应先以扶正为主，兼以清热解毒，尽量减轻患者痛苦。

六、医案选粹

赵某，男，54岁，2018年4月28日初诊。病史：2018年3月，患者因“腹痛腹胀4个月余，黑便3个月余”，行结肠镜检查示结肠癌。3月14日在全麻下行结肠癌根治术，术后病理示结肠溃疡型中分化腺癌，肠周淋巴结7/11可见癌，上下切线未见癌。术后恢复良好，后予OLF方案化疗1个周期，化疗反应轻。现时感腹胀，无腹痛，乏力，纳少，眠可，有大便不尽感，每日2次，质不稀，小便可，舌暗边有瘀斑，苔白脉弱。中医诊断：肠癌（痰瘀互结，脾胃虚弱证）；西医诊断：结肠癌术后。处理：继续行OLF方案化疗，14天后评价疗效，以决定此化疗方案是否有效。化疗同时服用中药，主要以扶正健脾解毒散结为主，拟方如下：黄芪30g，白术12g，茯苓15g，陈皮12g，清半夏9g，白花蛇舌草30g，鸡内金20g，薏苡仁20g，蒲公英30g，莪术15g，五味子9g，生甘草6g，6剂，水煎服，每日1剂，嘱浓煎，少量频服，服6天，休1天。2018年5月5日二诊，感症状较前减轻，服药平妥。处理：上方继服，如有不适，来诊调方，若无不适，可继服30天。2018年6月2日三诊，患者化疗2个周期结束，复查肿瘤标志物指标降至正常，无腹胀、腹痛，大便干，纳眠可，舌暗苔白厚脉弦。处理：继续完成OLF方案化疗，化疗同时服用中药。中药以解毒散结通便为主，拟方如下：陈皮15g，清半夏12g，连翘24g，火麻仁30g，郁李仁24g，厚朴15g，玄参24g，全瓜蒌15g，槟榔15g，白花蛇舌草30g，佛手15g，木香9g，生甘草12g，6剂，水煎服，每日1剂，浓煎，少量频服，服6天，休1天。嘱定期复查，适度锻炼，高蛋白高纤维素饮食。

第四节　胰腺癌

胰腺癌是一种恶性程度高，诊断和治疗均极困难的恶性肿瘤，大多数患者在确诊时已属中、晚期，常常失去了手术根治的机会。即便是能行手术切除的患者，其5年生存率＜1%；至于未切除者，多数在半年内死亡，预后极差。本病属于中医“脾积”“积聚”“黄疸”“心积”“伏梁”等范畴。

一、临床表现

胰腺癌早期往往无明显症状，出现明显腹背疼痛甚至黄疸等症状时，病情一般发展到了中、晚期。

（一）腹痛

上腹部不适及隐痛是胰腺癌最常见的首发症状。肿瘤可以导致胰管或胆管的梗阻而使胰管或胆管内压力增高，或侵犯胰包膜导致腹痛或腹部不适。当肿瘤侵犯腹腔神经丛时，可出现持续剧烈的腰背部疼痛，患者可因疼痛出现蜷曲位以缓解疼痛，且这样的疼痛以夜间明显。同时，肿瘤导致胰腺组织慢性炎症，也可能是引起疼痛的机制之一。

（二）黄疸

肿瘤越接近壶腹部，黄疸出现越早。由于肿瘤生长，黄疸一般呈进行性加重。同时有尿色加深，呈浓茶或酱油色，大便颜色变浅，甚至呈陶土色的表现。巩膜、皮肤黄染可呈棕色或古铜色，伴瘙痒。梗阻严重时，可以在右侧肋下扪及肿大的胆囊。偶尔可以出现急性胆囊炎或急性胰腺炎表现。

（三）消化系统症状

肿瘤导致胰液、胆汁的排泄受阻，由此可引起一系列的消化瘀阻症状，如食欲减退、消化不良、腹泻、便秘、恶心、呕吐等。食欲减退、消化不良加之肿瘤的消耗，患者可出现明显的消瘦。肿瘤也可侵犯十二指肠，导致消化道的梗阻甚至出血。

（四）其他

胰腺癌确诊时大多为晚期，症状可出现明显的恶病质表现。

二、诊断

（一）体征

胰腺癌患者病变初期缺乏特异性体征，出现体征时多为进展期或晚期。黄疸为胰头癌患者常见体征，表现为全身皮肤黏膜黄染，大便颜色变白，小便发黄。可触及腹部肿块时，多为晚期，极少能行根治性手术切除。

（二）辅助检查

生化检查早期无特异性生化改变，肿瘤阻塞性黄疸可引起血胆红素升高，伴有谷丙转氨酶、谷草转氨酶等酶学改变。胰腺癌患者中有40%可出现血糖升高和糖耐量异常的表现。

（三）肿瘤标志物检查

检查血CA199、CEA等升高对胰腺癌诊断有帮助价值。特别是CA199，它是一种黏蛋白型的糖类蛋白肿瘤标志物，为细胞膜上的糖脂质，因由鼠单克隆抗体116NS199识别而命名，CA199是迄今报道的对胰腺癌敏感性最高的标志物。CA199水平＞100U/mL诊断胰腺癌的准确性大于90%。

（四）病理诊断

术前可以进行ERCP胰管细胞刷片或活检；超声内镜或CT引导下经皮细针穿刺活检；术中切割针穿刺活检。一般不强求手术切除前必须获得恶性（阳性）的活检证据，但新辅助化疗或一线化疗前应有组织学诊断。

（五）现有诊断方法的选择

对临床上怀疑胰腺癌的患者和胰腺癌的高危人群，应首选无创性检查手段进行筛查，如B超、动态螺旋CT和血清学肿瘤标记物等。肿瘤标记物的联合检测并与影像学检查结果相结合，可提高阳性率，有助于胰腺癌诊断和鉴别诊断。

三、辨证论治

（一）脾虚湿滞证

1. 主证

上腹部不适或疼痛，按之舒适，面浮色白，纳呆，消瘦，便溏，恶风自汗，口干不多饮，舌质淡，苔薄或薄腻，脉细或细弦。

2. 病机分析

脾主运化，脾失健运，则湿浊内生。湿困脾胃，阻塞气机，胃失和降，则脘腹胀满，纳呆，甚则恶心、呕吐。湿邪下注大肠，则大便溏薄，甚则腹泻。“阳气者，养在精神”，今湿困脾阳，则倦怠乏力。

3. 治法

健脾理气，抑瘤止痛。

4. 方药

香砂六君子汤（《太平惠民和剂局方》）加减。党参、白术、茯苓、木香、砂仁、柴胡、陈皮、法半夏、预知子、生薏苡仁等。

5. 加减

面黄肌瘦，胸满胁胀，小便闷赤者，可酌加桑白皮、石膏、泽泻；腹痛拒按，冷汗淋漓者，可酌加马钱子、蒲黄、五灵脂；疼痛剧烈者，可酌加延胡索、赤芍、川楝子。

（二）湿热蕴结证

1. 主证

上腹部胀满不适或胀痛，发热缠绵，口渴不喜饮，恶心、呕吐，或见黄疸，小便黄赤，口苦口臭，便溏味重，心中懊恼，舌红苔黄或腻，脉数。

2. 病机分析

由于肝胆感受外邪，或过食肥甘，产生湿热，湿热交蒸，胆失疏泄，胆汁外溢肌肤，则面目身黄；湿热壅滞中焦，胃失和降而上逆，则恶心、呕吐；湿热滞中，则肝气失畅，肝经循行两胁，故胁肋疼痛；舌苔黄腻，均为湿热之征。

3. 治法

清热利湿，抑瘤止痛。

4. 方药

三仁汤（《温病条辨》）合茵陈五苓散（《金匮要略》）加减。生薏苡仁、白豆蔻、杏仁、茵陈、炒山栀子、白术、猪苓、茯苓、泽泻、莪术等。

5. 加减

疼痛较重者，可加制乳香、制没药；积块较硬者，可加三棱、莪术、炮山甲；纳呆腹胀者，可加鸡内金、大腹皮、莱菔子、白术；身目俱黄者，可加茵陈、栀子、大黄；身热不退者，可加金银花、连翘、白花蛇舌草；恶心呕吐者，可加竹茹、陈皮。

（三）气血瘀滞证

1. 主证

上腹部疼痛，痛无休止，痛处固定，拒按，腹中痞块，脘腹胀满，恶心呕吐，纳差，面色晦暗，形体消瘦，舌质青紫，边有瘀斑，苔薄，脉弦细或涩。

2. 病机分析

气滞而血瘀与肝关系密切，血瘀而气滞则与心密切相关。气滞血瘀并见，可见胀满疼痛，瘀斑，以及积聚癥瘕等病证。若邪阻肺气，宣降失司，久则可致心气滞血瘀，而见心悸、胸痹、唇舌青紫等症。

3. 治法

理气止痛，软坚散结，消瘀抑瘤。

4. 方药

膈下逐瘀汤（《医林改错》）加减。延胡索、丹参、藤梨根、白芍、浙贝母、炙香附、桃仁、红花、枳壳、预知子、炮山甲、五灵脂、乌药、甘草等。

5. 加减

上腹胀满较甚者，可加枳壳、厚朴；疼痛较重者，可加制乳香、制没药；积块较硬者，可加三棱、莪术；大便不通者，可加大黄、火麻仁；食欲缺乏者，可加鸡内金、炒山楂。

（四）气血两亏证

1. 主证

上腹隐痛，扪及包块，腹胀、纳差、消瘦，面色苍白，倦怠乏力，爪甲色淡，舌质淡，或有瘀点，瘀斑，苔薄白，脉沉细。

2. 病机分析

气虚证与血虚证并见为诊断依据。面色苍白，倦怠乏力，脉弱等是气虚的主要表现；面色萎黄或淡白，舌淡，脉细等是血虚的主要表现。胰腺癌日久，耗伤正气，气血不足，舌淡，脉细皆为气血两亏之证。

3. 治法

益气养血，活血散结，抑瘤止痛。

4. 方药

十全大补汤（《太平惠民和剂局方》）加减。黄芪、党参、当归尾、熟地黄、茯苓、白芍、赤芍、川芎、延胡索、鸡血藤、重楼、炒白术、枸杞、炮山甲、炙鳖甲等。

5. 加减

神倦祛寒，肢冷或下肢水肿者，可加桂枝、熟附子、薏苡仁；疼痛剧烈者，可加延胡索、赤芍、川楝子；积块较硬者，可加莪术、三棱、炮山甲。

（五）阴虚内热证

1. 主证

上腹胀痛，或隐痛不适，低热不退，口干不欲饮，神疲乏力，纳差，大便干结，小便黄，舌少津，苔光或少，脉细弱而数。

2. 病机分析

湿热交蒸，热毒内蕴，阴津受损，则烦热口干，低热盗汗；肝气失畅，故胁肋不舒或疼痛；舌红少苔或光剥，脉细均为阴津受损、亏耗之象。

3. 治法

滋阴生津，泻火散结，抑瘤止痛。

4. 方药

一贯煎合清凉甘露饮加减。生地黄、地骨皮、白花蛇舌草、焦神曲、枸杞子、知母、北沙参、麦冬、天花粉、甘草、土茯苓、制大黄芩。

5. 加减

腹胀、腹水者，可加大黄、枳实、半边莲；热重者，可加金银花、连翘、白花蛇舌草；口渴多饮者，可加生地黄、玄参、石斛、麦冬；呕血者，可加茜草、仙鹤草、炒蒲黄。

四、常用中成药及验方

（一）中成药

1. 西黄丸

解毒散结，清热解毒，活血止痛，化瘀散结。用于热毒壅结证。口服，每次1粒，每日3次。

2. 鳖甲煎丸

养阴清热，软坚散结，活血化瘀。适用于阴虚内热证。口服，每次3g（3g约半瓶盖），每日2～3次。

3. 华蟾素注射液

清热解毒抗癌。可用于瘀毒内阻证。每次30～50mL，每日1次，静脉滴注。

4. 鸦胆子油乳注射液

清热解毒抗癌。适用于癌毒内蕴证。静脉滴注，每次20～30mL，每日1次。

（二）验方

（1）当归15g，丹参30g，赤芍15g，莪术15g，穿山甲15g，茵陈30g，生蒲黄15g，五灵脂15g，蜈蚣5条，土茯苓30g，天花粉20g。

用法：水煎服，每日1剂。

适应证：适用于胰腺癌皮肤、巩膜黄染，黄如橘色，胁下隐痛，痛而不剧，时有恶心、呕吐者。

（2）当归15g，赤芍15g，莪术15g，穿山甲20g，土茯苓30g，茵陈30g，桃仁12g，炒大黄20g，柴胡10g，五灵脂15g，太子参15g，生黄芪30g，丹参30g，麦冬10g，预知子30g。

用法：水煎服，每日1剂。

适应证：适用于胰腺癌口苦、口干，纳呆，体质渐消，右上腹疼痛，疲乏无力者。

（3）人参6g，生黄芪30g，当归15g，附子9g，干姜6g，丹参30g，穿山甲15g，赤芍15g，莪术15g，海藻15g，生大黄10g，黑山栀子10g，白花蛇舌草30g，半枝莲30g，茵陈30g。

用法：水煎服，每日1剂。

适应证：适用于胰腺癌口干喜饮，水入则呕吐，呕吐黄绿色水，小便深黄量少，大便色白量少者。

五、转归预后

本病在临床上诊断较难，故当充分注意，若出现无痛性黄疸，脂肪便及白色大便，有时伴发热、寒战、尿浑黄，上腹部肿物，下肢水肿，游走性血栓静脉炎，剧烈性疼痛，并向肩背部放射者，当怀疑本病，应进一步检查确诊。胰腺癌的治疗比较困难，有些中药对胰腺癌有一定的作用，可以选择使用，但只有在中医辨证论治指导下，合理使用，才能最大限度地发挥治疗作用。本病预后较差，在症状出现后1年左右死亡，故当争取时间，早日治疗，以提高患者生存质量及延长寿命。

六、现代治疗方法概述

（一）外科治疗

胰头癌的首选根治性切除术式为胰十二指肠切除术。若考虑胰头癌延及胰管及胰内淋巴管向胰体尾部扩散，则可进行全胰切除术。对胰体尾部癌的根治性切除术是指进行胰体尾部切除及脾脏切除；对于晚期胰腺癌患者，可根据病情及局部病变程度进行胆管减压引流术及胃空肠吻合术等姑息性手术。

（二）放射治疗

胰腺癌手术切除受累神经丛较困难，且若完全将其切除，术后将出现腹泻不止，导致营养障碍而死亡。故在术中放疗直接照射这些受累神经丛，可减少肿瘤局部复发率。在CT精确定位下，进行术前加术后体外照射，可延长生存期临床多用^{60}Co治疗机或直接加速器产生射线，总量为40～60Gy。

（三）化学药物治疗

胰腺癌对化疗药物不敏感，但化疗可延长生存期。常用的方案有：FOLFIRI-NOX、吉西他滨+白蛋白结合型紫杉醇（NCCN指南推荐方案）。单剂化疗敏感性一般不超过20%，而联合化疗的敏感性可达40%。因此，临床全身性化疗以联合化疗为主。除全身性化疗外，还可以采取区域性导向化疗、介入性化疗、腹腔化疗等。

（四）免疫治疗

免疫治疗是胰腺癌患者的新希望。通过免疫治疗，可增强机体的抗癌能力，有的则可直接杀灭癌细胞，与化疗、手术、放疗联合应用，能明显地提高患者的生活质量，延长生存期。目前常用的药物有左旋咪唑（LMS）、干扰素（IFN）、单克隆抗体等。

（五）内分泌治疗

实验证实胰腺细胞中有雌激素受体存在。上皮生长因子、胰岛素类生长因子、雌激素、缩胆囊素能刺激腺癌细胞的生长。胰腺癌的发生和发展与雌激素代谢之间可能有依赖关系，故有报道称，给晚期胰腺癌患者服用他莫昔芬后有抑制肿瘤细胞生长的作用，可延长患者生存期。

七、名医经验

屠揆先老先生认为胰腺癌的发病因素众多，其中强烈的恶性精神刺激，如焦虑、紧张、忧郁等是其发病十分重要的原因。长期不良的精神刺激等因素，可以耗散人体气血，使脏腑功能失调，产生气滞、痰饮、瘀血、热毒等实邪，邪聚日久，经络痞涩，结而成证。正虚夹湿、夹毒、夹瘀是其病因关键。治疗则多用补后天中焦之气，以培本，兼以燥湿、解表、逐瘀以祛邪，消其瘤的方法。故常以人参、党参、白术、甘草、茯苓等补气培中，苍术、猪苓、薏苡仁等祛湿，黄连、天花粉、紫草清热毒，参三七、赤芍、丹参活血软坚，土鳖虫、大黄攻逐瘀血，以消癥块。辛开苦降，宣通中焦积滞，血得温则行，有助于瘀血之消散，鼓舞升发阳气，提高机体的抗病能力。屠先生治疗胰腺癌方法独到，疗效确实，堪供同道借鉴。

八、医案选粹

医案一：

龚某，女性，57岁。病史：患者因全身黄染于2019年3月14日赴当地卫生院就诊，诊断为黄疸肝炎，用葡醛内酯等治疗无效，黄疸逐日加深。4月2日CT检查示：胰头癌。4月16日来省肿瘤医院诊治，CT会诊意见为胰腺钩突癌伴胰胆管阻塞。建议住院手术探查，患者拒绝，求诊于中医。症见皮肤、巩膜深度黄染，形体消瘦，浑身瘙痒难耐，右上腹疼痛，仰卧时加剧，恶心欲吐，脘闷不思饮食，大便干结陶白色，小便黄赤，舌红边有瘀斑，苔黄，脉弦涩。分析：患者忧思伤脾，郁怒伤肝，肝脾气结，升降失常，停津为痰，气结血瘀；复加平素饮食不节，过食肥甘，伤损脾胃，痰湿蕴阻，湿、痰、瘀互结，日久形成症结，阻塞胰、胆管，以致胆汁、胰液不循常道，渗入血液，出现全身性黄疸、恶心呕吐等症。辨证：湿浊蕴阻，邪毒内攻。治则：清热解毒，化湿祛瘀。处方：柴胡12g，金钱草30g，虎杖30g，茵陈30g，枳壳12g，生大黄8g，败酱草30g，茯苓12g，藿香12g，藤梨根30g，牛黄0.3g。水煎2次，早晚分服，日1剂。嘱其戒恼怒，忌油腻肥甘、醇酒、腥发。二诊：服前方，泻下大量胶冻及烂肉状粪便，皮肤、巩膜黄染渐退，疼痛减轻，诸症改善。原方出入，续服。2019年10月12日诊：皮肤、巩膜未见黄染，无不适症状。B超复查示：①肝外阻塞图像；②胰头区可疑实质性占位（提示胰头癌）。上方加减，续服。2020年6月12日，患者突然右上腹疼痛，慈溪市医院B超示：①胆囊结石，胆总管扩张；②胰腺未见明显占位灶。9月10日，上腹部疼痛持续不解，慈溪市中医院B超报告示：①慢性肝病，肝内低回声暗区；②胆囊结石，胆总管及胰管扩张；③尾旁低回声结节（胰尾癌，请结合CT）；④腹水中等。CT报告：①多发性肝转移，胰腺转移；②大量腹水。诊断为胰腺癌肝转移。医院嘱其住院诊治，患者拒绝。同年9月17日，患者再次来我处求治。症见皮肤、巩膜未见黄染，脘腹胀痛，夜寐少宁，咽干舌燥，便秘，尿少，舌红瘀苔糙，脉弦数。治拟利水消瘤之法。处方：平地木30g，车前子30g，半枝莲30g，白花蛇舌草30g，枳壳12g，大腹皮12g，茵陈30g，柴胡12g，金钱草30g，川石斛30g，西黄丸（分吞）6g，水煎2次，早晚分服，日1剂。服前方诸症改善，仍在继续治疗中。

医案二：

盛某，男性，44岁。2018年12月11日，患者因“上腹部胀痛不适3个月余，皮肤、巩膜黄染1个月”入住某医院，12月16日行胆囊、下幽门、胰十二指肠切除术，病理示：十二指肠组织壶腹部隆起型高分化胰癌，浸润及胰头，慢性胆囊炎。出院诊断为胰腺癌。2019年2月28日来我处求治。症见形瘦神疲，脸色暗黄，脘腹疼痛不适，食后尤甚。时有呕恶，心烦易怒，身重乏力，大便干结，尿黄，舌质红苔黄腻，脉弦数。触诊脐上两寸刀疤处可及花生米大小肿块。分析：胰腺癌恶性程度高，临床表现隐匿，发病迅速，预后不良。胰腺血管及淋巴管丰富，包膜不完整，往往早期就发生转移，胰头癌极易胰内扩散，而胰体、尾癌易发生胰外转移，导致腹膜转移和癌性腹水。患者食少肌瘦，正气亏虚，手术耗伤气血，体内正气难以抗邪。食入乏运，则脘腹疼痛，呕恶。胃为水谷精微之海，脾胃为后天之本。饮入化为精微，滋营固卫，正盛则邪自祛。辨证：热毒内蕴，气血亏虚。治则：清热解毒，健脾和胃。处方：半枝莲30g，白花蛇舌草30g，茯苓12g，炒薏苡仁30g，枳壳12g，金钱草15g，虎杖15g，炒三仙12g，藿香12g，黄芩12g，西黄丸（分吞）6g，水煎2次，早晚分服，日1剂。2019年3月26日二诊：服前方气色好转，纳食增加，舌红苔黄，脉弦，继续守方服用。患者每月复诊，症状逐日改善，体重有增，刀疤处肿块未见增大。2019年12月4日诊：中脘胀痛已除，劳累腰酸，舌红苔黄腻，脉弦。12月2日CT报告为肝、脾、胰（体、尾）未见明显异常征象。

第五节 宫颈癌

宫颈癌又称子宫颈癌，系指发生在宫颈阴道部或移行带的鳞状上皮细胞及宫颈管内膜的柱状上皮细胞交界处的恶性肿瘤。中医学认为，宫颈癌与冲任有关。由于七情失调，致冲任失和；或外感湿热，阻塞冲任；脾虚生湿，郁而成毒，湿毒下注而成。中医药治疗可改善宫颈癌患者症状，提高其生活质量，已逐渐成为宫颈癌综合治疗的重要方法。

宫颈癌在中医临床中多属于“崩漏”“五色带”“带下”“明疮”等范畴。

一、临床表现

临床症状的轻重与病情早晚有关，宫颈上皮内瘤变及镜下早期浸润癌一般无症状，多在普查中发现。Ⅰb期和以后各期最早出现的症状主要有无痛性阴道出血和阴道排液。

二、诊断

宫颈癌的诊断一般包括了解病史、一般查体、妇科查体、组织病理学检查、影像学检查等。

（一）宫颈/阴道细胞学涂片检查

它是目前发现子宫颈癌前病变（宫颈上皮内瘤变，CIN）和早期子宫颈癌的主要手段，特别是对临床体征不明显的早期病变的诊断（宫颈/阴道细胞学诊断Bethesda报告）。阴道细胞涂片无损伤、简单易行，如有怀疑，可以多次重复，是筛查早期宫颈癌的较好方法。

（二）阴道镜检查

阴道镜可将病变放大6～40倍，因此可在直视下早期发现宫颈的癌前病变及细小病灶，提高宫颈活检的阳性率，是宫颈癌前病变及早期宫颈癌诊断的必需方法。

（三）宫颈活检

宫颈活组织病理学检查是宫颈癌诊断的金标准。早期宫颈癌应该在阴道镜指导下取活检，对阴道镜检查不满意或病变伸入宫颈管者应行宫颈管搔刮术，以提高活检的阳性率。所有宫颈癌都必须有病理组织切片证实并区分肿瘤的病理类型和分级。

（四）临床查体

（1）一般查体：除了常规查体外，还需着重检查体表淋巴结，包括锁骨上及腹股沟淋巴结。

（2）盆腔检查：宫颈癌的分期依据妇科盆腔检查，要求至少两位高年资医师共同进行。应详细记录宫颈触诊、宫体位置及大小、宫颈前后、宫旁组织有无粘连、增厚等，决定临床分期。

（五）影像学检查

B超或阴道彩超、CT及磁共振成像（MRI）等特殊检查有助于确定宫颈癌的侵犯范围以及有无远处转移。

三、辨证论治

（一）气滞血瘀证

1. 主证

下腹部结块，触之有形，按之痛或不痛，小腹胀满，月经先后不定，经血量多有块，经行难净，经色暗，精神抑郁，胸闷不舒，面色晦暗，肌肤甲错，舌质紫暗，或有瘀斑，脉沉弦涩。

2. 治法

行气活血，化瘀消症。

3. 方药

香棱丸（《济生方》）加桃仁、瞿麦、预知子、海藻。

4. 加减

气郁甚者，加香附、佛手、郁金；肝郁化火，口苦便干者，加牡丹皮、栀子；血虚甚者，加熟地黄、何首乌；经行量多，或淋漓不止者，加炒蒲黄、五灵脂、血余炭化瘀止血；月经后期量少者，加牛膝、泽兰、川芎活血调经；经性腹痛者，加延胡索行气止痛；体质壮实血瘀甚者，兼肌肤甲错，两目暗黑，可用大黄䗪虫丸（《金匮要略》)。

（二）痰湿瘀结证

1. 主证

下腹结块，触之不坚，固定难移，经行量多，淋漓难净，经间带下增多，胸脘痞闷，腰腹疼痛，舌体胖大，紫暗，有瘀斑、瘀点，苔白厚腻，脉弦滑或沉涩。

2. 治法

化痰除湿，活血消症。

3. 方药

苍附导痰丸合桂枝茯苓丸。

苍附导痰丸：茯苓、半夏、陈皮、甘草、苍术、香附、天南星、枳壳、六神曲、生姜。

桂枝茯苓丸：桂枝、茯苓、桃仁、牡丹皮、赤芍。

4. 加减

脾胃虚弱，纳差神疲者，酌加党参、白术健脾益气；若兼血滞者，用三棱煎（三棱、莪术、青皮、半夏、麦芽）。

（三）湿热瘀阻证

1. 主证

下腹部肿块，热痛起伏，触之痛剧，痛连腰骶，经行量多，经期延长，带下量多，色黄如脓，或赤白兼杂，兼见身热口渴，心烦不宁，大便秘结，小便黄赤，舌暗红，有瘀斑，苔黄，脉弦滑数。

2. 治法

清热利湿，化瘀消症。

3. 方药

大黄牡丹汤加木通、茯苓。

大黄牡丹汤：大黄、牡丹皮、桃仁、冬瓜仁、芒硝。

4. 加减

热毒甚者，加蒲公英、苦参；口渴甚者，加天花粉、石斛；心烦难寐者，加黄连、茯神；腰酸痛者，加桑寄生、杜仲。

（四）肾虚血瘀证

1. 主证

下腹部结块，触痛，月经量多或少，经行腹痛较剧，经色紫暗有块，婚久不孕或曾反复流产，腰酸膝软，头晕耳鸣，舌暗，脉弦细。

2. 治法

补肾活血，消症散结。

3. 方药

补肾祛瘀方或益肾调经汤。桂枝、茯苓、牡丹皮、桃仁、赤芍各等分研细末，炼蜜为丸。

4. 加减

若肾虚夜尿频多者，加补骨脂、益智仁；泻泄不止者，加诃子、肉豆蔻；湿毒甚者，加土茯苓、重楼；崩漏不止者，加血余炭；积块坚牢者，酌加鳖甲、穿山甲以软坚散结，化瘀消症；疼痛剧烈者，酌加延胡索、莪术、姜黄以行气活血止痛。

四、常用中成药及验方

（一）中成药

1. 桂枝茯苓胶囊

活血，化瘀，消症。适用于痰湿瘀结证。口服，每次3粒，每日3次。

2. 大黄䗪虫丸

活血破瘀，通经消癥。适用于气滞血瘀证。口服，每次3g，每日1～2次。

3. 云南白药

化瘀止血，活血止痛，解毒消肿。适用于经血过多并有瘀血块下者。口服，每次0.25～0.5g，每日4次。

（二）验方

（1）柴胡、川芎、当归、白芍、熟地黄、椿根皮、白果各6g。

用法：水煎服。

适应证：晚期子宫颈癌。

（2）清半夏12g，柴胡15g，陈皮15g，厚朴15g，川楝子6g，延胡索30g，藤梨根30g，重楼15g，煅龙骨、煅牡蛎各30g，珍珠母15g，白毛藤15g，蛇莓15g，桂枝24g，细辛9g，白芍45g。

用法：水煎服。

适应证：子宫颈癌。

五、名医经验

孙光荣经验：国医大师孙光荣教授认为，对于宫颈癌而言，治疗应以调理气血、清热解毒、化痰祛瘀散结为法，方以调气活血抑瘤汤为主，擅用生晒参、生黄芪、紫丹参、天葵子、山慈菇、半枝莲、猫爪草、珍珠母等药材。并予汤药外洗，外洗以清热解毒、祛湿止痒为法，临床常用蛇床子、百部根、白花蛇舌草、山慈菇、蒲公英、仙鹤草、白鲜皮等中药，临床收效颇丰。

六、医案选粹

医案一：

患者，女，43岁，2018年11月16日初诊。主诉：子宫颈低分化鳞癌放化疗后4个月。病史：患者于2017年2月因宫颈癌在肿瘤医院手术治疗，术中双髂总动脉旁均可见4cm × 4cm肿大淋巴结，为多个淋巴结融合，切除其中3个淋巴结送病理，诊断为转移癌，未切除子宫，腹腔无腹水。术后放疗25次（末次2019年4月）。化疗3次（末次2019年7月）。10月24日行PET检查示：左锁骨上下及腹膜后多发淋巴结肿大，考虑为多发淋巴结转移，盆腔少量积液。10月31日查血常规示：白细胞3.14×10^{12}/L。就诊时诉乏力，下肢酸痛，腰酸。苔白略厚，脉弦滑。西医诊断为子宫颈鳞癌poorly differentiation（低分化）；中医诊断为症瘕瘕，证属气虚血瘀。①内服方：炙黄芪30g，炒白术20g，柴胡10g，赤芍15g，生薏苡仁40g，猪苓20g，茯苓20g，莪术12g，穿山甲10g，夏枯草15g，枸杞子30g，鸡血藤30g，当归10g，半枝莲20g，龙葵20g，海藻15g。30剂，水煎服。②阴道冲洗方：莪术40g，黄连30g，土茯苓30g。煎水加适量生蒜汁，每晚1次，冲洗阴道。二诊：

2019年12月21日。服药后腰酸及大腿酸痛明显减轻，精神好转，食纳可，二便调。复查血常规：白细胞4.5×10^{12}/L。舌暗，苔薄白，脉滑略弦。处方：原方减鸡血藤、枸杞子，加丹参20g，山慈菇20g，蛇莓20g。60剂，水煎服。②阴道冲洗方同前。三诊：2020年3月18日，2020年2月14日复查PET：左锁骨上下及腹膜后淋巴结较前明显缩小，无盆腔积液。目前轻微腰酸，食纳可，二便调。舌暗，苔薄白，脉滑略弦，处方：上方减海藻，加川续断30g。60剂，水煎服。②阴道冲洗方同前。

医案二：

王某，女，23岁，2017年6月10日初诊。患者主因下腹坠胀不适，阴道不规则出血半年，在省某医院确诊为宫颈癌，手术切除病灶，进行首次化疗，化疗结束，前来就诊。刻下症：神疲乏力，经期紊乱，月经量少，白带色黄有味，经行腹痛，纳差，大便稍干。舌质紫，苔薄黄腻，舌下络脉粗紫，脉细滑涩。辨证：痰阻中焦故纳谷不香；湿热困于胞脉则白带多有味；经行腹痛，舌质紫暗，舌下络脉粗紫属血瘀；化疗、手术伤及元气及脾胃，故神疲乏力。病位在胞脉，证属痰瘀互结，湿热下注。中医诊断：鳞瘤（痰瘀互结，湿热下注）；西医诊断：宫颈癌（术后）。治法：化痰祛瘀，清利湿热。方以沈氏温胆汤化裁。处方：竹茹10g，云苓10g，陈皮10g，枳壳10g，石菖蒲10g，郁金10g，白花蛇舌草30g，蒲公英10g，白扁豆10g，焦三仙30g，生鸡内金30g，丹参30g，浙贝母粉5g，野菊花10g，灵芝10g，赤芍10g，牡丹皮10g，知母10g，黄柏10g。上方每日1剂，水煎分2次服。第3煎加花椒10粒，煎好药液，每晚坐浴30分钟，经期停用。二诊：上方服20剂后，腹痛减轻，纳可，白带正常，苔薄白，舌质暗红，脉沉细，口干不欲饮，此为阴虚之象，瘀血仍存，用沈氏调肾阴阳方化裁。处方：枸杞子10g，野菊花10g，生地黄10g，黄精10g，生杜仲10g，桑寄生10g，菟丝子10g，泽兰10g，续断10g，白花蛇舌草30g，白扁豆10g，仙鹤草10g，川牛膝10g，天花粉15g，浙贝母10g，山慈菇10g，桃仁20g，灵芝10g，鸡血藤15g，伸筋草10g，芦根15g。上方每日1剂，水煎分2次服。三诊：上方加减治疗半年，湿滞加藿香、佩兰、白豆蔻，脾虚加党参、白术、山药，肝郁加柴胡、川楝子、香附，血瘀加丹参、桃仁、红花、三棱、莪术，血虚加当归、赤芍。复查未见局部复发和全身转移迹象，肿瘤四项检查阴性，省某医院原准备化疗8次，放疗20次。复查情况良好，故提前结束化疗，不再进行放疗治疗。沈氏调肾阴阳方加减调治1年，改为1剂服2天。2019年4月22日复查身体，未见异常变化。

医案三：

患者，女，55岁。2017年6月23日初诊。主诉：发现CINⅠ～Ⅱ级2个月余。病史：患者绝经2年。于2016年11月开始阴道出现淡粉色分泌物，查TCT示：轻度炎症，以沙棘油栓、皮肤康洗液治疗无效。2017年4月复查TCT示：鳞状上皮内低度病变；HPV-DNA：RLU/CO 1299.97（阳性）。阴道镜活检病理：宫颈3°、12°；CINⅠ～Ⅱ级。就诊时阴道有少量黄色分泌物，有异味，腰酸痛，活动后减轻，纳眠可，大便每日1次，偏干，小便调。舌体胖，质暗，苔薄白；脉沉略弦。妇检示：外阴会阴部可见灰暗色疣状物；阴道畅；宫颈中度糜烂；子宫中位，活动良，略小；附件未及异常。西医诊断：宫颈上皮内瘤变Ⅰ～Ⅱ级（CINⅠ～Ⅱ级）；中医诊断：带下病，证属肾虚血瘀。处方：①内服方：山萸肉20g，熟地黄30g，怀山药30g，北沙参20g，丹参20g，莪术12g，当归10g，白芍15g，生薏苡仁40g，山慈菇20g，龙葵20g，蛇莓20g，半枝莲20g；②外用方：莪术30g，白鲜皮

30g，大枫子10g，蝉蜕10g，板蓝根80g。14剂，煎水湿敷会阴部，每晚1次；③宫颈Ⅰ号栓，宫颈局部上药20次，每周2次，上药期间禁止性生活。二诊：2017年7月13日。上药第4次，宫颈表面见结痂。目前阴道有少量黄色分泌物，无异味，腰酸痛减轻，纳眠可，二便调。舌体胖，质暗，苔薄白；脉沉略弦。处方：①内服方：山萸肉20g，熟地黄30g，怀山药30g，丹参20g，茯苓15g，莪术12g，当归10g，白芍15g，生薏苡仁40g，山慈菇20g，龙葵20g，蛇莓20g，半枝莲20g。②外用方：莪术30g，白鲜皮30g，大风子10g，蝉蜕10g，板蓝根80g，30剂，煎水湿敷患处，每晚1次；③宫颈Ⅰ号栓，继续上药。三诊：2017年11月24日。11月10日复查TCT示：上皮内低度病变。HPV-DNA：RLU/CO0.37（阴性）。现带下量少，色白，腰酸痛消除，纳眠可，二便调。患者半年后复查TCT示：上皮内未见异常病变。HPV-DNA：RLU/CO0.23（阴性）。

第六节　乳腺癌

乳腺癌是指发生在乳腺上皮组织的恶性肿瘤，多以无痛性肿块、乳头溢液、乳头改变、局部皮肤凹陷、皮肤破溃、疼痛为主要临床表现，是女性最常见的恶性肿瘤。根据侵犯范围不同可分为原位癌和浸润性癌。不同的乳腺癌细胞可能存在雌激素受体、孕激素受体和HER-2蛋白表达差异。中医学称乳腺癌为“乳岩”“乳癌”“乳痈”“乳石痈”“石奶”“翻花奶”“乳栗”“奶岩”“乳疳”“乳衄”“乳痛坚”“乳毒”等。

一、临床表现

乳腺癌证候复杂，初起时可为无痛性肿块，位于外上象限者居多，质较硬，边界不清，表面不光滑，活动度差，继而出现酒窝征，橘皮样改变，皮肤卫星结节，皮肤溃烂、炎症样改变，乳头回缩、溢液和湿疹样变，局部淋巴结肿大并浸润胸肌乃至胸壁，晚期可转移至肺、骨、肝、脑、胸膜、肾上腺等。

二、诊断

典型的乳腺癌诊断并不困难，根据病史、症状、体征可给予临床初步诊断。乳腺癌的诊断需要参照现代医学各种检查。临床见浸润性生长的无痛性乳房肿块，或与皮肤粘连，或有乳头血性溢液，或较大肿块引起乳房皮肤水肿、橘皮样变、乳头回缩，或患侧乳房抬高等，结合钼靶X线等检查及病理活检可诊断。肿块较小，临床表现不典型时，应结合钼靶X线等检查及穿刺活检进行诊断，必要时可行切除活检。组织细胞学检查可明确诊断。

（一）影像学诊断

X线主要用于观察肿块的形状、边缘特征、密度、大小，钙化点的大小、形态、分布及导管的改变等，从而进行诊断和鉴别诊断。B超能明确区分密度不同的乳腺和病变组织，显示彩色血流，观察淋巴结的分布和形态等。乳腺B超及数字化钼靶摄影可作为乳腺癌诊断的主要辅助手段。MRI对于乳腺癌的确诊及临床分期具有重要价值。术前乳腺MRI检查是排除多中心或多灶性微小病变的重要检查手段。

（二）病理学诊断

病理是诊断的金标准。乳腺癌在组织病理学上分为非浸润性癌和浸润性癌。前者包括导管内癌和小叶原位癌，后者包括浸润性导管癌和浸润性小叶癌。少见类型包括髓质癌、小管癌、胶质癌、乳头状癌和腺样囊腺癌。

（三）实验室检查

目前，实验室检查对乳腺癌的诊断无特异性。血清中相关标记物如CEA、CA153、CA242、CA125等虽然不能作为乳腺癌诊断和疗效评估的标准，但对评估治疗疗效、监测肿瘤复发转移具有一定的参考意义。

三、辨证论治

（一）肝郁气滞证

1. 主证

乳房肿块，皮色不变，质地坚硬，边界不清，伴善怒忧思，叹息抑郁，胸闷胁胀，经前乳块胀大作痛，经少不畅，舌苔薄白，脉象弦涩。

2. 病机分析

肝郁气滞，脾失健运，痰湿内生，以致气郁痰湿交阻乳络，故乳房肿块，皮色不变，质地坚硬，边界不清；肝失疏泄，故性情急躁；肝郁气滞，故胸闷胁胀；舌淡、苔薄、脉弦均为肝郁气滞之象。

3. 治法

疏肝解郁，化痰散结。

4. 方药

逍遥散加减。柴胡、枳壳、陈皮、香附、郁金、当归、白芍、瓜蒌、白术、延胡索、茯苓、浙贝母、甘草等。

5. 加减

乳房胀痛明显者，加川芎、橘核、青皮等增强行气止痛之功；情志不畅，多怒抑郁者，加佛手、木香理气畅中。

（二）热毒蕴结证

1. 主证

乳房迅速增大，伴有发热，兼有红肿，甚者破溃呈翻花样，血水外渗，或疮面恶臭，溃难收口，口干舌燥，大便秘结，小便黄赤，消瘦乏力，舌质红绛，舌苔黄腻或厚，脉弦数。

2. 病机分析

瘀滞化火蕴毒，火毒蕴结，瘀阻乳络，热盛肉腐，故癌肿破溃，血水淋漓，臭秽不堪，色紫剧痛；苔薄黄、脉弦数为瘀滞化火之象。

3. 治法

清热解毒，凉血降火。

4. 方药

清瘟败毒饮或五味消毒饮加减。生石膏、生地黄、知母、栀子、连翘、牡丹皮、竹叶、玄参、赤芍、蒲公英、白花蛇舌草、半枝莲、漏芦等。

5. 加减

毒热盛、疮流脓血者，加芦根、冬瓜仁等清除毒脓，也可配合外治法；大便不通者，加生大黄、黄芩等通腑泄热。

（三）痰湿蕴结证

1. 主证

乳房肿块，质硬不痛，表面凹凸不平，边界不清，固定不移，局部皮肤收缩凹陷如橘皮状，胸胁胀闷，痰多难咯，纳少腹胀，肢体沉重倦怠，或兼痰核、瘰疬，舌质淡，舌苔厚腻，脉弦滑。

2. 病机分析

素食肥甘厚味或素体脾虚，脾胃运化功能失调，痰湿内生，结于乳络，以胸闷、痰多为主要的临床表现，舌脉俱为佐证。

3. 治法

化痰利湿，软坚散结。

4. 方药

海藻玉壶汤加减。海藻、昆布、山慈菇、法半夏、浙贝母、青皮、陈皮、夏枯草、土茯苓、泽泻、薏苡仁、当归、苍术等。

5. 加减

胸胁胀闷重者，加香附、佛手以宽胸理气；痰湿夹热，见苔腻、脉滑数者，加瓜蒌、黄芩、鱼腥草以清热化痰。

（四）瘀血内阻证

1. 主证

乳房肿块迅速增大，坚硬灼痛，皮色青紫晦暗，边缘欠清，周围固定，推之不动，头痛失眠，面红目赤或面色黝黑，肌肤甲错，口唇爪甲紫暗，月经失调，痛经或闭经，经色暗或有瘀块，舌质紫暗或有瘀斑，舌下络脉粗胀青紫，脉细涩或弦数。

2. 病机分析

肝气郁结、冲任失调等导致机体气血运行不畅，日久血液瘀滞，阻塞乳络，故表现为肿块、疼痛固定不移、皮色青紫等；质紫暗或有瘀斑，舌下络脉粗胀青紫，脉细涩或弦数俱为佐证之象。

3. 治法

活血化瘀，消积破结。

4. 方药

桃红四物汤或血府逐瘀汤加减。桃仁、红花、熟地黄、当归、川芎、赤芍、牛膝、丹参、王不留行、炮山甲、路路通、全蝎、露蜂房等。

5. 加减

疼痛明显者，加香附、延胡索理气通络止痛；有反复出血者，减少活血化瘀之品的用量；口舌干燥者，加沙参、天花粉、生地黄、芦根等清热养阴生津。

（五）冲任失调证

1. 主证

乳房肿块胀痛，两胁作胀，头晕目眩，或月经失调，腰腿酸软，五心烦热，目涩，口干，舌质红，苔少有裂纹。

2. 病机分析

冲任失调，脏腑及乳腺生理功能紊乱，气滞、痰瘀互结于乳房，故乳房肿块坚硬；冲任失调，气血瘀滞，积聚于胞宫，故月经不调，婚后未能生育；舌淡红、苔薄白、脉沉细为肝肾不足、冲任失调之象。

3. 治法

调理冲任，补益肝肾。

4. 方药

青栀四物汤加减。青皮、栀子、当归、生地黄、白芍、川芎、香附、女贞子、龟甲、菟丝子、枸杞子等。

5. 加减

不寐重者，加酸枣仁、五味子等养心安神；大便秘结难下者，加肉苁蓉、何首乌、火麻仁等润肠通便。

（六）气血两虚证

1. 主证

乳癌晚期，破溃外翻如菜花，不断渗流血水，疼痛难忍，伴面色苍白，动则气短，身体瘦弱，饮食不思，舌淡红，脉沉细无力。

2. 病机分析

久病正虚，正不胜邪，热毒内盛，热盛肉腐，故乳房肿块破溃外翻如菜花，不断渗流血水；毒邪瘀阻乳络，不通则痛，故疼痛难忍；气血亏虚，机体失去温煦与濡养，故面色苍白，身体瘦弱；心失所养，故动则气促；脾虚不运，故饮食不思；舌淡红、脉沉细无力均为气血不足之象。

3. 治法

益气养血，解毒散结。

4. 方药

益气养荣汤加减。黄芪、党参、当归、熟地黄、白芍、白术、茯苓、五味子、炙远志、酸枣仁、鸡血藤等。

5. 加减

偏寒者，加细辛、肉桂以温阳散寒；偏热者，加夏枯草、蒲公英以清解肝胃之热。

（七）脾胃虚弱证

1. 主证

食欲缺乏，食后腹胀，面色萎黄，精神萎靡，体倦乏力，神疲懒言，痰多清稀，大便溏薄或排便无力，小便清长，水肿或消瘦，舌质淡或胖大，舌边有齿痕，苔薄，脉细弱。

2. 病机分析

多见于放化疗后脾胃功能受损，表现为脾胃虚弱的患者，以不思饮食、食少纳呆或呕吐呃逆为辨证要点。

3. 治法

健脾益气，理气和胃。

4. 方药

香砂六君子汤加减。黄芪、党参、白术、茯苓、山药、木香、砂仁、薏苡仁、陈皮、六神曲、炒麦芽等。

5. 加减

便溏不止或大便水样者，重用黄芪、党参，加五味子收涩止泻；兼脾肾阳虚者，加熟附子、吴茱萸等益肾健脾。

（八）肝肾阴虚证

1. 主证

腰膝酸软，五心烦热，头晕目眩，月经失调，面色晦暗，耳鸣健忘，消瘦，病灶局部溃烂，舌质红绛，苔少，脉细数或细弦。

2. 病机分析

本型多见于放疗后患者以及晚期乳腺癌患者。疾病发展，累及肝肾，临床以腰膝酸软，咽干口燥，舌红少苔等为辨证要点。

3. 治法

滋阴养血，补益肝肾。

4. 方药

一贯煎合杞菊地黄丸加减。熟地黄、山药、枸杞子、山茱萸、牛膝、菟丝子、鹿角胶、龟甲、党参、阿胶、何首乌等。

5. 加减

阴虚火旺、虚火上炎者，加麦冬、桑葚等滋阴降火；溃烂流脓血者，加大黄、黄柏、黄连、苦参等制成洗剂，局部冲洗治疗。

四、常用中成药及验方

（一）中成药

1. 小金丹胶囊

散结消肿，化瘀止痛。口服，每次4～10粒，每日2次。

2. 贞芪扶正胶囊

补气养阴。口服，每次4粒，每日2次。

3. 平消胶囊

活血化瘀，止痛散结，清热解毒，扶正祛邪。用于乳腺癌化疗，放疗。口服，每次4～8粒，每日3次。

4. 西黄丸

清热解毒，活血止痛。用于乳腺癌舌红，脉滑数者。口服，每次3～6g，每日2次。

5. 小金丸

散结消肿，化瘀止痛。口服，每次1丸，每日2次。

（二）验方

（1）莪术15g，穿山甲15g，鳖甲24g，昆布30g，海藻30g，瓜蒌24g，丹参30g，漏芦12g，王不留行12g，皂角刺12g，土茯苓30g。

用法：水煎服，每日1剂。

适应证：乳腺癌，证属血瘀、痰凝者。

（2）柴胡15g，黄芩15g，紫苏子30g，党参30g，夏枯草30g，王不留行10g，牡蛎30g，瓜蒌30g，石膏30g，陈皮30g，白芍30g，川椒5g，甘草6g，大枣10枚。

用法：水煎服，每日1剂。

适应证：乳腺癌，证属痰凝者。

（3）青皮10g，陈皮10g，牡丹皮15g，连翘15g，川贝母（去心姜制）20g，枳壳10g，漏芦10g，白芍15g，甘草6g，穿山甲20g，瓜蒌皮15g。

用法：水煎服，每日1剂，服用之前，先服一汤匙的黄酒。

五、转归预后

乳腺癌初起多为实证，气滞、血瘀、痰浊、热毒等壅滞于乳房，邪气盛实，正气未衰，此时通过积极的治疗，预后较好。若邪毒进一步发展，耗伤正气，造成气血两虚，正虚则邪盛，易使癌瘤进一步扩散，或上蒙清窍，出现头晕、头痛、恶心、呕吐的症状；或流窜于肺脏，而引起如咳嗽、咯血、胸痛、喘息憋闷的症状；或侵袭肝脏，出现纳差、黄疸、乏力、臌胀等症状；或附着于骨骼，出现相应部位疼痛，甚至骨折。乳腺癌中医的防治理念与策略，以疏肝、调畅情志为中心，滋养先后天、调摄冲任为本，兼顾祛邪，共同为防治乳癌复发、转移的基本原则。

六、名医经验

国医大师周仲瑛教授认为，乳腺癌多由肝气郁滞、气血不调、痰瘀癌毒凝阻乳络而致。周老多从肝郁论治乳腺癌，在临床工作中取得了良好的效果。对肝郁脾虚型患者，周老多用柴胡、炒枳壳、白芍、制香附、青皮、陈皮等，脾虚重者可加砂仁、炒谷芽、炒麦芽、鸡内金。对痰瘀互结证的患者，周老常用泽漆、半夏、海藻、薏苡仁、猫爪草、山慈菇、大贝母等化痰祛浊，夹热者可用鱼腥草、仙鹤草、金银花、野菊花。对热毒郁结型患者，软坚散结用制南星、山慈菇、大贝母、白附子、法半夏、海藻、牡蛎等；热毒内盛常用药物有龙胆、漏芦、白花蛇舌草、白毛夏枯草、猫爪草等以清热解毒。

七、医案选粹

刘某，女，45岁，2018年3月4日初诊。患者于2017年5月无意中发现左乳房包块，触之不痛，在本院门诊经活检诊为“左乳癌”，遂行手术切除。术后病理示：左乳浸润性导管癌。术后行CMF方案化疗6个周期，并予放疗1个疗程。就诊时每日服用他莫昔芬20mg，自述四肢无力，眠差，时出汗，左胸胀痛不适，纳食可，二便调。查体：一般情况良好，浅表淋巴结未触及肿大，左乳缺如，左胸壁呈术后状态。双肺呼吸音清，心率每分钟80次，律整，腹软，肝脾肋下未及。舌质红，苔薄黄，脉弦细。中医诊断：乳岩，辨证属脾虚肝郁，痰毒内蕴。治则：疏肝健脾，化痰解毒。处方：漏芦30g，生黄芪30g，菟丝子30g，枸杞子30g，白花蛇舌草30g，茯苓20g，白芷15g，炒白术15g，清半夏12g，柴胡12g，山慈菇12g，炮山甲12g，陈皮12g，西洋参9g，砂仁10g，鸡内金10g，甘草6g。水煎服，每日1剂。2018年4月5日二诊：述服药平妥，体力明显改善，出汗减少，时小腹胀，纳眠可，二便调。舌质暗红，苔薄黄，脉沉细。嘱上方加莪术10g，预知子15g。2019年5月11日复诊：患者病情稳定，复查胸部X线片、肝脾B超及肿瘤标志物检查未见异常。自述时有背痛不适，活动后可减轻，余无不适，舌质暗，苔薄黄，脉弦细。嘱上方去枸杞子、菟丝子、山慈菇，加蜈蚣2条。此后一直以该方加减化裁，后研细末，炼蜜为丸，每日服用至今。

第七节 肾癌

肾癌是一种起源于泌尿小管上皮的肾脏恶性肿瘤。主要发生于中老年人，发病高峰年龄为60岁，男女比例约2：1，其占成人恶性肿瘤的2%～3%。临床多以血尿、疼痛、肿块起病，确诊时多已处中、晚期。近年来随着临床诊疗技术的提高，早期肾癌确诊率虽有明显提高，但患者生存质量却鲜有改善，长期存活率仍较低。

中医学将肾癌命为“血尿”“肾积”“腰痛”等病名，并认为其与膀胱、脾、肝等脏器密切相关。在《灵枢·百病始生》《疡医大全》《诸病源候论》等典籍中就有相关记载，如“其着于膂筋，在肠后者饥则积见，饱则积不见，按之不得”“石疽生腰胯之间，肉色不变，坚硬如石”等描述了肾癌的病状。汉代张仲景的《金匮要略》、隋朝巢元方的《诸病源候论》以及唐代王焘的《外台秘要》都明确地提出了溺血和腰腹深部的肿块是肾癌重要的特征。其后，历代医家将血尿进一步区分为溺血与血淋，如清代林佩琴的《类证治裁》更明确地提出了与其他痰病的鉴别诊断。

一、病因病机

（一）病因

1. 肾气亏虚

长期房事不节、劳累过度，损伤脾肾，或年老体弱，或久病及肾，而致脾肾气虚，脾虚不运，肾虚气化失司均可致水湿内停，酿湿生痰，痰湿郁结于肾。

2. 外感湿邪

平素正气亏虚，湿邪缠绵，难以运化，久而化热，痰凝渐生，终导致湿热邪毒入里蓄积于肾。

3. 七情郁结

情志不遂，肝失疏泄，气血运行不畅，或气不行血，血溢脉外，久而气滞血瘀，化腐为毒，瘀毒互结于肾。

4. 饮食失调

平素嗜食肥甘辛辣、烟酒等而致酿湿生热，水运不化，三焦不畅，久而湿热内盛，蕴结于肾。

（二）病机

1. 发病

年老体弱、饮食失调、七情郁结、房事不节等均可导致肾元亏虚、气血失调、阴阳失衡，以致“湿”“痰”“瘀”“毒”等邪气结聚腰府，发为本病。

2. 病位

本病病位在肾，与脾、肝、膀胱密切相关。肾脏功能衰退是导致发病的基本原因和决定因素，“脾肾亏虚、肝肾失养”驱动着本病的发展。

3. 病性

本病可分为虚实两类：实证为湿热、气滞、血瘀、痰凝等，多见于早期；虚证为肾阴虚、肾阳虚、脾气虚、肝血虚等，多见于中、晚期。

4. 病势

起病早期多无征兆，正气尚存，邪气未成，故容易忽视；继而

“湿”“痰”“瘀”“热”等邪气渐生，正邪传结于肾，中期多以实证为主；终究毒邪酿生，正气虚弱，气血大亏，晚期则以虚证为主。

5. 病机转化

“肾阳不足，元阳亏虚”是本病的主要病因，阳虚则气血推动无力以致血脉阻滞，运行不畅而化“瘀”，阳虚则温煦失常以致气化失司，水湿停聚而生“痰”。“痰”“瘀”日久而化热，耗伤肾阴之精，故邪毒渐生，蕴蓄水道。“脾肾亏虚、肝肾失养”驱动着本病的发展，生之本在于肾，养之本在于脾，肾水、脾土相互制约以维持平衡；肝肾同源，藏血藏精，相互滋生，三者保证了生命活动的正常进行。肝伤则无血化精，肾精亏损；气不行血，肾经瘀滞；脾伤则运化失司，水湿不化，积聚渐成；生化不足，精血不生，肝肾失养，故三脏俱虚不仅可诱发肾癌，也可促动本病的恶化与转移。

总之，本病早期以实证多见，表现为湿热、气滞、血瘀、痰凝等病理产物改变；而中、晚期以虚证多见，多表现为肾阴虚、肾阳虚、脾气虚、肝血虚等。“肾、肝、脾”三虚，“湿”“痰”“瘀”三邪，共同导致肾脏蓄毒不化以生癌毒，癌毒留结则阻滞气机，气不行津行血，则化痰化瘀，从而痰瘀毒相互胶着，“阳虚”“水湿”“痰瘀”“癌毒”等对于本病的发生发展起到了推动作用，故病程顽缠。

二、临床表现

本病的临床表现多样，典型的三联征（血尿、腰部疼痛和可触及的肾脏肿块）常出现于晚期，通常只有10%的患者出现此症状。本病以血尿最为常见，也伴有其他的临床表现，如发热、肾功能异常、贫血、高血压、红细胞增多症和高钙血症等。

三、诊断

肾癌的临床诊断主要依靠影像学检查，实验室检查作为对患者术前一般状况、肝肾功能以及预后判定的评估指标，确诊则需依靠病理学检查。

（一）常规的实验室检查项目

包括尿素氮、肌酐、肝功能、血常规、血钙、血糖、血沉、碱性磷酸酶和乳酸脱氢酶等，其可用于评估患者的一般情况。

（二）主要的影像学检查项目

包括腹部超声、胸部X线片或胸部CT、腹部CT平扫和增强扫描，其中腹部CT平扫和增强扫描及胸部X线片或胸部CT是术前临床分期的主要依据。此外有些检查项目有利于更好的评估患者病情，指导患者进一步的诊疗和判定预后，如PET-CT、骨扫描、头部CT、MRI等。

（三）病理诊断

主要依靠肾肿瘤穿刺活检，其具有极高的特异性和敏感性，穿刺可在超声、CT下引导进行。而对于已发生转移的患者可行淋巴结活检，或胸腹水、病理体液脱落细胞学等检查可明确病理类型。

四、鉴别诊断

（一）腰痛

腰痛可见于多种疾病，几乎所有的肾脏病变均可引起腰痛，如肾囊肿、肾脏炎性假瘤、肾结石等，典型的影像检查很容易将其与肾癌相鉴别。但部分肾脏病变伴有出血或感染时，往往容易被误诊为肿瘤。

（二）血尿

血尿可见于多种肾系疾病，常见的泌尿系疾病如肾结石、膀胱炎、尿路感染、肾病综合征等。血尿可分为疼痛性和无痛性，早期肾癌的血尿常呈无痛性，为间歇性血尿表现，随着病情加重可出现疼痛，尿中多掺杂血块。血尿且伴有尿频、尿急、尿痛等表现常考虑为其他肾系疾病，尿常规化验可提示有大量白细胞和脓细胞，此时可选择X线、CT等影像学检查来鉴别。

五、辨证论治

目前医学界对肾癌的辨证分型尚无统一观点，各大医家根据临床经验均提出了可行的论治方案，最初按照“气血阴阳”理论将肾癌分为肾阳虚、肾阴虚、肾气虚、肾精虚四类，但该分类未能体现“癌毒”特性，故在此基础上参合“痰”“湿”“毒”“瘀”等病理产物，将肾癌分为了肾虚毒聚证、湿热瘀毒证、气血亏虚证、阴虚火旺证四类，分述如下。

（一）肾虚毒聚证

1. 主证

腰酸痛，神疲乏力，血尿，或午后低热，舌淡红，苔薄白，脉沉细。

2. 病机分析

本证以肾气亏虚和瘀毒内生为辨证依据。久病及肾，病则虚，虚则瘀，是故气血运行无力而不畅，瘀滞渐生，毒邪渐成。血运行无力则肾脏不荣，故腰酸痛；肾气虚，则神疲、乏力；毒邪实，则发热、尿血。舌淡红，苔薄白，脉沉细为肾虚之象。

3. 治法

滋阴补肾，扶正祛邪。

4. 方药

六味地黄丸加减。生地黄、熟地黄、山药、山萸肉、牡丹皮、茯苓、泽泻、补骨脂、怀牛膝、桑寄生、杜仲、土茯苓、龙葵、黄芪、女贞子、半枝莲、仙鹤草等。

5. 加减

血尿量多者，加阿胶、仙鹤草补血止血；腰痛甚者，加延胡索活血止痛；短气乏力较甚者，加党参。

（二）湿热瘀毒证

1. 主证

腰部或上腹部包块，腰酸痛，血尿，口干苦，渴喜凉饮，纳呆，恶心呕吐，低热，舌暗红，苔白或黄腻，脉弦滑。

2. 病机分析

本证以“湿”“热”“毒”三邪夹杂为辨证要点。肾为水脏，主水之开阖，肾气虚则气化失常，水湿内停，故腰背酸痛；湿邪内停，郁而化积，蕴久化热，故口干苦，渴喜凉饮；湿热相结，三焦水道不通，气机升降失调，故呕吐；日久瘀毒渐生，损伤肾络，故尿血；舌红苔黄、脉滑数为湿热内盛之象。

3. 治法

清热利湿，化瘀解毒。

4. 方药

小蓟饮子加猪茯苓、威灵仙、牛膝、桑寄生、五灵脂、莪术、大黄炭、龙葵、蛇莓等。

5. 加减

热甚而心烦口渴者，加芦根、天花粉清热生津；尿血较甚者，加槐花、白茅根凉血止血；尿中有血块者，加桃仁、红花、牛膝活血化瘀；大便秘结者，酌加大黄通腑泄热。

（三）气血亏虚证

1. 主证

腰部肿块疼痛，血尿，消瘦，神疲乏力，面色无华，心悸气短，头晕，纳呆，口干，低热，舌淡红，苔薄白，脉细弱。

2. 病机分析

本证以肾气虚与肝血虚并见为诊断依据。少气懒言，神疲乏力，自汗，脉弱等是气虚的主要表现；面色萎黄或淡白，舌淡，脉细等是血虚的主要表现。气血亏虚，不能濡养肾脏，不荣则腰部疼痛；肾气固摄失常，气不摄血，则尿血；血不养心故心悸；肾不纳气则气短。舌淡红，苔薄白，脉细弱为气血亏虚之象。

3. 治法

益气养血，解毒散结。

4. 方药

八珍汤加减。黄芪、党参、茯苓、白术、生地黄、当归、赤白芍、女贞子、菟丝子、牛膝、木瓜、仙鹤草、炒酸枣仁、珍珠母、白毛藤、半枝莲、焦山楂等。

5. 加减

神疲乏力者，加黄芪益气；尿频较甚小便失禁者，加菟丝子、五味子、益智仁补肾固摄；脾失健运而兼大便溏薄者，去生地黄、当归，加肉豆蔻、补骨脂温补固摄。

（四）阴虚火旺证

1. 主证

腰酸痛，血尿，消瘦，低热，五心烦热，腰膝酸软，口干，头晕耳鸣，舌质红，少苔或苔花剥，脉细数。

2. 病机分析

本证以肾阴虚为辨证依据。肾阴不足，濡养功能减弱，则腰膝酸软或疼痛；肾阴亏虚，虚热内生，则四肢百骸失于濡养，故消瘦，潮热盗汗；肾水不足，心火偏旺，心神不宁，则五心烦热，咽干舌燥；舌红苔少，脉细数为肾阴虚之象。

3. 治法

滋阴清热，解毒散结。

4. 方药

知柏地黄汤加减。知母、黄柏、牡丹皮、生熟地黄、山萸肉、茯苓、女贞子、墨旱莲、威灵仙、青蒿、鳖甲、大蓟、小蓟、藕节炭、半枝莲等。

5. 加减

心悸失眠者，加酸枣仁、柏子仁、五味子养心安神；腹胀、纳呆者，加木香、六神曲行气和胃。

六、常用中成药及验方

（一）中成药

1. 西黄丸

清热解毒，消肿散结。用于热毒壅结证。口服，每日1次，开水送服。

2. 补肾养血丸

补肝肾，益精血。用于肾癌术后邪气已去而正气两虚证。口服，每次1丸，每日3次。

（二）验方

（1）刀豆子30～60g，生薏苡仁60g，赤小豆60g，黑豆60g。

用法：水煎服。

适应证：肾癌湿热蕴结者。症见腰痛，腰腹坠胀不适，尿血，尿急，尿频者。

（2）牡蛎（先煎）15g，穿山甲12g，桃仁、杏仁、五灵脂各9g，全蝎、青皮6g，木香（后下）4.5g。

用法：水煎服。

适应证：肾癌。症见腰酸、腰痛无力，腹坠胀者。

七、转归预后

本病多见于中老年人，早期多以“肾气不虚，邪实亢盛”为主，是谓“邪不去，正不安”。目前对于早期肾癌而言，一般手术切除治疗后5年生存率可达35%～40%，10年生存率可达17%～30%。可见手术后仍有大部分患者预后不良，而中医认为主要原因在于术后肾气受损，所谓“正虚则邪盛”，临床研究亦表明术后出现远处转移者仍有50%左右。所以固护肾气对于早期术后患者的预后具有重大的意义。进展期以“正气亏虚，瘤毒日盛”为主，肝肾亏虚，脾肾虚衰以致正气益虚，机体无力抗邪，邪实化“湿”、化“痰”、化“瘀”、化“毒”以伤气血、阴阳，瘤毒越加亢盛，患者预后越差。此外，晚期多以“肾、肝、脾功能失调，邪气壅盛，瘤毒走窜”为主，临床上多表现为气滞血瘀、痰湿毒盛等，脉象则细弱、沉细、虚多实少，这些均提示预后极为不良。

八、预防与调摄

“未病先防，既病防变”是中医学预防疾病发生的核心思想。这与现代医学的“三级预防”理念不谋而合。目前流行病学调查虽未明确指出肾癌具有遗传特性，但对于高危患者以及有家族史患者仍强调加强自我监控，需做到戒除烟酒，建立良好的生活习惯，并进行适度的体育锻炼，这些均有益于防止肾癌的发生。目前在早期诊断明确的前提下，中医学仍强调“固护正气，预防进展”的重要性，流行病学早就提出普查是发现肾肿瘤的重要方法，简便的B超肾脏检查可靠有效，对于疑似患者可行一步检查。同时对出现发热、血尿、高血压、高血钙、肾功能异常等并发症的患者，应高度警惕肾癌的发生，一经发现应尽快采取手术切除。术后采取中药调理体质，对于预防肾癌的进展和复发具有重大意义。本病晚期患者，以及无法耐受现代药物治疗的患者，中医学提倡“扶正兼祛邪”，或可“带瘤生存”。对于已出现恶病质，局部疼痛明显，肿瘤内出血引起严重贫血的患者，除支持疗法，输血、静脉营养外，现代医学还提倡进行姑息性肾切除或选择性区域性动脉内化疗加栓塞等治疗；而伴有严重出血、疼痛或肿瘤外综合征、周围脏器受压等的患者，则以减少患者痛苦、延长患者生命为主，同时应科学合理地运用止痛药物。值得指出的是，中医对于晚期肾癌患者的支持治疗起到了不可忽视的作用。

调摄应注意：猪肉、牛肉、羊肉的摄入应该予以限制，并且尽可能地避免食用加工过的肉类以及含有过多防腐剂的食物。避免高糖饮食，并且要多饮水，保证机体水电解质的平衡。少食烧焦的食物，烧焦的食物很容易使致癌物质出现蔓延滋生的现象。在平时，可以用清蒸、水煮及炒的食物进行代替。多吃新鲜蔬果、全麦及含豆类的食物。补充充足的维生素有助于肾功能的正常运行，保证机体均衡的营养摄入。

九、现代治疗方法概述

相比中医学的治疗模式，现代医学发展迅速，已从手术治疗、化学药物发展到精准靶向治疗、免疫治疗。诊疗技术的日益提高使得越来越多的患者得到了有效的防治，即便有诸多的不良反应发生，但仍不能否定化学药物、手术、靶向治疗为患者带来的福音。

（一）手术治疗

根治性手术切除仍是治愈本病的唯一手段，如能完全切除肿瘤病灶，应首先考虑手术治疗，而对于转移性肾癌，姑息性手术治疗也能使患者在一定程度上受益。对于晚期肾癌患者，现代医学认为手术切除患侧肾脏可明确肾癌类型，并减少肿瘤负荷、缓解局部症状，还能够为免疫治疗和靶向治疗提供可靠的依据。

（二）放射性治疗

肾癌的放射治疗不是首选的治疗方式，主要在于肾癌细胞对放射治疗不敏感，尤其是透明细胞癌。但在局部晚期肾癌手术不能切除或手术后肿瘤尚有残存，以及伴有局部淋巴结转移、瘤栓形成等情况发生时，仍可适当选用放射治疗延缓病情的进展，以延长患者的生存期。值得注意的是，要严密控制放射剂量，防止并发症的发生。

（三）药物治疗

肾癌对化疗不敏感，有效率低。当前随着精准医疗模式的开展，免疫、靶向药物的临床疗效更加显著，能够更好地控制病情并延长患者的生存期。其中，干扰素和白介素-2是常用的免疫调节剂，而细胞因子诱导的杀伤（CIK）细胞亦可作为辅助治疗。靶向药物如索拉非尼、舒尼替尼、依维莫司等已在临床上运用，能够更好地控制病情，延长患者的生存期。

总之，目前肾癌的治疗以综合治疗为主，手术治疗后仍可根据患者的情况适当选用免疫调节、放疗、生物靶向、中医药等治疗方式来提高患者的生存质量。

十、名医经验

（一）张炳厚经验

名老中医张炳厚教授认为早期肾气已虚，肾阳受累，日久渐虚，或由疾病所致，或由劳累所致，阳虚不可避免，外加邪气伤正，故虚者较多，其中阴虚者，宜补益肝肾，清热养阴，治以六味地黄丸加减。

（二）李济仁经验

国医大师李济仁强调癌毒流窜易发生于气血亏虚者，并指出气虚则无力抗邪，血虚则脏器失司，患者由气虚到血虚并非一蹴而就，而是一种病情发展的过程。故气虚重于血虚者可以运用香砂六君子汤加减，血虚重于气虚者可以运用圣愈汤加减，气血俱虚者则可用八珍汤加减，此外无论气虚、血虚者，癌毒流窜还在于邪气的强弱，扶正祛邪是组方重点，方中常选木香、甘草、人参、茯苓、白术、砂仁合用增强理气健脾之力，共奏健脾祛湿，固护脾胃之气之功。胀闷较严重者，可加入枳壳、厚朴以理气运脾；纳呆厌食者，可加入砂仁、六神曲等理气开胃。

十一、医案选粹

王某，男，46岁，2017年2月18日初诊。主诉：右肾癌切除术后3个月余，发现肾损伤1个月余。病史：患者3个月前无明显诱因出现无痛性全程肉眼血尿，间歇性出现，内有条形血块，行泌尿系超声检查示右肾实质性上极占位性病变；CT检查示右肾上极占位，确诊为“右肾癌”。于某医院行手术治疗，病理报告示（右）肾透明细胞癌，输尿管断端未见癌浸润。术后给予白介素、干扰素治疗。1个月前发现血肌酐升高（145.5 μmol/L），诊断为“慢性肾衰竭”。首诊：腰酸痛，乏力，面色少华，饮食尚可，二便调。舌暗苔白，脉沉缓。血压140/90mmHg，实验室检查示：尿液分析阴性；肾功能检查：血肌酐：154.5μmol/L，尿素氮7.2mmol/L。泌尿系超声示：①右肾缺如；②左肾大小112mm×55mm，形态正常，轮廓清晰，实质回声均匀，皮髓质分界清晰，集合系统无分离，血流分布正常，左侧输尿管未见扩张；③膀胱、前列腺未见异常。西医诊断：右肾癌术后并发慢性肾衰竭。中医诊断：腰痛。辨证分型：脾肾亏虚，浊毒内蕴。治以补脾益肾，泄浊解毒。处方：黄芪35g，炒白术20g，茯苓40g，白花蛇舌草15g，半枝莲15g，怀牛膝15g，杜仲15g，川续断15g，桑寄生15g，丹参15g，姜黄15g，钩藤15g，夏枯草20g，天麻10g，砂仁15g，炙甘草15g，生姜3片，大枣3个。15剂，每日1剂，水煎分2次温服。二诊：2017年3月4日，服药15剂，现乏力缓解，偶有腰酸，面色红润，舌暗苔白，脉缓。血压135/85mmHg。上方白参10g易黄芪，去姜黄、钩藤，加枸杞子20g，山药30g，生姜3片，大枣3个。15剂，每日1剂，水煎分2次温服之。三诊：2017年3月20日，两诊服药30剂，患者无腰酸腰痛。舌暗苔白，脉缓。血压135/80mmHg。实验室检查示：肾功能未见异常。此乃标邪得减，本虚表现为主，治以补脾益肾扶正之法为主，剂型由汤改丸，巩固治疗。上方去山药，加木瓜15g，龙葵15g，狗脊15g，龟甲15g，生姜3片，大枣3个。7剂，配丸，每丸9g，每日2次，每次1丸。

目前肾癌的治疗策略正在不断完善和改进。手术仍然是最常见的治疗方式，可以提高患者整体及肿瘤特异性生存率，同时保留肾单位的手术疗效优于根治性肾切除术，对于年老的或者预期寿命有限的患者，非手术综合治疗则是合理的选择。晚期肾癌目前主要以靶向治疗、细胞因子治疗、中医药治疗为主，值得指出的是，靶向治疗显著延长了患者的生存期，取得了令人振奋的成果。同时在晚期肾癌的治疗中加用中医药的治疗，可以起到增效减毒的作用。此外，对于转移范围广，身体功能弱，已经难以耐受化疗的晚期肾癌患者，中医药治疗不失为一个绝佳的选择，在改善患者生存质量，延长生存期方面具有优势。

第八节　膀胱癌

膀胱癌又称膀胱尿路上皮癌，是泌尿系统常见的肿瘤之一。间歇出现无痛性血尿是膀胱癌最常见的症状，也可伴有膀胱刺激症状。在临床实践中，凡是40岁以上的成年人，若出现不明原因的无痛性肉眼血尿时，应首先考虑膀胱癌的可能。

中医学认为膀胱癌属“尿血”“淋证”“癃闭”等范畴。中医文献中虽没有膀胱癌这一病名，但相似的论述散见于各文献中，如《素问·气厥论》云“胞移热于膀胱，则癃、溺血”。

一、临床表现

膀胱癌的主要临床表现为血尿、膀胱刺激症状、排尿困难、上尿路阻塞以及全身症状和转移病灶引起的症状。

二、诊断

（一）临床诊断标准

血尿是膀胱癌最常见的症状，尤其是间歇全程无痛性血尿，可表现为肉眼血尿或镜下血尿，血尿出现时间及出血量与肿瘤恶性程度、分期、大小、数目、形态并不一致。

膀胱癌患者亦有以尿频、尿急、排尿困难和盆腔疼痛为首发表现，为膀胱癌另一类常见的症状，常与弥漫性原位癌或浸润性膀胱癌有关，而Ta、T1期肿瘤无此类症状。

其他症状还包括输尿管梗阻所致腰胁部疼痛、下肢水肿、盆腔包块、尿潴留。有的患者就诊时即表现为体重减轻、肾功能不全、腹痛或骨痛，均为晚期症状。

（二）影像学检查

超声检查可通过经腹、经尿道或经直肠进行，不仅可以发现膀胱病变，还可了解肿瘤浸润程度以及有无区域淋巴结转移，有助于准确分期。静脉尿路造影显示充盈缺损可发现肾盂、输尿管等上尿路和膀胱的肿瘤。盆腔CT能帮助发现肾盂、输尿管等上尿路肿瘤以及盆腔淋巴结转移情况。MRI在判断肿瘤浸润深度、有无侵犯周围组织器官等方面有优势。

（三）膀胱镜检查和活检

膀胱镜检查和活检是诊断膀胱癌最可靠的方法。通过膀胱镜检查可以明确膀胱肿瘤的数目、大小、形态（乳头状的或广基的）、部位以及周围膀胱黏膜的异常情况。通过膀胱镜可以对肿瘤和可疑病变进行切除活检（经尿道切除膀胱肿瘤），进一步明确病理诊断和临床分期，同时具有一定的治疗作用。

三、辨证论治

（一）下焦湿热证

1. 主证

小便黄赤灼热，尿血鲜红，心烦口渴，面赤口疮，夜寐不安，舌质红，脉数。

2. 治法

清热泻火，凉血止血。

3. 方药

小蓟饮子加减。小蓟、藕节、蒲黄、滑石、木通、当归、淡竹叶、栀子、炙甘草、生地、黄芩。

4. 加减

热盛而心烦口渴者，加黄芩、天花粉清热生津；尿血较甚者，加槐花、白茅根凉血止血；尿中夹有血块者，加桃仁、红花、牛膝活血化瘀。

（二）肾虚火旺证

1. 主证

小便短赤带血，头晕耳鸣，神疲，颧红潮热，腰膝酸软，舌质红，脉细数。

2. 治法

滋阴降火，凉血止血。

3. 方药

知柏地黄丸加减。知母、黄柏、熟地黄、山药、山萸肉、茯苓、泽泻、牡丹皮等。

4. 加减

可酌加墨旱莲、大蓟、小蓟、藕节、蒲黄芩凉血止血；颧红潮热者，加地骨皮、白薇清退虚热。

（三）脾不统血证

1. 主证

久病尿血，甚或兼见齿衄、肌衄，食少，体倦乏力，气短声低，面色不华，舌质淡，脉细弱。

2. 治法

补脾摄血。

3. 方药

归脾汤加减。人参、白术、茯苓、当归、黄芪、远志、龙眼肉、酸枣仁、木香、炙甘草等。

4. 加减

可加熟地黄、阿胶、仙鹤草、槐花等养血止血，气虚下陷而且少腹坠胀者，可加升麻、柴胡，配合原方中的党参、黄芪、白术，以起到益气升阳的作用。

（四）肾气不固证

1. 主证

久病尿血，血色淡红，头晕耳鸣，精神困惫，腰脊酸痛，舌质淡，脉沉弱。

2. 治法

补益肾气，固摄止血。

3. 方药

无比山药丸加减。熟地黄、山药、山茱萸、怀牛膝、肉苁蓉、菟丝子、杜仲、巴戟天、茯苓、泽泻、五味子、赤石脂等。

4. 加减

可加仙鹤草、蒲黄、槐花、紫珠草等止血，必要时再酌加牡蛎、金樱子、补骨脂等固涩止血；腰脊酸痛、畏寒神祛者，加鹿角片、狗脊温补督脉。

四、常用中成药及验方

（一）中成药

1. 八正合剂

清热祛湿，利尿通淋。适用于湿热下注，癃闭不通诸证。口服，一次15～20mL，每日3次。

2. 尿塞通片

理气活血，通经散结。适用于瘀血内阻证。口服，一次4～6片，每日3次。

3. 四妙丸

清热祛湿。适用于湿热下注诸证。口服，一次6g，1日2次。

（二）验方

（1）当归15g，赤芍15g，生地黄15g，木通15g，滑石15g，海金沙15g，半枝莲30g，二蓟炭30g，白茅根30g，薏苡仁30g，白花蛇舌草30g，知母12g，黄柏12g，炒木鳖子仁12g，金银花24g，天花粉12g，海螵蛸24g。

用法：水煎服。

适应证：膀胱癌湿热下注，癃闭不通诸证。

（2）龙葵30g，蛇莓15g，白英30g，土茯苓30g，灯心草30g，海金沙9g。

用法：水煎服。

适应证：膀胱癌湿热下注。

五、预防

（1）针对病因采取预防措施，如改善工作环境，减少或避免有害物质的直接接触，杜绝致癌物质对人体的危害，戒掉不良的嗜好，积极治疗血吸虫病、膀胱的慢性炎症、泌尿系结石等，避免其癌变。

（2）开展群众性普查工作，尤其对高危因素人群的普查。

（3）高度重视血尿患者的密切随访，尤其对40岁以上的男性不明原因的肉眼血尿，原则上要采取严格的措施，包括膀胱镜检查等手段进行膀胱肿瘤的筛查。

（4）久坐或经常骑车者，应注意坐骑的合适与否，并经常变换体位，减少局部压迫。

六、名医经验

常德贵教授治疗膀胱癌始终抓住“本虚”这个根本，遵守“治病必求其本”这个大法，益气扶正、温肾固下以治本，同时兼顾“湿热”“毒瘀”的变化，临床在辨证论治的基础上，合用八正散、丹溪萆薢分清饮等加减治疗，在病程发展变化过程中，攻补之法随正邪变化而各有偏重。膀胱癌初期以“湿热”“毒瘀”邪盛标实为主，治法以清热利湿、解毒祛瘀为主，兼固肾本；后期以本虚为主，治法以益气扶正、温肾固本为主，兼以祛邪。常教授认为金樱子功能固精缩尿，涩肠止泻。可用于膀胱癌遗尿、尿频，与益智仁、乌药共固肾本。仙鹤草补虚止血，可用于膀胱癌血尿，标本兼治。八正散中萹蓄、瞿麦合用功能利尿通淋，为著名药对。临床发现膀胱癌肿兼有热象者，白花蛇舌草、半边莲共奏解毒之效。然癌为湿热毒瘀胶结所致，需佐以血肉有情之蜈蚣、土鳖虫，活血通淋之琥珀等增强攻毒祛瘀之力。

七、医案选粹

医案一：

岳某，男，83岁。2018年3月24日初诊。患者膀胱癌术后2个月（TUR-Bt术后）。2个月前因全程肉眼血尿，经膀胱镜检查示膀胱肿物。行TUR-Bt术，术后病理报告膀胱癌，浸润性尿路上皮癌。术后行膀胱灌注羟喜树碱8次，患者出现尿频、尿急、尿痛、尿无力，夜尿4～5次，站立位有大便意，舌质红，苔黄腻微暗，脉沉滑。辨证：湿热、毒瘀壅盛，内蕴胃肠。治法：行气和胃、利湿通淋、清热解毒，八正散合四妙散加减。处方：萹蓄、瞿麦、车前子、滑石、苍术、厚朴各15g，生薏苡仁、川牛膝、白茅根、半边莲、白花蛇舌草各30g，木香、黄柏10g，川木通6g，琥珀（冲服）5g。7剂，水煎服，每日1剂。2018年3月31日二诊，主诉服用上药后尿频、尿急、尿痛减轻，夜尿减为每晚3次，腹气通畅，站立位大便意已减，舌质红，苔黄腻减轻，脉沉细。辨证：湿热、毒瘀减退。治法：行气和胃、温肾固下，兼清热利湿、解毒祛瘀、通利水道，萆薢渗湿汤加减。处方：川萆薢、益智仁、车前子、萹蓄、瞿麦、苍术、厚朴各15g，木香、黄柏各10g，川木通6g，乌药、石菖蒲各20g，生薏苡仁、白茅根、白花蛇舌草各30g，蜈蚣3g，7剂，水煎服，每日1剂。2018年4月6日三诊，诉服用上药后临床症状消失。舌质转淡，苔白微腻，脉沉细。治疗多益气扶正、温肾固下以治本，兼利水除湿、解毒祛瘀。方药组成：黄芪、川萆薢、金樱子、瞿麦、萹蓄各15g，乌药、石菖蒲、益智仁、薏苡仁、白花蛇舌草各20g，琥珀（冲服）5g，土鳖虫10g，仙鹤草30g。7剂，水煎服，每2日1剂。14天后随访效果良好。

医案二：

李某，女，81岁。2017年3月10日初诊。膀胱癌术后1个月余。患者于2017年1月因“血尿”就诊，查膀胱镜等确诊为“膀胱癌”，遂行“膀胱癌部切除术”，术后病理示“（膀胱）尿路上皮乳头状癌（高级别）”，遂行“膀胱灌冲”每周1次，8次后改为每月1次。既往有高血压、糖尿病史，血压、血糖控制尚可。因自觉膀胱灌冲不良反应多，且为防止复发而来求诊。目前仍每周做膀胱灌冲，已6次，今日将再次灌冲。刻诊：腰腿酸楚，乏力明显，尤其跨步欠利，口干，胃纳可，大便日行成形，舌淡红苔薄白，舌下纹略暗，脉弦。西医诊断：膀胱癌；中医诊断：尿血，属正虚邪恋（气阴两虚）之证。治法：扶正祛邪之法。处方：生晒参9g，霍山石斛（另煎）12g，猪苓20g，女贞子18g，枸杞子20g，黄芪15g，生地黄12g，天花粉12g，山萸肉10g，夏枯草12g，半枝莲15g，金钱草30g，金银花20g，淡竹叶12g，重楼9g，绞股蓝20g，薏苡仁（另包）30g，14剂。4月2日二诊：现仍每周做膀胱灌冲，已8次，之后将改为每月1次。灌冲后尿频尿急症状药后轻瘥，夜尿6次左右，舌苔薄脉弦。原旨出入：原方改生地黄15g，加蒲公英30g。5月16日三诊：患者4月30日行膀胱灌冲后，出现明显尿频、尿急、尿失禁，复查膀胱镜示“膀胱炎症”，舌苔薄脉略数。予以原方调整：生晒参9g，霍山石斛（另煎）12g，猪苓30g，女贞子18g，枸杞子20g，黄芪15g，生地黄15g，白花蛇舌草30g，山萸肉10g，黄柏10g，半枝莲15g，金钱草30g，金银花20g，淡竹叶12g，重楼9g，绞股蓝20g，薏苡仁（另包）30g，蒲公英30g，杜仲15g，14剂。5月30日四诊：患者药后尿频急轻瘥，6月4日将再次灌冲治疗，原方去杜仲，重楼改15g，加入滑石12g，生甘草10g。6月4日五诊：患者行膀胱灌冲后尿频、尿急诸证改善，遂原方去黄柏。6月27日复诊：7月4日将再做灌冲，原方改生地黄10g，金银花24g。灌冲后，诸证尚可。7月23日复查膀胱镜示“未见复发”，偶有头胀，时值盛夏，加青蒿15g，清凉透热、清利头目，偶有溲时欠舒，去山萸肉之收涩。

第九节 前列腺癌

前列腺癌是男性生殖系统最常见的恶性肿瘤之一，早期前列腺癌常无症状，可在肛门指检前列腺标本中偶然发现。前列腺癌一般发展较慢，随着肿瘤的进展，直到中、晚期才表现出临床症状，即局部压迫浸润症状和肿瘤转移引起的症状。

古代中医学文献中并无前列腺癌病名的记载，也没有前列腺的脏腑、解剖命名，但有与前列腺癌小便淋漓、排尿困难、前列腺硬结、会阴部疼痛等症状相类似的记载。根据本病临床表现，属中医学“淋证”“癃闭”等范畴。

一、临床表现

早期前列腺癌常无症状，可在肛门指检或前列腺标本中偶然发现。前列腺癌一般发展较慢，随着肿瘤的进展，直到中、晚期才表现出临床症状。本病可概括为两大类，即局部压迫浸润症状和肿瘤转移引起的症状。

（一）局部压迫浸润症状

肿瘤侵犯或阻塞尿道、膀胱颈时，会发生类似下尿路梗阻或刺激症状，如尿频、尿急、夜尿、尿不尽感，严重者可能出现急性尿潴留；局部进展后因压迫前列腺周围组织中与射精功能相关的神经血管束，可引起勃起功能障碍。肿瘤压迫神经，可引起会阴部疼痛，并可向股部放射。肿瘤压迫直肠，可引起排便困难或肠梗阻。

（二）肿瘤转移症状

前列腺癌可侵及膀胱、精囊、血管神经束，引起血尿、血精、阳痿；盆腔淋巴结转移可引起双下肢水肿；腹膜后淋巴结转移可压迫输尿管引起肾积水，影响肾功能甚至导致尿毒症，表现为腰痛及少尿症状。

二、诊断

早期前列腺癌无症状，晚期可出现尿频、尿急、尿线变细、排尿无力及血尿等症状。患者多是由于其他疾病而就医，仅采用中医传统的望闻问切四诊是不够的，应借鉴现代医学的检查方法，方便诊断。

（一）直肠指诊

前列腺坚硬、有结节、形态不规则应高度怀疑前列腺癌。应在PSA抽血后再进行直肠指诊。

（二）PSA检查

前列腺特异性抗原（PSA）是前列腺癌最特异、最敏感的肿瘤标志物，晚期患者阳性率90%以上。对初次PSA检查异常者建议复查。

（三）前列腺穿刺活检

前列腺系统性穿刺活检是诊断前列腺癌最可靠的检查。

（四）其他影像学检查

CT及MRI检查有助于了解前列腺癌的分期及周围脏器的关系。前列腺癌常引起骨性骨转移，因此患者在确诊之后均应行全身骨扫描检查。

三、鉴别诊断

与水肿鉴别：

水肿是体内水液潴留，泛溢于肌肤，引起头面、眼睑、四肢水肿，甚至伴有胸、腹水，并无水蓄膀胱之证候。癃闭为中医病名，又称小便不通、尿闭。以小便量少，点滴而出，甚则闭塞不通为主症的一种疾患。病情轻者涓滴不利为癃，重者点滴皆无称为闭。水肿与癃闭均有小便不利，小便量少的表现，水肿多有头面、眼睑、四肢水肿，甚至伴有胸、腹水，癃闭多无水肿表现。癃闭多有小腹胀满膨隆，小便难出的表现，但是水肿一般没有水蓄膀胱的表现。

四、辨证论治

辨证论治是中医治疗的核心，准确的辨证分型是有效治疗的基础，但目前前列腺癌的中医辨证分型标准尚未完全统一。根据中医临床辨证论治理论，结合病因、病史和实验室检查，归纳前列腺癌的基本证型有湿热搏结证、瘀毒内阻证、痰瘀互结证、肾阴亏虚证、肾阳亏虚证五种。

（一）湿热抟结证

1. 主证

尿频、尿急、尿痛，时有尿血，常伴有阴部潮湿、纳呆口腻，舌质红苔白腻，脉滑数。

2. 病机分析

嗜食肥甘厚腻、烟酒辛辣，损伤脾胃，运化失司，酿生湿热，湿热蕴结于下焦，则表现为阴部潮湿、瘙痒等，湿热困脾，则可表现为纳呆口中黏腻不爽，舌脉俱为佐证。

3. 治法

清热利湿，解毒通淋。

4. 方药

八正散加减。车前子、瞿麦、萹蓄、滑石、山栀子仁、甘草、木通、大黄、白茅根、黄柏、白术等。

5. 加减

前列腺较大，质地硬韧者，加穿山甲、皂角刺、三棱、露蜂房；排尿不畅、滴沥明显者，可加小茴香、覆盆子、车前子等；四肢酸软无力、关节行动不利者，予牛膝、杜仲、补骨脂；若有指（趾）尖麻木者，则另加桂枝尖少许。

（二）瘀毒内阻证

1. 主证

腰部及会阴部坠胀疼痛，尿痛较明显，尿细如线或点滴而下，尿色淡红，局部肿块能明显扪及，舌质紫暗、脉沉弦。

2. 病机分析

怒则伤肝，肝经绕阴器，抵少腹。前列腺经常处于充血状态，日久引起气滞血瘀，局部瘀血癌毒凝结，气血不通，药力难达。术后残存癌毒又易与局部血瘀再次胶着生变。舌脉俱为佐证。

3. 治法

清热解毒，活血化瘀。

4. 方药

五味消毒饮合血府逐瘀汤加减。金银花、野菊花、蒲公英、紫花地丁、紫背天葵子、桃仁、红花、当归、生地黄、牛膝、川芎、桔梗、赤芍、枳壳、甘草、柴胡、乌药等。

5. 加减

伴尿频、尿急、尿痛等下焦湿热症状者，可加黄柏、地龙、土茯苓、白茅根等；伴腰痛乏力者，加肉桂、阿胶、枸杞子；下腹部、会阴部疼痛者，予小茴香、乌药、蒸枝核、马钱子；胁痛者，加柴胡、郁金。

（三）痰瘀互结证

1. 主证

以局部肿块明显、阵发性疼痛和严重排尿困难或点滴难下为主证，伴精神萎靡、纳呆、口淡无味，尿色深红或呈絮状，舌质暗红、苔厚腻，脉沉紧。

2. 病机分析

嗜食肥甘厚腻、烟酒辛辣，损伤脾胃，运化失司，酿生湿热，病程日久化瘀，痰瘀互结，则可表现为肿块明显伴阵发性疼痛，精神萎靡、纳呆等，舌脉俱为佐证。

3. 治法

解毒散结，化痰逐瘀。

4. 方药

血府逐瘀汤合温胆汤加减。桃仁、红花、当归、生地黄、牛膝、川芎、桔梗、赤芍、枳壳、甘草、柴胡、半夏、竹茹、枳实、陈皮、茯苓、乌药、浙贝母、地龙、蜈蚣等。

5. 加减

排尿不畅、滴沥明显者，可加小茴香、覆盆子、车前子等；伴尿频、尿急、尿痛等下焦湿热症状者，可加黄柏、地龙、土茯苓、白茅根等；前列腺肥大，小便不畅者，可加灵芝、白果、桃仁。

（四）肾阴亏虚证

1. 主证

排尿余沥不尽、尿细如线，形体消瘦、腰脊隐痛，伴口干心烦、失眠、盗汗，舌红苔少脉沉细数。

2. 病机分析

先天不足或是后天失养，导致肾阴亏虚，则可表现为形体消瘦、失眠、盗汗等，舌脉俱为佐证。

3. 治法

滋养肾阴。

4. 方药

知柏地黄丸加味。知母、熟地黄、黄柏、山茱萸（制）、山药、牡丹皮、茯苓、泽泻等。

5. 加减

伴腰痛乏力者，加肉桂、阿胶、枸杞子；伴椎骨等骨骼转移者，可加骨碎补、狗脊、僵蚕；血尿者，加白茅根、阿胶；骨转移疼痛者，加续断、骨碎补、秦艽、忍冬藤、豨莶草；肝转移者，加预知子、夏枯草、郁金；有尿路刺激征者，加车前子、竹叶。

（五）肾阳亏虚证

1. 主证

排尿余沥不尽、尿细如线，形体消瘦、面色苍白，伴畏寒怕冷、下肢水肿，大便稀溏，舌质淡苔白滑，脉沉细弱。

2. 病机分析

先天不足或后天失养或病程日久损伤阳气，最终导致肾阳亏虚，则可表现为畏寒肢冷、面色㿠白、下肢水肿等，舌脉俱为佐证。

3. 治法

温补肾阳。

4. 方药

右归饮加味。熟地黄、山药（炒）、山萸肉、枸杞子、杜仲（姜制）、肉桂、制附子、甘草等。

5. 加减

肺转移者，可加百合、僵蚕、九香虫、金荞麦；肝转移者，加凌霄花、炮山甲、鳖甲、龟甲；骨转移者，加鹿衔草、补骨脂、骨碎补、续断；骨转移疼痛者，加萆薢、细辛、延胡索。

五、常用中成药及验方

（一）中成药

1. 六味地黄丸

滋阴清热，通利膀胱，佐以抗癌。适用于肾阴亏损，虚火上炎证前列腺癌。口服，6～12g，每日2～3次。

2. 香砂胃苓丸

祛湿健脾，佐以抗癌。用于湿邪困脾证前列腺癌。口服，每次1丸，每日2次。

3. 消瘤丸

活血化瘀，攻坚消瘤，佐以抗癌。用于瘀血内阻型前列腺癌。口服，每次6g，每日2次。

（二）验方

（1）夏枯草60g，败酱草30g，金钱草30g，王不留行30g，龙葵30g，薏苡仁60g。

用法：水煎服，每日3次。

适应证：前列腺癌。

（2）海藻30g，昆布60g，三棱15g，莪术10g，当归15g，赤芍15g，牡丹皮60g。

用法：水煎服，每日3次。

适应证：前列腺癌。

（3）白花蛇舌草50g，穿山甲珠10g，冬葵子20g，王不留行20g，夏枯草50g，益智仁50g，半枝莲50g，巴戟天20g，黄柏10g，乌药

10g，桃仁20g，酒大黄20g。

用法：煎水坐浴，早晚各1次，每2日1剂；或将其研成细末，以花椒油调成糊状外敷会阴，每日1换。

适应证：前列腺癌。

六、转归预后

前列腺癌早、中期一般以邪实为主，多见湿热蕴结、热毒闭阻、血瘀阻滞，此时机体正气尚强，虚损不甚明显，通过调理与治疗，病情可有好转。若病情未得到及时的诊治，加之肿瘤的不断进展，邪毒伤正，局部瘀血癌毒凝结，气血不通。疾病长期消耗，癌毒扩散，伤阴耗气，气血俱亏。又有手术后反复化疗，正气愈弱。最后发展为终末期。此外，湿热蕴结是前列腺癌发生过程中的重要病理状态，伴随疾病的始终。故临床治疗时，注意清利湿热，一能解救被困之脾阳，二能改善前列腺处排泄不畅所致秽浊环境，阻止湿热兼夹秽浊继生癌毒。

七、现代治疗方法概述

（一）根治性前列腺切除术

主要适用于临床分期为T1～T2c的局限性前列腺癌患者，同时要求健康状态良好，预期寿命在10年以上。少部分应用于分化好或分化中等的T3期肿瘤。

（二）放射治疗

外照射放射治疗是前列腺癌的重要治疗手段之一，粒子植入放疗适用于cT1c～T2a期、PSA＜10ng/mL、Gleason评分2～6分的低危患者，治疗效果与手术相当。对于中危患者，外照射与手术效果相当，而单纯粒子植入放疗效果较差，应配合外照射治疗。对于高危和

T3～T4期患者，应选择外照射加内分泌治疗，而不是手术治疗。临床上T1～T2N0M0期前列腺癌根治术后，如果患者手术切缘阳性、前列腺包膜外受侵，应给予手术后辅助放疗以改善预后。

（三）综合支持治疗

姑息对症治疗贯穿于晚期患者治疗的始终。对骨转移癌痛患者除给予内分泌及化疗外，可辅以包括双膦酸盐和局部放疗、放射性核素治疗。

八、名医经验

（一）贾英杰经验

贾教授将前列腺癌归为时代病，提倡以“扶正解毒祛瘀血利湿”为基本治法，病证结合，辨证施治，权衡攻补。临证多用清补之品配伍解毒抗癌之品；消积药与补益药配伍；软坚散结、清热解毒药并用；注意疏调气机；补益药与理气醒脾药配伍；祛瘀多选用行气活血之品，基本不用虫类破血动血之品。贾英杰教授基于对前列腺癌的独特见解，拟定前列腺癌基本方：黄芪30g，川芎15g，郁金、姜黄各10g，猫爪草、白花蛇舌草15g，车前草、黄柏各15g，生大黄5～20g，王不留行15g等。若尿等待、排尿不畅者加石韦、萹蓄，下焦气化不利者，在此二药基础上稍加柴胡为引经药，或以柴胡易黄芪。若排便无力者加枳壳、厚朴、炒莱菔子，大便干结难下者在二药基础上加生地黄、玄参、麦冬以增液行舟；若大便黏滞解不尽，是体内痰湿偏盛，酌加半夏、大贝母、苍术等。

（二）孙桂芝经验

孙桂芝教授指出，前列腺癌患者年老精衰，脾胃虚弱，正虚为病证的关键。所以，施治以扶正为第一要义。考虑到前列腺癌的雄激素依赖特性，滋补肾阳之药，如肉苁蓉等有类雄激素之嫌，故在初起温肾，肾阳得生之后，应酌情减少温肾之力；反过来，在初起温补之时，也必须辅以滋养肾阴之药，防止“独阳无制”“阴不制阳”，化为阳毒。前列腺癌局部瘀血癌毒凝结，气血不通，药力难达。术后残存癌肿毒又易与局部血瘀再次胶着生变。孙教授认为，适当活血化瘀在前列腺癌的治疗中必要的，但活血力度不宜过大，和血行血足矣，禁破血。同时必须配以益气药，增强统摄能力，防癌毒因活血而扩散。

九、医案选粹

医案一：

刘某，男，50岁。患者主因“尿血、小便不利1周”于2018年11月就诊于天津某医院，查彩超示前列腺腺占位性病变，肝内多发占位性病变。后行前列腺穿刺活检病理示前列腺癌，右基前列腺上皮内瘤变2级。后行内分泌治疗9个月，化疗2周期，复查上腹部CT示肝内病灶较前缩小。现为求进一步诊治来到门诊。症见神疲乏力，腹胀，每日5～6次，潮热，自汗，少腹刺痛，纳差，寐差，小便短赤，舌暗红苔黄腻，脉弦滑。辅助检查：2018年9月某医院PET-CT示双侧耻骨、右侧坐骨、右侧耻骨联合部骨转移，肝转移。一诊，中医辨证：脾虚湿盛兼下焦毒瘀互结证。治法：健脾祛湿，清利下焦湿热，理气活血化瘀。处方：生黄芪30g，太子参15g，茯苓15g，白术30g，砂仁10g，檀香6g，川芎15g，郁金10g，姜黄10g，黄柏15g，萹蓄15g，瞿麦15g，石韦10g，车前草10g，王不留行15g，生薏苡仁15g，仙鹤草30g，共14剂，水煎服，每日1剂，早晚分服。二诊：患者乏力减轻，大便基本成形，每日2～3次，自汗减少，纳差好转，小便较前排出畅，颜色变浅，仍有少腹刺痛，寐差，舌暗红苔黄腻，脉弦滑。在原方基础上加合欢皮15g，远志15g，川芎改为20g，予14剂，继服。三诊：患者乏力减轻，大便调，每日1～2次，自汗减少，纳可，小便排出畅，色黄，少腹刺痛减轻，寐欠安，舌暗红苔黄腻，脉弦滑。在上方基础上去萹蓄、瞿麦、石韦、砂仁，加白花蛇舌草15g，连翘15g，透骨草15g，予14剂，继服。按语：患者经化疗后，化疗药物之毒性直中脾胃，患者出现了神疲乏力、腹胀、腹泻、自汗、纳差等脾虚症状，而下焦则一派毒瘀互结之征象，少腹刺痛为血瘀之象，小便短赤，舌暗红苔黄腻，脉弦滑皆为湿热蕴结下焦之象，瘀血与湿热相互交结，胶着粘连，形成毒瘀互结之证。胃不和则卧不安，故患者寐差。所以，在治疗上贾英杰教授用四君子汤加砂仁、檀香补益中焦，调理脾胃，以复中焦之健运，使四肢百骸得以充养，以扶正气以抗邪。同时脾气健运，则可杜绝下焦水湿之源。对于下焦之毒瘀，则予川芎、郁金、姜黄以理气活血化瘀，取八正散之意用黄柏、萹蓄、瞿麦、石韦、车前草、王不留行、生薏苡仁以清利下焦湿热，达到祛邪以扶正，邪去正自安之意。全方标本兼治，各司其职。二诊患者症状减轻，但少腹刺痛及寐差改善不显，故予合欢皮、远志以健脾宁心安神，将川芎改为20g以增强活血化瘀之功效。三诊患者诸证减，纳可，大便调，小便畅，色黄，故去利小便之萹蓄、瞿麦、石韦，以防过度清利伤正，去健脾胃之砂仁，加白花蛇舌草、连翘、透骨草以加强清热解毒，软坚散结之功效。

医案二：

壬某，男，70岁。2016年体检发现，前列腺特异性抗原（PSA）：14.9g，于2014年2月18日在某医院行前列腺穿刺，病理示前列腺癌，Gleason评分4+3=7分，癌组织占整个穿刺组织的30%左右。

予行根治性放疗+内分泌治疗。内分泌放疗方案：亮丙瑞林+康士得。患者经根治性放疗+内分泌治疗后，诉脚心发热、口干不苦、唇周麻木感、倦怠乏力、小腹时有胀闷痛，腰酸痛无力。大便稍干，日一行，小便黄。舌红苔中后根黄腻，左关脉弦尺脉沉弱，右寸关脉弱尺脉沉弱。李佩文教授辨证为肾阴阳两虚，兼有下焦湿热。本虚标实以本虚为主。治以调节肾中阴阳，清热通络。生地黄15g，山药20g，女贞子15g，黄柏10g，白芍10g，生甘草5g，薏苡仁30g，泽泻10g，透骨草15g，骨碎补15g，老鹤草15g，鹿衔草10g，马鞭草10g，络石藤10g，木瓜15g，服用5剂，水煎服，每日1剂。按语：患者脚心发热、口干舌红苔中后根黄腻源于肾阴亏虚兼有下焦湿热，故重用生地黄、山药、女贞子、芍药甘草汤酸甘化阴，黄柏、泽泻、薏苡仁利下焦湿热。阴虚日久阴损及阳，故见倦怠乏力腰酸无力等肾阳亏虚表现。肾阳衰弱，气血痹阻无以上营口周，故见口周麻木。故予骨碎补、透骨草补肝肾止腰痛，老鹤草、鹿衔草、马鞭草、络石藤通络祛瘀。木瓜为引经药，引药下行。服药1周后复诊，患者小腹胀闷、脚心发热、口干不苦、唇周麻木感症状明显改善，但仍有倦怠乏力、腰酸痛无力，舌红苔薄黄，脉沉弱。李佩文教授分析：患者下焦湿热邪毒已去八九分，而以肾阴阳两虚为主证，治以补肾调阴阳中药。连服1个月后患者疲乏腰酸症状缓解。

第十节　多发性骨髓瘤

多发性骨髓瘤（MM）是发生于B淋巴细胞的恶性浆细胞病，为血液系统的恶性肿瘤。中医学无多发性骨髓瘤病名，根据临床症状，多归属于“腰痛”“骨痹”“虚劳”“骨蚀”“痿痹”等范畴。

一、临床表现

多发性骨髓瘤的临床表现主要包括骨痛、骨骼变形和病理骨折、贫血，肝、脾、淋巴结和肾脏病变、神经系统髓外浆细胞瘤可出现肢体瘫痪、嗜睡、昏迷、复视、失明、视力减退，并发感染，高黏滞综合征，淀粉样病变，血栓或梗死。

二、诊断标准

（1）有症状骨髓瘤诊断标准（满足全部三条标准）：骨髓单克隆浆细胞比例≥10%和（或）组织活检证明有浆细胞瘤；血清和（或）尿出现单克隆M蛋白；骨髓瘤相关器官损伤（至少一项或者多项）。

①在少数情况下，骨髓单克隆浆细胞比例＜10%，但能证实CRAB症状[高钙血症（C）、肾功能障碍（R）、贫血（A）、骨骼疾病（B）]由克隆浆细胞引起，也可诊断。②无血、尿M蛋白量的限制；如未检测出M蛋白（诊断非分泌型MM），则需骨髓瘤单克隆浆细胞＞30%或活检为浆细胞瘤并需要行免疫组化等证实κ或λ轻链限制性表达。③靶器官的损伤包括校正血清钙＞2.65mmol/L，肾损伤（肌酐＞177μmmol/L），贫血（血红蛋白低于正常下限20g/L或＜100g/

L），溶骨性破坏，严重的骨质疏松或病理性骨折。其他类型的终末器官损伤也偶有发生，且需要治疗，若证实这些脏器的损伤与骨髓瘤相关可进一步支持诊断和分类。④校正血清钙（mg/dL）=血清钙测定值（mg/dL）+[4－人血白蛋白（g/dL）]×0.8；或校正血清钙（mmol/L）=血清钙测定值（mmol/L）+[4－人血白蛋白（g/dL）]×0.02。⑤若孤立的浆细胞瘤（活检证实）或者单纯弥漫的骨质疏松（无骨折）作为单独的诊断标准，则需要骨髓单克隆浆细胞比例≥30%。

（2）无症状骨髓瘤（冒烟型骨髓瘤）的诊断标准：血清单克隆M蛋白≥30g/L和或骨髓单克隆浆细胞比例≥10%，无相关器官及组织的损伤（无终末器官损伤，包括溶骨改变）。

（3）意义未明单克隆丙种球蛋白血症（MGUS）诊断标准同时满足以下三条：①血清单克隆M蛋白＜30g/L；②骨髓单克隆浆细胞比例＜10%；③无相关器官及组织的损伤（无终末器官损伤，包括溶骨性改变）。

三、辨证论治

（一）肾虚血瘀证

1. 主证

腰膝酸痛，喜揉喜按，乏力，遇劳加重，五心烦热，颧红，盗汗，畏寒肢冷，面色㿠白，五更泄泻，小便不利，心悸，疼痛固定，口干不欲饮，面色晦暗，肌肤发斑。偏阳虚者，舌质淡白有瘀斑或苔滑；偏阴虚者，舌淡红苔少，脉沉细或细数。

2. 病机分析

肾气亏虚，气虚血瘀；邪毒内蕴，瘀血内阻；其他如肝郁气滞血瘀，或痰湿、水饮停而致瘀，均可使髓海瘀阻。瘀血阻络，不通则痛故骨痛；肾气亏虚，故五心烦热，颧红，盗汗，畏寒肢冷，面色㿠白，五更泄泻，小便不利，心悸；瘀阻血脉，故疼痛固定，口干不欲饮，面色晦暗，肌肤发斑。

3. 治法

壮腰健肾，活血化瘀。

4. 方药

地黄饮子合活血效灵丹加减。熟地黄、山萸肉、肉苁蓉、当归、石斛、五味子、石菖蒲、玄参、知母、丹参、淫羊藿、远志、附子、巴戟天、制乳香、制没药等。

5. 加减

偏于肾阴不足者可用龟甲胶、枸杞子、山药等，偏于肾阳不足者可用肉桂、鹿角胶、菟丝子等。

（二）气血亏虚证

1. 主证

腰背酸痛，胁痛隐隐，面色苍白，头晕盗汗，纳差乏力，心悸气短，舌质淡苔薄白，脉滑大或沉细。

2. 病机分析

本证多因病久气血不足，气血不达四末，筋脉失养，则见腰背酸痛，胁痛隐隐；气血亏虚，卫外之阳气失固，故盗汗乏力；面色苍白，头晕纳差，心悸气短为气血亏虚之象。

3. 治法

调补气血，养肝补肾。

4. 方药

补中益气汤和归脾汤加减。黄芪、白术、党参、茯苓、甘草、当归、远志、阿胶、熟地、黄芩。

5. 加减

血虚心神失养，心悸、失眠、健忘者，加炒酸枣仁、柏子仁；气虚血滞，疼痛麻木者，加鸡血藤、丹参、桃仁、红花。

（三）肝肾阴虚证

1. 主证

腰腿酸软，隐隐作痛，目花目干、头痛耳鸣、潮热盗汗、颧红、口燥咽干，舌质红或红绛，苔少而干，脉细弦或细数无力。

2. 病机分析

先天禀赋不足，肾精亏虚，或病久肝肾阴亏，阴虚阳亢，上扰清空，皆可致筋脉失于濡养。肾阴不足则耳鸣健忘；阴虚则热，虚热上扰，则潮热盗汗颧红；津不上润，则口燥咽干；肝肾阴虚，目失涵养，则目花目干；舌质红绛，脉细数无力皆为阴虚内热之象。

3. 治法

滋肾养肝，清热解毒。

4. 方药

一贯煎和六味地黄丸加减。沙参、麦冬、熟地黄、生地黄、黄精、枸杞子、女贞子等。

5. 加减

如见虚热可用黄柏、知母、山栀子等清泻肝肾之虚火。

（四）脾肾阳虚证

1. 主证

腰膝酸痛，面色无华，畏寒肢冷，小便清长，大便溏薄，面浮肢肿，脘闷纳差，舌淡胖苔薄白，脉沉细。

2. 病机分析

脾肾久病耗伤阳气，或久泻久痢，或水邪久踞，导致脾肾阳气俱伤。脾肾阳虚，筋脉失于温煦，则见腰膝酸痛，畏寒肢冷；不能腐熟水谷而大便溏薄，脘闷纳差；气化不利，水无所制，故小便清长，面浮肢肿；舌淡胖苔薄白，脉沉细皆为脾肾阳虚之象。

3. 治法

温肾健脾，温络止痛。

4. 方药

桂附地黄丸和黄芪桂枝五物汤加减。熟附子、肉桂、鹿角片、巴戟天、淫羊藿、杜仲、黄芪、桂枝等。

5. 加减

阳虚水泛以致水肿尿少者，加茯苓、泽泻、车前子，或合五苓散利水消肿；肾不纳气而见喘促短气，动则更甚者，加补骨脂、五味子、蛤蚧补肾纳气。

（五）气滞血瘀证

1. 主证

胸胁胀痛，走窜疼痛，腰痛，病情常随情绪而起伏，急躁易怒，胁下痞块，刺痛拒按，舌质紫暗或见瘀斑，脉涩或弦。

2. 病机分析

气机瘀滞，血行瘀阻，不通则痛，故胸胁胀痛，走窜疼痛，腰痛；肝气郁滞，疏泄失职，则急躁易怒；肝郁气滞，瘀血内停，故胁下痞块，刺痛拒按；舌质紫暗或见瘀斑，脉淫或弦，均为瘀血内停之证。

3. 治法

理气活血，软坚散结。

4. 方药

桃红四物汤加减。桃仁、红花、赤芍、当归尾、牡丹皮、丹参、柴胡、枳壳、佛手、香橼皮、三棱、莪术、浙贝母、水蛭、土鳖虫等。

5. 加减

兼有风湿者，肢体困重，阴雨天加重者，加独活、秦艽、金毛狗脊；疼痛引胁，胸胁胀痛不适者，加柴胡、郁金。

（六）痰毒内结证

1. 主证

胁肋或腰骶部疼痛，拒按，位置较固定，胸闷，痰多，面色淡黄而暗，身重不爽，精神萎靡，舌体胖大，舌苔白腻，脉弦滑。

2. 病机分析

痰浊中阻，经络阻塞，经脉失养，胁肋或腰骶部疼痛，拒按，位置较固定；痰湿内蕴，留滞脏腑，则见胸闷痰多，身重不爽，精神萎靡。

3. 治法

化痰散结，祛毒通络。

4. 方药

涤痰汤或温胆汤加减。法半夏、竹茹、瓜蒌、胆南星、象贝母、海藻、鳖甲、全蝎、僵蚕、半枝莲、蛇六谷、白花蛇舌草、山慈菇等。

5. 加减

痰湿内聚，症见胸闷恶心，咯吐痰涎，苔厚腻，脉滑者，加煨皂角、白芥子以燥湿豁痰；心烦易怒者，加天竺黄、牡丹皮、郁金。

四、常用中成药及验方

（一）常用中成药

1. 艾迪注射液

清热解毒，消瘀散结。适用于瘀毒内阻证。成人每次

50～100mL，加入0.9%氯化钠注射液或5%～10%葡萄糖注射液400～450mL中静脉滴注，每日1次。

2. 复方苦参注射液

清热利湿，凉血解毒，散结止痛。适用于癌肿疼痛、出血。肌内注射，一次2～4mL，每日2次；或静脉滴注，一次12mL，用氯化钠注射液200mL稀释后应用，每日1次。

（二）验方

（1）龟甲15g，熟地黄15g，补骨脂15g，当归10g，川芎10g，覆盆子10g，菟丝子10g，鹿角胶（烊化）10g，续断12g，何首乌12g，黄芪20g，没药3g，三七8g。

用法：水煎服。

适应证：多发性骨髓瘤肾虚血瘀证。

（2）黄芪20g，当归10g，生地黄20g，女贞子15g，黄精10g，菟丝子15g，鸡血藤20g，白花蛇舌草30g，半枝莲15g，龙葵10g，山慈菇10g，白英15g，莪术20g，丹参20g，红花10g，生甘草6g。

用法：水煎服。

适应证：多发性骨髓瘤气虚毒瘀证。

五、现代治疗方法概述

（一）化疗

对多发性骨髓瘤（MM）而言，凡患者有条件进行大剂量化、放疗者，均应积极争取，因为只有取得CR或VGPR才有可能长期生存。目前的趋势是对65岁以上的MM患者，首选MP方案，因65岁以上不宜做大剂量治疗，而MP方案最方便，也最经济；如耐药，可改换其他联合化疗方案。Palumbo把沙利度胺联合MP方案用于新诊断65岁以上MM

患者。沙利度胺的加入使完全或部分缓解率达到了76%，而MP方案组为47%，其他新药如硼替佐米（蛋白酶体抑制药）和雷利度胺（沙利度胺类似物）联合MP方案的随机临床研究已经证明具有优势。65岁以下患者是潜在的自体造血干细胞移植候选人，历史上从20世纪80年代开始，VAD方案用于MM的诱导治疗，但是有更好疗效的沙利度胺±硼替佐米方案已经取代了VAD方案。目前使用的现代治疗方案包括硼替佐米和地塞米松及沙利度胺和地塞米松的双药联合，还有沙利度胺、硼替佐米和地塞米松以及环磷酰胺、硼替佐米和地塞米松的三药联合。

（二）造血干细胞移植

包括自体干细胞移植、双次干细胞移植及异基因干细胞移植，通常在获得缓解后进行。

（三）放射治疗

除用作造血干细胞移植的全身放疗外，主要用于严重骨质破坏伴疼痛病例的局部放疗，对解除疼痛和防止骨质进一步破坏有一定作用。对椎体破坏进行放疗可推迟或防止截瘫，用常规放疗或一次大剂量放疗，可达类似效果。

（四）其他治疗

骨痛除化疗外，常用破骨细胞活化因子抑制剂，可缓解骨痛和抑制骨质破坏。高钙血症采用化疗加降钙素治疗，高黏滞综合征予以血浆置换，肾衰竭者水化和碱化尿液，积极化疗，服用别嘌醇，必要时透析治疗。

六、名医经验

谢远明主任医师是中医临床大家，擅长治疗肿瘤及疑难杂症，治疗多发性骨髓瘤有独到经验，切中肾虚血瘀病机，治疗以补肾化瘀为主，辨证与辨病相结合，临证强调治病以扶正为本，活血化瘀为标，并擅用虫类药物。“正气存内，邪不可干”，人体正气不虚，即使邪毒进入机体也会被很快驱除，只有当正气虚损不足以御邪时，邪毒才能致病，这就是“邪之所凑，其气必虚”的缘故。因此，提出扶正培本治则及一系列有关方药，是探索防治肿瘤的重要途径。在扶正方面，谢老最擅长使用的方剂就是参芪地黄汤和枳朴六君子汤，他认为肾为先天之本，脾胃为后天之本，固本即是扶正，这一思想在谢老治疗多发性骨髓瘤方面得到了充分的体现。参芪地黄汤脾、肾双补，先、后天之本均可获益，其中单纯脾气亏虚用党参，气阴双亏则用太子参，此为谢老用药一处亮点。

七、医案选粹

患者王某，男，51岁，2014年3月6日初诊。主诉：腰痛5个月余。患者2013年10月无明显诱因出现腰痛，当时未曾留意，后症状逐渐加重。2014年1月行CT检查报告：肋骨及胸腰椎体改变，多考虑MM，继发多处肋骨骨折。2014年2月17日骨穿后病理报告：提示为浆细胞性骨髓瘤。初诊症见：腰困痛，行走不便，伴左侧肩胛部疼痛，掣及胸廓。纳可，眠可，二便调。察其面色苍白，表情痛苦，语声低沉，时有呻吟。前胸正中压之不痛，后腰压之疼痛。诊其舌质淡暗，苔白，舌下络脉青紫迂曲，脉细弱。中医诊断：虚劳（肾虚血瘀）；西医诊断：MM。此为肾气亏虚，瘀血留滞，法当扶正祛邪，治以补肾壮骨、化瘀通络。方用参芪地黄汤化裁：太子参30g，黄芪30g，熟地黄24g，山药12g，山萸肉12g，泽泻10g，茯苓10g，牡丹皮10g，杜仲30g，补骨脂30g，蜈蚣2条，土鳖虫10g，乌蛇10g，螃蟹30g，全蝎10g，三七粉（冲服）10g，生薏仁30g，白僵蚕10g。水煎400mL，早晚分服。2004年7月15日，服用上方60剂后腰痛明显减轻，肩胛骨疼痛也有所减轻，2014年7月8日ECT检查：MM（左7、8、10肋骨，右8～11肋骨，腰4椎体）；7月13日复查骨穿报告：增生性骨髓象，MM。现左胁肋及背肩部疼痛。舌质淡紫，苔白，舌下络脉迂曲，脉细。此乃肾虚瘀留为主，恐滋补药物碍胃，宗前方酌加健脾胃助运化之品：党参30g，黄芪30g，熟地黄24g，山药12g，山萸肉12g，牡丹皮10g，泽泻10g，茯苓10g，枳壳15g，白术15g，砂仁10g，女贞子30g，土鳖虫10g，蜈蚣2条，乌蛇10g，螃蟹30g，生薏仁30g，全蝎10g，三七粉（冲服）10g，白僵蚕10g，12剂，水煎400mL，早晚分服。2015年4月27日，患者一直服用上方至三诊，2015年4月19日检查尿本周蛋白（—）。4月25日复查骨穿：MM治疗后好转。诉其腰部困痛及肩背部疼痛基本消失，现感双手麻木，纳可，眠可，大、小便正常。舌质淡紫，苔白，舌下络脉迂曲，脉细。此乃气血不足，瘀血停留，四肢不得气血充养，治疗重在益气活血，标本兼顾，方用补阳还五汤化裁：黄芪60g，当归10g，赤芍12g，川芎12g，桃仁10g，红花10g，地龙30g，补骨脂30g，乌蛇10g，蜈蚣2条，土鳖虫10g，白术15g，枳壳15g，白芍15g，桂枝15g，12剂，水煎400mL，早晚分服。随访半年，病情平稳。

第五章　妇科疾病

第一节　妊娠腹痛

一、概述

妊娠期，因胞脉阻滞或失养，发生小腹疼痛者，称为“妊娠腹痛”，亦名“胞阻”，也有称“痛胎”“胎痛”“妊娠小腹痛”。

妊娠腹痛属于西医学先兆流产的症状之一。

二、诊断要点

（一）病史

有停经史及早孕反应。

（二）临床表现

妊娠期出现小腹疼痛，以病史较缓的小腹绵绵作痛，或冷痛不适，或隐隐作痛，或小腹连及胁肋胀痛为多见。

（三）检查

1. 妇科检查

妊娠子宫。腹部柔软不拒按，或得温痛减。

2. 辅助检查

尿妊娠试验阳性。B超提示宫内妊娠、活胎。

三、辨证分型

（一）血虚证

妊娠后小腹绵绵作痛，按之痛减，面色萎黄，头晕目眩，或心悸少寐，舌淡，苔薄白，脉细滑弱。

（二）气滞证

妊娠后小腹胸胁胀痛，或少腹胀痛，情志抑郁，嗳气吐酸，或烦躁易怒，苔薄黄，脉弦滑。

（三）虚寒证

妊娠后小腹冷痛，绵绵不休，喜温喜按，面色白，形寒肢冷，纳少便溏，舌淡，苔白，脉沉细滑。

（四）血瘀证

妊娠后小腹常感隐痛不适，或刺痛，痛处不移，或宿有癥瘕，舌黯有瘀点，脉弦滑。

四、中医治疗

（一）穴位贴敷法

1. 部位

额头。

药物：蓖麻仁12粒。

操作要点：蓖麻仁捣烂，贴在孕妇额上，主治孕妇胎动不安。

2. 穴位

涌泉。

药物：菟丝子100g，山茱萸50g，女贞子100g，杜仲100g，桑寄生100g。

操作要点：上五味药混合磨成粉，以水调湿做成小丸子，为桂圆核大小。患者取坐位或卧位，暴露双足底将中药贴敷于涌泉穴，红外线照射，每日1次，每次30分钟。

3. 穴位

肾俞（双侧）、关元。

药物：（安胎Ⅰ号膏按比例换算的计量）菟丝子30g，桑寄生30g，苎麻根30g，阿胶珠10g，党参15g，太子参15g，白术12g，黄芩10g，白及9g。

操作要点：上药混合磨成粉，由制剂室统一制成膏药，贴敷于上述穴位，每日1次，每次6～8小时，7天为1个疗程。

（二）普通针刺法

1. 穴位

合谷、三阴交、关元。

操作要点：以泻为主，每日2次。

2. 穴位

百会、足三里、外关、行间、公孙、血海。

操作要点：用2寸毫针横刺百会穴，施捻转手法，得气后留针，在针尾装艾卷点燃加温。其他各穴施一般手法，行针后加温，每日1次，10次为1个疗程。

3. 穴位

百会、足三里、外关、行间、三阴交、血海、关元。

操作要点：用2寸毫针横刺百会穴，施捻转手法，得气后留针，在针尾装艾卷点燃加温。取3寸毫针直刺外关、足三里，施提插手法；行间向上斜刺，得气后加温。每日1次，每次必针百会穴，其他穴交替使用，10次为1个疗程。

4. 配穴

肾气不固取肾俞、命门。气血亏虚取血海、三阴交；血热内扰取血海、太冲；阴虚内热取太冲、太溪；外伤损络取血海、三阴交。

操作要点：选取穴位后局部消毒，避开血管，用1～1.5寸毫针快速刺入皮下，用提插及捻转法（平补平泻）得气后，留针30分钟，每10分钟行针1次。每日1次，总疗程为连续10次。

（三）灸法

穴位：中脘、神阙、关元。功效：温经散寒，扶阳抑阴。

操作要点：以艾条先灸中脘以升清降浊，温通胃肠之腑气，续灸神阙、关元以补冲任，使胎元得安。灸疗20分钟，疼痛渐止。

（四）推拿

1. 胸、腹、腰、足底部操作

穴位：膻中、中脘、中极、大横、肾俞、八髎、涌泉。

主要手法：摩法、擦法、揉法。

操作要点：首先，孕妇取正坐位。医者以拇指指端着力，吸定在腹部的膻中处，腕部缓缓旋转带动周围肌肤组织，力量由轻渐重、富有节律地作用在穴位处。时间约为2分钟，以局部酸胀感为宜。其次，孕妇取半卧位。医者双手掌心搓热，右手在下，左手在上，叠放于脐部，并以脐部为中心，顺时针环行轻揉摩动。范围逐渐扩大，上至上腹部的中脘穴，下到下腹部的中极穴，两侧至大横穴，按摩一圈后范围再逐渐缩小，直至返回脐部。时间约为5分钟，以腹部温热舒适为宜。孕妇取半卧位，用手掌小鱼际附着于两侧小腹部，由外上斜向内下往返推擦，直至小腹部有明显的温热感。再用双手掌紧贴两侧腰眼，竖擦腰部肾俞及腰骶部八髎，以腹部及会阴部透热为宜。最后，医者一手扶住孕妇的足部，另一只手以小鱼际紧贴孕妇足底的涌泉穴，做前后直线往复摩擦移动，至足底温热后换另一侧重复相同动作。

2. 胸腹部操作

穴位：膻中、中脘。

主要手法：推法、擦法、摩法、揉法。

操作要点：首先，孕妇取半卧位。医者站在孕妇身侧，以手掌掌面紧贴孕妇胸腹部，做轻柔的直线往返摩擦，手法以刚接触肌肤为宜，从胸部到腹部，反复1～3遍，然后医者以手掌沿肋间自中央向两侧分推，分推手法要轻快柔和，由上至下，反复分推10分钟。其次，医者以手掌掌面在孕妇的胸腹部做顺时针方向轻柔抚摩，动作由上至下，反复2～4分钟。后医者以拇指指端着力，吸定在胸部的膻中穴，缓缓用力揉动半分钟后轻轻揉动中脘穴，时间约半分钟。

3. 腹与四肢部操作

穴位：神阙、天枢、一窝风、内关、足三里、腰眼。

主要手法：推法、揉法。

操作要点：首先，孕妇取半卧位。医者站在孕妇的身侧，将双手搓热后，右手在下，左手在上相叠，掌心稍用力紧贴在孕妇肚脐中央的神阙穴，30秒钟后移开双手，重复2～3次。其次，医者分别以双手拇指着力吸定天枢穴，轻柔旋推1分钟，用热毛巾对腹部热敷。再者，孕妇右侧卧位，医者用双手从小腿外侧按压揉动至大腿外侧，按摩时手法要细致，按摩2～3次。后换另一侧重复相同按摩。孕妇坐起呈半卧位，将双手掌心分别包住自己膝盖，五指向下，用中指点揉足三里穴1分钟。足三里按摩完毕后，孕妇用双手掌根按压揉动腰部的腰眼穴，力度要轻缓，以局部发红发热、感觉轻松为宜。孕妇选揉手腕背侧的一窝风或者内关穴，旋转揉动30次。完后按摩另一手的穴位。

（五）点穴法

穴位：隐白、复溜、太渊、膻中、百会、章门。

操作要点：各穴平揉、压放各100次，都用补法。第一胎者，点穴3～5次即消除症状。习惯性流产者，就要继续点穴保胎，每周可点穴

2～3次，没有任何感觉时，每周点穴1次，到6个月，停止点穴。

本法具有止血补肾，固气上举作用。也适用于胎漏、胎动不安。

（六）敷脐法（神阙位）

（1）药物：阿胶 10g，艾叶 10g。

操作要点：先将阿胶烊化，再把艾叶焙干研末，将艾叶末入阿胶液调和均匀，制成糊状备用。取药糊直接涂敷脐中神阙穴，以纱布胶布固定，以热水袋置脐上熨之，每天1～2次。

本方具有温经养血、止痛安胎之功效。主治气血虚弱型妊娠腹痛，也适用于胎漏，胎动不安。

（2）药物：阿胶、艾叶各10g；杜仲、补骨脂各20g。

操作要点：前两味药研末热敷神阙治疗血虚型，后两药研末敷于神阙治疗虚寒型。

（3）药物：附子10g，人参10g，茯苓10g，白术10g，芍药5g。

操作要点：上药研末，蜂蜜调敷。消毒敷料，胶布固定，每日1次。

（七）膏药热敷贴法

穴位：肾俞、神阙。

药物：菟丝子20g，续断30g，桑寄生30g，砂仁10g，阿胶10g。

操作要点：上药研末，以等比例适量温水制成安胎膏，加热到45℃左右（实用红外线测温仪）。将膏药贴于上述穴位，持续外加热0.5小时，每天1次，每次贴敷4～6小时。持续外加热的方法：使用腹带将50℃水温的热水袋固定隔在衣服外进行持续外加热。

（八）中药内服加低流量吸氧法

辨证论治内服中药配合低流量吸氧。

低流量吸氧法：每日2次，每次15分钟，氧流量每分钟1～2L。

（九）中药外佩法

穴位：神阙。

药物：桑寄生15g，补骨脂、杜仲、川续断、菟丝子、白术、黄芩、砂仁各10g。

操作要点：上药研末，做成药物肚兜，佩戴于脐部，7天换1次药，直至妊娠3个月，或症状消失后1个月。

五、生活调摄

（1）孕期应避免过劳、持重、登高、剧烈运动，禁房事，保持心情舒畅。

（2）采取避孕措施，避免多次人流或刮宫。

（3）饮食适宜，营养均衡，适量运动，增强体质。

（4）病后注意适当休息。

第二节　妊娠恶阻

一、概述

妊娠早期，出现严重的恶心呕吐，头晕厌食，甚至食入即吐者，称为“妊娠恶阻”，又称为“妊娠呕吐”“子病”“阻病”等。

西医学的妊娠剧吐可参照本病辨治。

二、诊断要点

（一）病史

有停经史、早孕反应。

（二）临床表现

恶心呕吐频繁，头晕，厌食，甚则恶闻食气，食入即吐，不食亦吐。严重者可出现全身乏力，精神萎靡，消瘦。甚者可见血压下降，体温升高，黄疸，嗜睡或昏迷。

（三）检查

1. 妇科检查

子宫增大与停经月份相符，子宫变软。

2. 辅助检查

尿妊娠试验阳性；为识别病情轻重和判断预后，还应酌情进行尿酮体、体温、脉搏、血压、电解质、肝功能、肾功能的检测及心电图检查。

三、辨证分型

（一）脾胃虚弱证

妊娠早期，恶心呕吐不食，甚则食入即吐，口淡，呕吐清涎，头晕体倦，脘痞腹胀，舌淡，苔白，脉缓滑无力。

（二）肝胃不和证

妊娠早期，恶心，呕吐酸水或苦水，恶闻油腻，烦渴，口干口苦，头胀而晕，胸满胁痛，嗳气叹息，舌淡红，苔微黄，脉弦滑。

（三）气阴两虚证

上述二证，经治未愈，呕吐剧烈，持续日久，变为干呕或呕吐苦黄水甚则血水，精神萎靡，形态消瘦，眼眶下陷，双目无神，四肢乏力，或发热口渴，尿少便秘，唇舌干燥，舌质红，苔薄黄而干或光剥，脉细滑数无力。

（四）痰湿阻滞证

妊娠早期，呕吐痰涎，胸膈满闷，不思饮食，口中淡腻，头晕目眩，心悸气短，舌淡胖，苔白腻，脉滑。

四、中医治疗

（一）耳穴压豆

主穴：脾、胃、贲门、食道。

配穴：神门、肝、皮质下、交感、大肠、小肠、十二指肠、腹、心等。

操作要点：75%的乙醇局部消毒，取耳穴贴贴于上述穴位，每天按压3次，每日1次，5天1个疗程，5天后重新贴压。一般用2～3个疗程，可双耳同时贴，或左右耳交替贴。

（二）药物贴敷

1. 脾胃虚弱证

穴位：中脘、神阙、内关、足三里、涌泉。

药物：新鲜生姜50g，砂仁50g，苏梗50g，白豆蔻3g。

操作要点：上述药物打粉，过80目筛，混合均匀后加入姜汁调成糊状，取大小1.5cm×1.5cm的药饼，贴于上述穴位，贴敷2小时，每日1次，2周为1个疗程。

2. 肝胃不和证

穴位：神阙、中脘、期门。

药物：半夏15g，竹茹10g，吴茱萸15g。

操作要点：将半夏、竹茹、吴茱萸打粉，过80目筛，以醋调为膏状，取0.8cm×0.8cm，药垫厚0.3cm，早晚各一次，以纸胶布固定，7天为1个疗程。

3. 痰湿阻滞证

穴位：中脘、内关、足三里、丰隆。

药物：半夏15g，竹茹15g，砂仁10g，鲜生姜50g。

操作要点：将半夏、竹茹、砂仁打粉打碎，过80目筛，将生姜洗净去皮、捣烂成泥状，取生姜汁，以姜汁调为糊状，取1.5cm×1.5cm×1.5cm药饼，敷于上述穴位，早晚各1次，每次2小时，7天为1个疗程。

注意事项：

（1）可根据证型及临床症状，选用中药免煎颗粒随症加减。

（2）每次贴敷时间6～8小时，以皮肤不发痒为度，每日更换，如有不慎掉落，随时更换。

（3）敷贴处避免沾水。

（三）脐疗（神阙穴）

（1）生姜汁1小杯，刀豆壳（烧灰存性）10g，米醋适量。

操作要点：先取生姜汁1小杯，再取刀豆壳烧灰研为细末，将姜汁加入刀豆壳灰中调和，掺米醋适量制成膏备用。取膏药如红枣大1块，贴于患者脐孔上，盖以纱布，胶布固定，每天贴膏1～3次。适用于妊娠恶阻诸证。

（2）葱白1根，生姜3片，或川椒、陈皮各3g。

操作要点：上二味共捣烂为稀糊状，外敷于肚脐，敷料覆盖，胶布固定。每日换药1次，连续2～3日。适用于脾胃虚弱证。

（3）苏叶、黄蒂、半夏各3g，竹茹适量。

操作要点：将前三味药研为细末，竹茹适量煎汁，调药面成膏状。取药膏贴于脐部，外用胶布封固，每日换药1次，连用3天。适用于肝胃不和证。

注意事项：药物选择可参考“药物贴敷”辨证用药，余注意事项同穴位贴敷。

（四）耳穴压豆

主穴：脾、胃、贲门、食道。

配穴：神门、肝、皮质下、交感、大肠、小肠、十二指肠、腹、心以及耳部压痛阳性反应点等。

操作要点：嘱患者坐位，首先耳郭用75%酒精局部消毒，取中药王不留行籽置于0.5cm×0.5cm的胶布中间，将带有药粒的胶布贴在选定的耳穴上，待各穴位贴好后，给予按压，直至耳郭发热潮红，并嘱咐患者每天捏耳穴3～5次，5天为1个疗程，5天后重新贴压。一般应用2～3个疗程，可双耳同时贴，也可左右耳交替贴。

注意事项：

（1）操作前应询问患者有无胶布过敏史，贴耳穴后若有瘙痒、红肿热痛等过敏反应，应及时撕下。

（2）贴耳穴期间应避免用水直接冲洗。

（五）灸治法

1. 直接灸

主穴：足三里、内关。

配穴：中脘、膻中等。

操作要点：先灸背部，后灸中脘、膻中，共15分钟，每日1次，严重者每日2次，5天为1个疗程。也可选用艾灸治疗仪等无烟操作。

2. 隔物灸

穴位选择同直接灸，隔姜灸适用于妊娠恶阻各个证型；兼痰湿阻滞者，可用姜萸灸，方选半夏20克，吴茱萸15克，生姜适量。

操作要点：将药物浓煎为糊状，适量涂敷脐部，将生姜切成半分厚的薄片，中间以针刺孔，放于脐部药糊之上，然后在姜片上置艾炷灸之，让艾炷燃尽，感觉灼痛时，再换艾炷施灸。

注意事项：操作前应询问患者过敏史，患者应充分知情并同意方可施诊，操作尽量轻柔。

（六）穴位注射法

主穴：双侧足三里、内关。

药物组成：维生素B_6、维生素B_1注射液。

操作要点：穴位常规消毒后，用一次性7号针头、5mL注射器各两支，维生素B_6注射液每穴注射2mL，维生素B_1注射液每穴注射1mL。取上述穴位快速刺入皮下，然后缓慢进针，得气后回抽无血即注射药液。一般每次选取两个穴位，双侧交替使用，每日1～2次。

注意事项：

（1）有创操作使用前应注意向患者交代操作过程及可能会出现的相关反应，充分沟通并知情同意后使用，避免患者过度紧张，同时注意手法轻柔，若患者有不适，及时停止操作。

（2）注射完毕后用棉签局部按压片刻，安置患者舒适体位并观察用药后是否有不适。

（七）普通针刺法

主穴：内关、足二里。

配穴：肝胃不和证可加太冲；痰湿阻滞证可加丰隆、公孙等。

备用穴：中脘、内关、阳陵泉。

操作要点：脾胃虚弱证使用补法，可留针10～15分钟；肝胃不和证使用泻法，不留针；痰湿阻滞证者使用捻转泻法，刺激强度不宜过大。公孙（直刺0.6～1.2寸）、内关（直刺0.5～1寸）、太冲（直刺0.5～0.8寸）、足三里（直刺1～2寸）、中脘（直刺1～1.5寸）、阳陵泉（直刺1～1.5寸）。

注意事项：

（1）妊娠期操作应谨慎，让患者充分知情同意，操作手法尽量轻柔，避免操作腹部穴位。

（2）一般只针刺主穴及配穴，每日1次。3～5天后可隔日1次，如见效慢可取备用穴，也可针灸并用。

（八）推拿

1. 头部操作

主穴：百会、风池。

主要手法：揉法、推法、摩法、按法。

操作要点：首先，孕妇取正坐位。按摩者站在孕妇背后，先用拇指指端着力，吸定在孕妇头顶的百会穴处，以腕关节带动前臂及拇指关节来回摆动，使产生的力持续不断地作用在穴位处1～2分钟。然后用相同手法揉动颈后两侧的风池穴各1～2分钟，这时，孕妇会感觉头部与颈部有一股热气流通。

2. 四肢部操作

主穴：内关、足三里、商阳。

主要手法：揉法。

操作要点：孕妇取正坐位。按摩者站在孕妇身侧，以一手拇指的指端着力，吸定在孕妇一侧臂部的内关穴处，以腕关节带动着力部位及周围皮下组织旋转揉动，使产生的力持续不断地作用在穴位处2～3分钟。完成后换另一侧重复相同的手法。接着，孕妇取半卧位，下肢半屈膝，足掌平放于床面上。按摩者用拇指指端着力，吸定在足三里穴处，使着力部分带动周围的皮下组织在此做不间断地回旋揉动2～3分钟。右腿如左腿揉动2～3分钟。

3. 足部操作

主穴：内庭、厉兑、隐白、冲阳、太白。

主要手法：揉法、按法。

操作要点：首先，孕妇取半卧位，双腿屈曲，按摩者坐在孕妇的足前侧，以一手扶住整个足部，另一只手的拇指指端着力，以腕关节旋转带动着力部位及周围皮下组织旋转揉动，使产生的力持续不断地作用在足部内庭穴，揉动3～5分钟后换另一只脚按摩。如果孕妇症状较轻，也可以自己坐在床上按摩。接着，按摩者以拇指指端着力，依次按在足部厉兑、隐白穴，各3～5分钟。然后，孕妇取侧卧位。按摩者站在孕妇身侧，以拇指指端着力，按压揉动冲阳穴与太白穴各2分钟。

注意事项：

（1）以上穴位可根据患者实际情况组合配穴进行按摩。还可于按摩者食指和中指蘸上生姜汁，按揉相应穴位，以增强降逆止呕之效。

（2）进食后不宜立即推拿。

（3）注意推拿时孕妇体位，手法宜轻柔，刺激强度不宜过大，若有不适，及时停止。

（九）梅花针循经叩打

部位：耳郭、头额部、双侧颞部（手少阳三焦经及足少阳胆经所循部位）。

操作要点：局部碘伏消毒后，梅花针轻扣上述部位，叩刺以患者轻度痛感、皮肤潮红为度，每日1～2次，5天为1个疗程，可连续治疗1～2个疗程。

注意事项：梅花针叩刺，刺激强度较大，需注意孕妇反应，若有不适，及时停止。

（十）熏鼻法

药物组成：苏叶、藿香各9g，砂仁、陈皮各6g。

操作要点：加水500mL，煎5～10分钟，盛于搪瓷杯内。趁热置于孕妇鼻下，嗅闻药蒸汽，并嘱患者深吸气10分钟，每日次数不限。嗅闻时，稍冷即再加热继续进行。注意本方对妊娠恶阻，属脾胃虚寒证。症见妊娠早期恶心呕吐，以泛吐清水痰涎为主，效果佳。

注意事项：

（1）药物现煎现用为佳。

（2）治疗后鼻腔疼痛、局部黏膜红肿等停用。

（十一）音乐疗法

1. 脾胃虚弱证

选用宫调乐曲。

选曲：《彩云追月》《春江花月夜》《月儿高》《平湖秋月》《东海渔歌》《塞上曲》。

2. 肝胃不和证

选用宫调和角调乐曲。

选曲：《高山流水》《汉江韵》《雨打芭蕉》《云水禅心》《姑苏行》《江南好》。

3. 痰湿阻滞证、气阴两虚证

选用宫调和徵调乐曲。

选曲：《渔舟唱晚》《汉宫秋月》《欢乐歌》《出水莲》《流水》《牧羊曲》。

妊娠恶阻，临床上以耳穴和穴位贴敷为常用方法，根据病情辨证用药取穴，往往能收到较好的临床疗效。其他有创操作使用前应注意向患者说明情况，充分沟通并知情同意后使用，同时注意手法轻柔，若患者有不适，及时停止操作。

五、生活调摄

（1）本病发生往往与精神因素有关，患者应保持乐观愉快的情绪，解除顾虑，避免精神刺激。

（2）生活上须调配饮食，宜清淡、易消化，忌肥甘厚味及辛辣之品，鼓励进食，少量多餐，服药应采取少量缓缓呷服之法，以获药力。

（3）适当运动，但避免剧烈运动，注意营养均衡。

第三节　带下病

带下病是指带下量明显增多或减少，色、质、气味发生异常，或伴有全身或局部症状者。带下量明显增多者称为带下过多，带下量明显减少者称为带下过少。

一、带下过多

（一）概述

带下过多是指带下量明显增多，色、质、味异常，或伴局部及全身症状者。主要包括西医学中的各类阴道炎、宫颈炎、盆腔炎、内分泌失调等疾病引起的阴道分泌物异常。

1. 病史

经期、产后余血未净，摄生不洁，或不禁房事，或妇科手术后感染邪毒，或素体虚弱等。

2. 临床表现

带下量增多，伴见色、质、味异常，或伴阴道瘙痒、灼热、疼痛，或外阴坠胀，或尿频、尿急等局部及全身症状。

3. 检查

（1）妇科检查：可见各类阴道炎（表5-1）、宫颈炎（表-2）体征。

表 5-1　各类阴道炎的体征

病名	细菌性阴道炎	滴虫性阴道炎	念珠菌性阴道炎	老年性阴道炎	婴幼儿性阴道炎
带下特点	呈灰白色，黏稠，均匀一致，可有气泡	灰黄或黄绿色，稀薄，或呈脓性状，腥臭味，有泡沫	呈凝乳状或为豆渣状，质稀薄有臭气	稀薄、呈淡黄色，严重者呈脓血性白带，有臭气	脓性分泌物
妇科检查	阴道黏膜充血、触痛	阴道黏膜发炎，呈鲜红色，上覆斑片状假膜	阴道黏膜高度红肿，可见白色鹅口疮样斑块附着，易剥离	阴道黏膜充血，有小出血点，有时见浅表溃疡	外阴、阴蒂、阴道口、尿道口黏膜充血、水肿
白带检查	pH 值升高，可查见线索细胞，胺试验阳性	查见滴虫	查见念珠菌	清洁度Ⅲ ~ Ⅳ度	
其他症状	外阴坠胀，灼热或疼痛	外阴瘙痒，或伴尿频、尿急、尿痛	外阴奇痒难忍	阴道瘙痒或灼热感	外阴及阴道瘙痒

表 5-2　各类宫颈炎的体征

病名	宫颈柱状上皮异位	慢性宫颈管炎	宫颈肥大	宫颈腺体囊肿	宫颈息肉
带下特点	乳白色或淡黄色的脓性分泌物，或为血性，或夹杂血丝	乳白色黏液，或淡黄色脓性，或带血丝	白色或淡黄色黏液，急性期呈脓性	白色或淡黄色黏液	黄白色黏液，或夹血丝
妇科检查	宫颈外口病变黏膜呈鲜红色糜烂样区	宫颈口充血鲜红，颈管外口脓性分泌物	较正常宫颈增大 2 ~ 4 倍，质硬	宫颈表面青白色小囊肿，内含黄白色黏液	宫颈外口突出单个或多个舌样鲜红色赘生物
其他症状	外阴痒痛，下腹及腰骶部疼痛，严重者引起不孕	下腹及腰骶部疼痛，或见尿频及排尿困难	腰骶部疼痛或会阴部坠胀感		少量鲜红色点滴出血，或在性生活后少量出血

（2）辅助检查：必要时可行宫颈拭子病原体培养、病变局部组织活检、卵巢功能评估，急性或亚急性盆腔炎可致血白细胞增高，B超可见盆腔积液增多。

（二）辨证分型

1. 脾虚证

带下量多，色白，质稀呈水样，无明显异味；平素胃纳欠佳，大便稀溏，面色萎黄，四肢倦怠；舌质淡胖，苔白腻，脉濡滑。

2. 肾阳亏虚证

带下量多，绵绵不绝，质稀如水；平素畏寒肢凉，腰膝酸软，夜尿频，小便清长，大便溏薄；舌质淡，苔白润，脉沉迟。

3. 湿热下注证

带下量多，色黄，质稠，伴有异味；平素喜食辛辣，烦热，口苦口黏，大便秘结，小便短赤；舌质红，苔黄腻，脉弦滑。

4. 阴虚夹湿证

带下量多，色黄或带血丝，质黏稠，可有臭味；腰酸腿软，五心烦热，咽干口燥，失眠多梦，头晕耳鸣，大便燥结；舌红少津，苔薄黄或黄腻，脉细数。

5. 热毒蕴结证

带下量多，色黄或黄绿色，脓样，甚者赤色带下，伴有明显异味或宫颈阴道异物增生破溃；平素喜食辛辣厚味；有或无摄生不洁史；舌质黯红，苔黄厚腻，脉弦滑。

（三）中医治疗

1. 普通针刺

主穴：中极、气海、关元、带脉、三阴交。

配穴：脾虚证加脾俞、足三里；肾阳亏虚证加肾俞、太溪；湿热下注证加阴陵泉、水道、归来；阴虚夹湿证加曲泉、丰隆、照海；热毒蕴结证加昆仑、次髎、白环俞。赤白带下者加血海，腰痛者加肾俞，阴痒甚者加曲骨，淋痛者加水泉、照海，少腹坠胀者加气穴、蠡沟等。

操作要点：避开月经期施针，毫针直刺或斜刺1～1.5寸，脾虚证及肾阳亏虚证用补法，湿热下注证及热毒蕴结证用泻法，阴虚夹湿证用平补平泻法，每日1次，每次留针20～30分钟，留针期间行针4～5次，每次行针5～10秒。5次为1个疗程。

2. 穴位注射

穴位：带脉、三阴交、地机、次髎、阴陵泉。

操作要点：穴位常规消毒后，选用鱼腥草注射液，每穴刺入后提插有针感，抽吸针筒无回血后注射1～2mL药液，隔日1次，5次为1个疗程。此法适用于湿热下注证及热毒蕴结证。

3. 耳穴压豆

穴位：内生殖器、三焦、内分泌。

配穴：脾虚证加脾；肾阳亏虚证加肾、肾上腺；湿热下注证加肝、膀胱；伴盆腔炎者加盆腔，慢性宫颈炎者加子宫，外阴红肿者加外生殖器。

操作要点：耳部消毒后，每次选3～4穴，用王不留行籽贴压固定，每天按揉4～5次，每次5～10分钟，以发热为度。

4. 灸法

主穴：中极、气海、关元。

配穴：脾虚证加神阙、足三里、脾俞；肾阳亏虚证加肾俞、腰阳关。

操作要点：采用隔姜灸或温和灸，灸至皮肤出现红晕，每次20～30分钟，10次1个疗程。此法适用于脾虚证、肾阳亏虚证。

5. 推拿

（1）带脉综合手法

穴位：肾俞（双侧）、命门（双侧）。

操作要点：患者俯卧位，医者立于一侧，分别在双侧肾俞、命门穴施以滚法、按揉法，每穴以温热得气为度；继以肾俞—命门—肾俞方向行擦法，以带脉温热并向小腹放射为度。

操作顺序：肾俞—命门—肾俞。

操作时间：约8分钟。

（2）腰骶八髎穴综合手法

穴位：八髎。

操作要点：接上法，分别在八髎穴上施滚法及掌揉法，至局部温热，继以纵擦八髎，以热透小腹为度。

操作顺序：上髎—次髎—中髎—下髎。

操作时间：约10分钟。

（3）小腿足太阴脾经综合手法

穴位：压痛点或阴陵泉、地机、三阴交。

操作要点：患者仰卧位，医者首先以拇指推法在患者小腿内侧足太阴脾经阴陵泉至内踝尖一段，寻找筋结或压痛敏感点。找到后即以痛为俞，行指揉法、弹拨法、按推法，每穴1分钟，但需反复寻找，治疗5遍。如无筋结或压痛点，则选双侧阴陵泉、地机、三阴交穴施术。

操作时间：约8分钟。

（4）掌颤关元

穴位：关元。

操作要点：接上法，医者位于患者一侧，将前臂自然放置于患者腹部，掌心劳宫穴对准患者关元穴，在医患充分放松的情况下，医者以连续不断的同频率、同振幅、同渗透力的颤法进行操作，本手法的最佳状态为能与患者腹部产生共振。

操作时间：约15分钟。

（5）足阳明胃经手法

穴位：足三里、丰隆。

操作要点：按揉双侧足三里、丰隆。

操作顺序：足三里—丰隆。

操作时间：每穴1分钟，共4分钟。

全套手法约45分钟，月经结束后开始治疗，每日1次，连续5次为1个疗程。休息两日后再继续第2个疗程，连续3个疗程。适用于脾虚型带下量多者。

6. 敷贴

止带散：石榴皮20g，苍术20g，白术20g，车前子15g，柴胡5g，升麻5g。

操作要点：以上药物研末备用。取上药3g，用稀小米粥少许调成糊状，以75%乙醇棉球消毒患者神阙穴，每晚睡前敷上药糊，用2～3cm圆形塑料薄膜覆盖，再用胶布固定，患者取平仰卧位，松开腰带，将热水袋放置脐部熨敷至水凉为止（水温以70℃～80℃为宜），早晨起床将药去掉，每日1次，10天为1个疗程。此法适用于脾虚型者。

7. 灌肠

四逆四妙散加减：柴胡12g，枳实12g，白芍15g，苍术12g，黄柏6g，薏苡仁24g，牛膝12g。湿热下注证加败酱草、红藤各30g；热毒蕴结证加蒲公英30g，忍冬藤15g，紫花地丁15g。

操作要点：中药煎汤冷却至37℃左右，灌入一次性灌肠袋，导管前端（进入肛门端）涂抹少量润滑剂，患者排尽便后，取侧卧位，经肛门插管10～15cm，徐徐进行结肠灌注，每次灌药100～120mL，保留30分钟，临睡前注入，保留至次日清晨疗效更佳。每日1次，7～10次为1个疗程。

8. 熏洗

外洗方：蛇床子15g，苦参15g，百部15g，土茯苓15g，丹参15g。

脾虚证加萆薢12g，薏苡仁30g，苍术12g；肾阳亏虚证加桑螵蛸15g，醋艾叶12g，白芷12g；湿热下注证加败酱草12g，黄柏12g，牛膝12g；阴虚夹湿证加升麻15g，知母12g，黄柏9g；热毒蕴结证加蒲公英30g，金银花15g，野菊花15g，紫花地丁15g；瘙痒甚者加地肤子12g，白鲜皮12g，薄荷6g（后下）；外阴臭味重者加佩兰12g，苍术12g，蒲公英30g；伴血性分泌物者加鲜茅根15g，小蓟12g；尿频、尿急、尿痛者加车前草15g，萆薢12g。

操作要点：药物煎汤液1000～2000mL，趁热用热气熏蒸，后坐浸于药液中。每日1次，10天为1个疗程。凡阴道出血、患处溃烂出血、月经期禁用，妊娠期慎用。注意浴具分开，以防交叉感染。

9. 阴道冲洗

（1）药物

冲洗方：苍术10g，百部10g，蛇床子10g，黄柏10g，苦参10g，连翘10g，荆芥10g，枯矾5g，土槿皮10g。

操作要点：将上药煎取药液约500mL，待药液温热时，先用温水将外阴清洗后用阴道冲洗器取适量药液冲洗阴道，每晚1次，7天为1个疗程。经期及孕期妇女禁用。

（2）中成药

可选用洁尔阴洗液、甘霖洗液、苦参洗剂、复方黄藤洗液等。

操作要点：用10%洗液（即取本品10mL加温开水至100mL混匀）擦洗外阴，再将10%洗液用冲洗器送至阴道深部冲洗阴道，每日1次，7天为1个疗程。经期及孕期妇女禁用。

10. 阴道纳药

（1）黄连膏

黄连、黄柏、片姜黄各5g，当归9g，银花15g。

操作要点：上药焙干研末，用羊毛脂调成膏，以带线棉球蘸药膏，纳入后穹窿部，每日1次，7～10次为1个疗程。此法适用于细菌性阴道炎。

（2）复方滴虫粉

蛇床子粉200g，雄黄100g，葡萄糖100g，硼酸粉100g。

操作要点：上药混合均匀，阴道冲洗后，用压舌板将滴虫粉送入阴道后穹窿，并向阴道壁涂抹，再塞入阴道一带线棉球，次日取出，每日1次，3～5次为1个疗程。此法适用于滴虫性阴道炎。

（3）滴虫丸

蛇床子0.4g，枯矾0.1g，糖粉0.1g，苦参0.5g，冰硼散0.5g。

操作要点：上药研细粉装胶囊，每晚睡前坐浴后塞入阴道1粒，7天为1个疗程。此法适用于滴虫性阴道炎。

（4）驱滴栓

大黄150g，百部50g，蛇床子50g，枯矾15g。

操作要点：煎药200mL，滤渣，放凉后加入冰片5g，存于瓶中备用。用消毒带线棉球浸药水放入阴道，次日取出。每日1次，7天为1个疗程。此法适用于滴虫性阴道炎。

（5）三黄粉

黄连60g，黄等60g，黄柏60g，紫草根120g，枯矾120g，硼砂10g，冰片5g。

操作要点：上药研细末，消毒备用。阴道冲洗后，取适量涂于阴道宫颈，每日1～2次，5次为1个疗程。此法适用于念珠菌性阴道炎。

（6）苦参散

苦参30g，蛇床子30g，黄连30g，黄柏30g，川椒10g，枯矾10g，冰片3g。

操作要点：上药研细末，消毒备用。阴道冲洗后，取适量放于阴道宫颈，每日1～2次，5次为1个疗程。此法适用于念珠菌性阴道炎。

（7）治霉杀虫方

干乌梅30g，槟榔30g，大蒜头15g，石榴皮15g，川椒10g。

操作要点：上药研末装胶囊，塞阴道，每日1次，7日为1个疗程。此法适用于念珠菌性阴道炎。

（8）中成药散剂

宫颈柱状上皮异位选用冰硼散，慢性宫颈炎选用青黛散。

操作要点：患者膀胱排空，取膀胱截石位，外阴常规消毒，用窥器暴露宫颈，清拭宫颈黏液及阴道分泌物，直接将冰硼散或青黛散喷散于宫颈患处，每日1次，15天为1个疗程，治疗2个疗程。

（9）中成药栓剂

细菌性阴道炎可选用康妇消炎栓、妇宁栓，滴虫性阴道炎可选用灭滴栓、苦参栓，念珠菌性阴道炎选用唯阴康、苦参栓，老年性阴道炎可选用保妇康栓；宫颈柱状上皮异位可选用复方莪术油栓、复方沙棘子油栓、消糜栓。

（10）中药凝胶：苦参凝胶

操作要点：每晚睡前洗净双手及外阴，患者取仰卧位，取下凝胶塑料管前段保护帽，将凝胶的塑料管插入阴道深处，用食指或中指套住保护帽，插入塑料管稍膨大的后端，缓慢推动内置推杆，将凝胶注入阴道深处。

（四）中医预防与调护

避风寒，慎起居，节饮食，畅情志，注意经期及产褥期的卫生，注意保持外阴清洁，减少摩擦，洗澡后及时更换内裤，内裤应选择棉性质地，必要时煮沸消毒。治疗期间禁止性生活，性伴侣应同时接受治疗。忌食辛辣、生冷、油腻食物。瘙痒甚者，切忌搔抓，以免加重感染，影响预后。婴幼儿需经常保持外阴清洁，大小便后及时洗擦，教育女孩大便后用卫生纸由前向后擦拭，会走路的女孩尽量不要穿开裆裤。避免使用刺激性强的肥皂、洗衣剂等清洗贴身衣物，不使用不必要的护肤油膏、香粉等。不滥用抗生素，以免给霉菌感染创造条件。

二、带下过少

（一）概述

1. 病史

卵巢早衰、卵巢切除术、堕胎多产、产后大出血、盆腔放疗或长期服用抑制卵巢功能药物等病史。

2. 临床表现

带下量减少或无，伴见阴道干涩、痒痛，或伴性欲低下、性交痛、潮热汗出、月经量少、月经错后、闭经、不孕等。

3. 检查

（1）妇科检查：阴道壁充血，阴道黏膜皱褶减少或消失，带下量极少，宫颈或有萎缩。

（2）辅助检查：雌激素、抗苗勒氏管激素低下，促卵泡生成素、促黄体生成素升高。

（二）辨证分型

1. 肝肾亏虚证

带下量减少或无，阴道干涩灼痛，阴痒，阴道萎缩，伴性交痛；潮热汗出，心烦失眠，头晕耳鸣，腰膝酸软，口干，大便干结，小便黄；舌红少苔，脉细数。

2. 血枯瘀阻证

带下量减少或无，阴道干涩灼痛，阴痒，阴道萎缩；面色无华，神疲乏力，心悸失眠，肌肤甲错，或月经紫黯夹血块，经行腹痛；舌质黯，舌边有瘀点瘀斑，脉细涩。

（三）中医治疗

1. 普通针刺

主穴：太溪、肾俞、中极、气海、关元、足三里、三阴交。

配穴：血枯瘀阻证加血海。

操作要点：毫针直刺或斜刺1～1.5寸，均采用补法，每天1次，每次留针20～30分钟，留针期间行针4～5次，每次行针5～10秒。10次为1个疗程。

2. 耳穴压豆

穴位：内生殖器、内分泌、肾、肝、脾。

操作要点：耳部消毒后，每次选3～4穴，用王不留行籽贴压固定，每天按揉4～5次，每次5～10分钟，以发热为度。

3. 灸法

（1）普通灸

主穴：脾俞、肾俞、腰阳关、太溪。

配穴：气海、关元、中极、子宫、足三里、三阴交。

操作要点：采用隔姜灸或温和灸，灸至皮肤出现红晕，正面穴位和背面穴位隔日交替施灸，每次20～30分钟，10次为1个疗程。

（2）热敏灸

穴位：子宫、肾俞、三阴交附近的热敏化腧穴（即穴位附近的痛点、结节点）。

操作要点：患者仰卧位，暴露下腹，医者在子宫穴及三阴交穴附近的热敏化腧穴处施以热敏灸，灸至皮肤出现红晕，隔日俯卧位，对肾俞穴及腰骶部热敏化腧穴施以热敏灸，灸至皮肤出现红晕，每次20～30分钟，10次为1个疗程。

4. 熏洗

外洗方：金银花15g，女贞子15g，石斛15g，黄柏10g，淫羊藿12g，地肤子15g，苦参15g。

操作要点：药物煎汤液1000～2000mL，趁热用热气熏蒸，后坐浸于药液中。每日1次，10天为1个疗程。

5. 浴足

浴足方：盐菟丝子15g，枸杞子15g，山茱萸15g，肉苁蓉15g，知母10g，丹参15g，酒仙茅12g，川牛膝12g。

操作要点：上述药物煎汤，取汤液每晚浴足20～30分钟，水温维持在40℃左右，水位高于足部三阴交穴位，以微微发汗为宜。每晚1次，10次为1个疗程。

6. 阴道冲洗

冲洗方：金银花15g，女贞子15g，石斛15g，黄柏10g，淫羊藿12g，苦参15g，地肤子15g。

操作要点：将上药煎取药液约500mL，待药液温热时，先用温水将外阴清洗后用阴道冲洗器取适量药液冲洗阴道，每晚1次，7天为1个疗程。

7. 阴道纳药

纳药方：金银花15g，女贞子15g，石斛15g，黄柏10g，淫羊藿12g，苦参15g，地肤子15g。

操作要点：煎药200mL，滤渣，放凉后加入冰片5g，存于瓶中备用。用消毒带线棉球浸药水放入阴道，次日取出。每日1次，7天为1个疗程。

（四）中医预防与调护

避风寒，慎起居，畅情志，饮食可适当增加豆制品。及早诊断及治疗导致卵巢功能降低的原发疾病，积极预防、及时治疗产后大出血，防止席汉综合征。

第四节 月经不调

一、月经过多

（一）概要

月经过多，是指月经量较正常明显增多，而周期基本正常者，属于月经不调的范畴。相当于西医学的排卵性功能失调性子宫出血、子宫肌瘤、子宫肥大症、盆腔炎、子宫内膜异位症等疾病及宫内节育器引起的月经过多。此外，可出现于全身性疾病，如血液病及其他内分泌疾病，都可参考本病治疗。

（二）中医治疗的优势

月经量多严重影响患者生活质量。中医药物治疗联合中医外治法可相互配合提高疗效，外治法疗效确切、副作用小、应用方便、操作简单等多种优势，成为该病治疗不可缺少的一种方法，值得提倡和推广。

（三）诊断要点

1. 临床表现

月经量明显增多，多出平时正常经量1倍以上，或超过80mL，但在一定时间内能自然停止，连续2个周期或以上。可引发继发性贫血。

2. 检查

（1）妇科检查：一般无明显异常，或子宫稍增大。

（2）辅助检查：妇科B超或宫腔镜检查可排除子宫肌瘤、子宫内膜息肉，诊断性刮宫可了解子宫内膜病理形态。

（四）辨证分型

1. 气虚证

经行量多，经色淡红，经质清稀；面色无华，神疲乏力，气短懒言，小腹绵绵作痛；舌淡红，苔薄白，脉细弱。

2. 血热证

经行量多，经色鲜红或深红，有光泽，质黏稠；伴心烦口渴，身热面赤，大便干结，小便黄赤，或有灼热感；舌红绛，苔黄，脉滑数。

3. 血瘀证

经行量多，或持续时间延长，经色紫黑，多血块；胸闷烦躁，腰骶酸痛，或小腹满痛，肌肤不泽；舌质紫黯，或有瘀斑、瘀点，脉涩或细弦。

（五）中医治疗

1. 针刺法

（1）普通针刺

穴位：关元、三阴交、隐白。

操作要点：于月经来潮后第二天下午开始治疗，每天1次，每次留针30分钟，手法虚补实泻。治疗3～5次为1个疗程，连续治疗3个月经周期。

（2）火针

主穴：气海、关元、中极、水道、痞根。

配穴：气虚血瘀配足三里、肾俞；气滞血瘀配照海、膈俞。

操作要点：患者取仰卧位，嘱患者针刺前排空小便，以中粗火针或细火针酒精灯烧灼后迅速点刺穴位，不留针。针刺深度0.8～1寸，隔日1次。经期停针，10次为1个疗程，共治疗3个疗程。

注意事项：注意无菌操作，选穴可轮流交替选穴，保护局部皮肤。

（3）穴位埋线

主穴：次髎、地机、三阴交、曲骨、归来。

配穴：气虚者加气海、足三里；血热者加水泉、行间；血瘀者加膈俞、血海。

操作要点：次髎、地机、三阴交、气海、水泉、行间、血海都采用直刺法，曲骨、归来、膈俞斜刺，以局部产生酸胀为度。15天埋线1次，3次为1个疗程，经期停用。

2. 耳针或耳穴压豆或耳部揿针

穴位：肝、脾、肾、膈、内分泌、脑干、子宫。

操作要点：耳针一般刺入2～3mm即可达软骨，其深度以毫针能稳定而不摇摆为宜，用毫针施以中度刺激，留针15～20分钟。每日或隔日1次，10次为1个疗程，治疗2个疗程。耳穴压豆或揿针每于行经前半个月开始贴压，至月经来潮为1个疗程，共3个疗程。

3. 穴位注射

穴位：血海（单侧）、三阴交（双侧）。

操作要点：抽取酚磺乙胺注射液2mL（0.25g），按穴位进针后小幅度提插得气，得气后针感向上传导，以传至会阴部效果更好，血海穴注射0.5mL、三阴交穴注射1.5mL。每日1次，次日取对侧穴位。经期量多时连续治疗3次为1个疗程，一般治疗1～2个疗程。

月经量多，平时治疗以调理脏腑功能为主，经期以减少经量为主。治疗重在经前，以针灸为主。

（六）中医预防与调护

（1）注意天气的变化，适当增添衣服。

（2）注意保持心情愉悦，避免情绪起伏。

（3）注意休息，劳逸结合，避免过度劳累。

月经量多的中医外治法主要以针灸为主，可配合穴位贴敷、耳穴压豆等治疗。经期治疗以止血为主，可参考崩漏的外治方法。平时治疗以辨证治疗，调理预防为主。

二、月经过少

（一）概要

月经周期基本正常，经血量排出明显减少，甚至点滴即净；或行经时间过短，不足2天，经量也因而减少者，称“月经过少”。月经过少常与月经后期并见。由于近年来刮宫流产术较为多见，以及生活工作节奏加快，紧张的心理持续不断，迟睡失眠等不良生活习惯，因而月经过少这一病症亦渐渐增多，在不孕不育、先兆流产这些病症中也常见此类疾患，故应引起重视，尽早给予诊治。

（二）中医治疗的优势

月经量少原因较多，而长期中西药治疗疗效也有限。中医外治法运用整体观念，辨证论治的思想，双向调节，整体调治，容易被患者接受。配合中医外治法可提高疗效。外治法疗效确切、副作用小、应用方便、操作简单等多种优势，值得提倡和推广。

（三）诊断要点

1. 病史

可有失血、结核病、反复流产等病史及刮宫术史。

2. 临床表现

经量明显减少，甚或点滴即净，月经周期可正常，也可伴周期异常，如与月经后期并见。

3. 检查

（1）妇科检查：盆腔器官基本正常或子宫体偏小。

（2）辅助检查：妇科内分泌激素测定对性腺功能低下引起月经过少的诊断有参考意义；B超检查、诊断性刮宫、宫腔镜检查、子宫碘油造影等，对子宫发育不良、子宫内膜结核、子宫内膜炎或宫腔粘连等有诊断意义。

（四）辨证分型

1. 肾虚证

经来量少，不日即净，或点滴即止，血色淡黯，质稀，腰酸腿软，头晕耳鸣，小便频数，舌淡，苔薄，脉沉细。

2. 血虚证

经来量少，不日即净，或点滴即止，经色淡红，质稀，头晕眼花，心悸失眠，皮肤不润，面色萎黄，舌淡，苔薄，脉细无力。

3. 血寒证

经行量少，色黯红，小腹冷痛，得热痛减，畏寒肢冷，面色青白，舌黯，苔白，脉沉紧。

4. 血瘀证

经行涩少，色紫黑有块，小腹刺痛拒按，血块下后痛减，胸胁胀痛，舌紫黯，或有瘀斑紫点，脉涩有力。

（五）中医治疗

1. 针刺法

（1）普通针刺

主穴：关元、归来、肾俞、气冲、子宫、三阴交、天枢、阴交、地机、八髎、十七椎、公孙、次髎。

配穴：肝肾亏虚者加太溪；肾虚者加血海、气海、脾俞、足三里，均行补法；血虚者加脾俞、肝俞穴，均行补法；痰阻者加合谷、外关、丰隆穴，均行泻法；血寒者加阳维、气穴，平补平泻；血瘀者加肝俞、血海、中极、地机穴，均行泻法；病程长者加百会、神门、志室、肓俞、复溜、气门等。

操作要点：普通针刺，月经量少各型均可配合电针、温针灸以加强刺激。病情较重者，经前及经期治疗，14天为1个疗程。

（2）穴位埋线

穴位：气海、关元、子宫、次髎等。

操作要点：经净后埋线，1个月经周期为1个疗程，连续治疗3个疗程。

2. 灸法

穴位：关元、命门、神阙、血海、三阴交、足三里等。

操作要点：采用隔盐灸、隔姜灸、温和灸、雀啄灸、回旋灸等不同的灸法。每日1次，每次15分钟，连续治疗7～10天为1个疗程，连续治疗3个疗程。

3. 耳穴压豆

穴位：内生殖器、内分泌、肾、神门、皮质下、交感。

操作要点：要求患者每日按压2～3次，每穴每次按压60秒以上，刺激不宜过强，避免局部皮肤损伤，使耳郭发热或者穴位局部产生酸、麻、胀痛感为佳。两耳交替进行按压。连续治疗3个月经周期，每1个月经周期从月经干净开始至下次月经来潮，月经期停止治疗。

4. 穴位注射

穴位：气海、关元、子宫、次髎、三阴交等。

操作要点：气血虚弱者用黄芪或丹参注射液穴位注射，选穴2～3个。气滞血瘀证选用复方当归注射液注射三阴交为主，选穴3～4个，每穴注射0.5～1mL，隔天1次，经期停止治疗，1个月经周期为1个疗程。

5. 穴位贴敷

主穴：气海、三阴交、归来、血海。

配穴：肾俞、太溪、膈俞。

药物：肉桂、杜仲各15g，附子、艾叶、益母草、当归、大黄、红花、山茱萸各10g，乌药6g，香附4.5g，血竭3g。

操作要点：以上十二味药研碎成粉状，以黄酒或姜汁或蜂蜜调和成糊状。取适量药膏（每穴取2～3g），敷贴于患者穴位（每次选取4～6穴），胶布固定。敷贴时间以患者能够耐受为度，保留4～6小时，局部皮肤不适者酌情提前去除。每天1次，3～5天为1个疗程，连续治疗3个疗程。

6. 按摩

全身经穴按摩或足反射区按摩法。

操作要点：全身经穴按摩参见痛经章节。以上部位和穴位采用点、揉、按、摩、运、掐等手法进行刺激，手法由轻到重，做到轻而不浮，重而不滞。月经净后5天开始按摩，手法每日治疗1次，每次30分钟，连续10次为1个疗程，疗程间休息3天，连续治疗3～5个疗程。

7. 循经络仿生物电刺激

穴位：子宫、中极、关元、三阴交、肾俞。

操作要点：例如使用PHENIX-USB4神经肌肉刺激治疗仪（法国

Electronic Concept Lignon Innovation生产），将A_1、A_2、B_1、B_2通道通过数据线连接50mm × 50mm的黏性电极粘贴于患者上述所选穴位，调节频率50Hz，脉宽250μs，予电刺激治疗。月经干净后第1日开始治疗，每次治疗30分钟，每天1次，每个月经周期治疗10天为1个疗程，治疗3个月经周期。

（六）中医预防与调护

（1）避风寒，慎起居。

（2）节饮食，畅情志。

（3）节制房事，严格避孕，避免人流及各种宫腔操作史。

（4）注意经期及产褥期的卫生，预防感染。

三、月经先期

（一）概要

月经先期是指月经周期提前7天以上，甚至10余日一行，连续2个周期以上者。月经先期往往是崩漏之先兆。中医认为月经先期的主要病机是冲任不固，气血失于制约，导致月经周期提前，临床多见气虚型和血热型。如朱丹溪谓："经水不及期而来者，血热也。"《傅青主女科》认为"先期者，火气之冲"。中医辨证施治以气虚、血热为主。

（二）中医治疗的优势

月经先期西医治疗多以短效避孕药为主，中药配合中医外治法，可缩短疗程、减少药物的毒副作用，操作简便，患者乐于接受，有一定的优势。

（三）诊断要点

1. 临床表现

月经周期提前7天以上，或20天左右一行，连续发生2个周期或以上。

2. 检查

（1）妇科检查：一般无明显的阳性盆腔体征。

（2）辅助检查：基础体温监测、月经前3～7天孕激素测定、月经前1天或来潮6～12小时内行宫内膜病检，均有助于诊断。

（四）辨证分型

1. 血热证

（1）阳盛血热证：经行提前，经血量多，色红紫，质稠；身热面赤，口渴喜冷饮，心胸烦闷，大便秘结，小便黄赤；舌红，苔黄，脉滑数。

（2）肝郁血热证：月经周期缩短，经量或多或少，经色紫红，质稠有小块，经前乳房、胸胁、少腹胀满疼痛，抑郁或烦躁，口苦咽干；舌红，苔薄黄，脉弦数。

（3）阴虚血热证：经行提前，经血量少，经色红赤质稠，形体瘦弱，潮热颧红，咽干唇燥，五心烦热；舌体瘦红，少苔，脉细数。

2. 气虚证

（1）脾气虚证：经行提前，或经血量多，色淡红，质清稀；神疲乏力，倦怠嗜卧，气短懒言，或食少纳呆，小腹空坠，便溏；舌淡红，苔薄白，脉缓弱。

（2）肾气虚证：周期提前，经量或多或少，色淡暗，质清稀；腰膝酸软，头晕耳鸣，面色晦暗或有暗斑；舌淡黯，苔薄白，脉沉细。

（五）中医治疗

1. 针刺法

（1）普通针刺

主穴：关元、天枢、归来、次髎、三阴交、肝俞、肾俞。

配穴：肝郁者加太冲、期门、血海；肾虚者加太溪、腰阳关；热甚者加血海池、蠡沟等。

操作要点：经净后开始治疗，每天1次，10次为1个疗程，共治疗4个疗程。

（2）透穴埋线

主穴：关元（透中极）、天枢（透外陵）、归来（透横骨）、次髎、三阴交、肝俞（透脾俞）、肾俞（透大肠俞）。

配穴：肝郁者加太冲、期门；肾虚者加太溪。

操作要点：一针透多穴，透穴可以扩大刺激面以增强治疗强度。先将导针刺入穴位，透穴刺激达到强度后，埋入可吸收线。

背俞穴操作时注意安全，斜刺，注意深度。

月经干净后进行埋线治疗，每月1次，连续治疗4次为1个疗程，共治疗1个疗程。

2. 电耳针或耳穴压豆

主穴：子宫、内分泌、肝、肾。

配穴：经期延长，月经过多者加脾、肾上腺、缘中。闭经、月经周期紊乱者加盆腔、神门、缘中。

操作要点：用G6805针灸治疗仪的探穴电极头电刺激患者的指定耳穴，每穴微电刺激10～20秒，重复3～4次，电针后在每个耳穴上加贴磁珠或王不留行籽按压，每日按压2～3次，每周治疗2次，10次为1个疗程，两耳穴交替治疗，一般连续治疗3～5个疗程。

3. 穴位贴敷

（1）血热证

操作要点：大黄128g，玄参、生地、当归、赤芍、白芷、肉桂各64g，以小磨麻油1000g熬，黄丹448g收膏，贴关元处。每日1次，月经前后10天用，3个月为1个疗程。适用于血热型月经先期。

（2）血瘀证

操作要点：乳香、没药、白芍、牛膝、丹参、山楂、广木香、红花各15g，冰片10g。除冰片外，余药烘干，研为细末，过筛，再将冰片末调入重研一遍，装瓶备用。用时取药末20g，以生姜汁或黄酒适量，调为稠膏，敷神阙穴及子宫穴。2日换药1次，连用2周，经前及经期用。3～5次为1个疗程。适用于血瘀型月经先期。

（六）中医预防与调护

（1）经期、产后须加强保护，适寒温、避免劳累等。

（2）保持心情舒畅。

（3）清淡营养饮食。

（4）重视经期卫生和节欲。

四、月经后期

（一）概要

月经周期延后7天以上，甚至3～5个月一行者，称为月经后期。本病相当于西医的月经失调、月经稀发。

《景岳全书·妇人规》记载“凡血寒者，经必后期而至”。清代叶天士《叶氏女科证治·调经上》记载“妇人以血为主……气血周流月水自然如期，若阴不足则月经后退……”。临床医家的经验总结，为现代治疗该病提供了思路。

（二）中医治疗的优势

月经后期病因复杂，治疗难度大，药物治疗联合中医外治法可相互配合提高疗效，外治法方法简便，疗效可靠，无副作用，且无药物之苦，值得提倡和推广。

（三）诊断要点

1. 临床表现

月经周期推后7天以上，甚至3～5个月一行，伴有经量或经期的异常。

2. 检查

（1）妇科检查：一般无明显异常，或有卵巢体积增大。

（2）辅助检查：基础体温、性激素测定及B超等检查有助于诊断。如月经3～5个月一行伴月经量少者，临床又称月经稀少，应查血清性激素及胰岛素释放试验，以明确有无高雄激素、高泌乳素、高胰岛素血症，并结合B超检查综合判断是否为多囊卵巢综合征。

（四）辨证分型

1. 肾虚证

经期延后，量少，色淡，质稀；头晕气短，腰膝酸软，性欲淡漠，小腹隐痛，喜暖喜按，大便溏泄，小便清长；舌淡，苔白，脉沉迟无力。

2. 血虚证

经行错后，量少，色淡，质稀无块；经行小腹绵绵作痛，面色萎黄，头晕眼花，心悸失眠，爪甲不荣；舌淡，苔薄，脉细弱。

3. 血寒证

（1）虚寒证：经行延迟，量少，色淡红，质清稀；小腹冷痛，喜暖喜按，腰膝冷痛，小便清长；舌淡，苔白，脉沉细迟。

（2）实寒证：经行错后，量少，色黯有块；小腹冷痛，畏寒肢冷，面色苍白，小便清长；舌黯红，苔白，脉沉紧或沉迟。

4. 气滞证

经行延后，量少，色黯红有块；小腹胀满，或胸胁乳房胀痛不适，精神抑郁，时欲太息；舌质正常或略暗，苔白，脉弦。

（五）中医治疗

1. 针刺法

（1）普通针刺

主穴：关元、归来、肾俞、气冲、子宫、三阴交、天枢、阴交、地机、八髎、十七椎、公孙、次髎等。

配穴：肝肾亏虚者加肝俞、太溪。气血不足者加气海、血海、脾俞、足三里。气滞血瘀者加太冲、期门、膈俞。阴虚血燥者加血海。痰湿阻滞者加带脉、丰隆、水道。肾气亏虚者加命门、腰阳关、大椎、阳维。病程长者加百会、神门、志室、肓俞、复溜、气门等。

操作要点：①主穴为主，据不同证型酌加配穴。每次取6～8穴。针刺手法虚补实泻为原则。针刺关元，宜用连续捻转手法，使针感向会阴部传导。膈俞、脾俞等背俞穴向下或朝脊柱方向斜刺，不宜直刺、深刺。长强穴宜浅刺、强刺激。②根据月经不同时期，经后期予重按轻提补法，经间期予平补平泻，经前期予轻按重提泻法。③气血不足、寒湿凝滞者可在背部穴或腹部穴加灸。④气滞血瘀者或痰湿内凝的可配合刺络拔罐。⑤本病疗程长，治疗每日或隔日1次，10次为1个疗程，连续治疗8～10次，经期停用。

（2）安神调经针

穴位：神庭、四关（双侧）、三阴交（双侧）。

操作要点：神庭平刺，四关穴、三阴交直刺。手法平补平泻。1周治疗3次，隔日1次，月经期停止治疗，共治疗3个月经周期。

（3）电针

穴位：中脘、建里、下脘、水分、梁门、滑肉门、天枢、水道、归来、关元、气海、曲池、合谷、足三里、丰隆、阴陵泉、三阴交。

操作要点：实证施以泻法，虚证施以补法。行针2分钟后接电针，疏密波脉冲，电流强度以患者耐受为度。四组电极，一组连于患者上肢部穴位，曲池与合谷交替使用；一组连于患者下肢部穴位，足三里与丰隆交替使用；两组连接于患者腹部穴，天枢与归来交替使用。每日1次，1周6次，1月为1个疗程，共治疗3个疗程，月经期间停针。

（4）温针灸

穴位：足三里、关元、气海、三阴交、阴陵泉、肾俞。

操作要点：患者平卧或俯卧位，针刺穴位得气后，于针柄上放置艾团（艾炷），点燃并留针20～30分钟。温针灸疗程同普通针刺。温针灸适合肾气亏虚或气血亏虚等虚寒证。选穴宜选取肌肉丰厚的穴位为佳，注意事项见总论。

2. 穴位埋线

主穴：气海、三阴交、归来、血海。

配穴：实寒证加子宫；虚寒证加命门、腰阳关；肾虚者加肾俞、太溪；气滞者加天枢，太冲；痰湿者加丰隆、阴陵泉；血虚者加足三里；血瘀加膈俞。

操作及注意事项见总论及各章节。

3. 其他疗法

其他疗法参考闭经章节。

（六）中医预防与调护

避风寒、慎起居、畅情志、适度锻炼、营养均衡。

五、经期延长

（一）概要

经期延长是指月经周期基本正常，行经时间超过7天以上，甚或淋漓半月方净为基本表现的疾病。

（二）中医治疗的优势

经期延长病情缠绵。药物治疗联合中医外治法可相互配合提高疗效，加之外治法方法简便，疗效可靠，无副作用，且无药物之苦，值得提倡和推广。

（三）诊断要点

1. 临床表现

每次月经持续时间达7天以上，但一般在2周内能自然停止，可伴月经过多或过少。

2. 检查

（1）妇科检查：主要应排除宫颈病变，如宫颈糜烂、息肉等。

（2）辅助检查：基础体温测定、B超、子宫内膜病理检查等有助于诊断。

（四）辨证分型

1. 血瘀证

经行时间延长，经色紫黯有块，经行涩滞不畅；小腹疼痛不适，面赤额黑，身重无力；舌紫黯，有瘀斑，脉沉弦涩。

2. 虚热证

经行时间延长，量不多，色鲜红，或紫红，质稠；形体消瘦，颧红潮热，咽干口燥，五心烦热，大便干，小便黄；舌红，苔薄黄，脉细数。

3. 气虚证

经行时间延长，经量多，色淡红，质清稀；面色无华，神疲乏力，气短懒言，动则头晕眼花，心悸失眠，食少纳呆；舌淡红，苔薄白，脉沉细弱。

（五）中医治疗

1. 针刺（普通针刺配合头针）

主穴：关元、中极、血海、隐白、太冲、断红、子宫及双额旁3线等。

配穴：血热者配曲池；气郁者配支沟、大敦；血瘀者配气冲、冲门；气虚血亏者配气海、膈俞。

操作要点：

（1）关元透中极，深2.5～3寸，使针感达耻骨联合上下。

（2）针刺子宫穴时，向内下方斜刺，达2～2.5寸，施以提插捻转手法，根据病情虚实给予补虚泻实。

（3）三阴交穴针刺时，针尖向上，使针感向上传导至会阴部。

（4）取断红穴时先针后灸，针时患者坐位或卧位，常规消毒，针体刺入后，快速捻转，不提插，200转/分，持续捻转2分钟，留针10分钟，反复操作3次即可起针。

（5）其余穴位常规针刺。10天1个疗程，中间休息2天，共进行2～3个疗程。

2. 黄芪穴位注射

穴位：关元、三阴交和肾俞、足三里。

药物：黄芪注射液4mL。

操作要点：抽取黄芪注射液4mL，按水针操作常规，得气后每穴注射1～1.5mL药液，每天1次，两组穴位交替，5次为1个疗程，连用3个疗程。

（六）中医预防与调护

（1）经期避免重体力劳动和剧烈运动。

（2）经期、产褥期注意外阴卫生，禁止房事。

（3）保持心情舒畅，避免过度精神刺激。

六、月经先后不定期

（一）概要

月经先后不定期是指月经经期正常，周期或前或后1～2周，连续3个周期以上者。

（二）中医治疗的优势

药物治疗联合中医外治法可提高疗效，外治法方法简便，疗效可靠，无副作用，且无药物之苦，值得提倡和推广。

（三）诊断要点

1. 临床表现

月经周期或提前或错后7天以上，交替出现，连续发生3个周期或以上。

2. 检查

（1）妇科检查：一般无明显异常。

（2）辅助检查：基础体温监测、生殖激素测定有助于诊断。

（四）辨证分型

1. 肝郁证

月经或提前或错后，经量或多或少，色黯红有块；情志抑郁，胸胁乳房胀满，脘闷不舒，时叹气，嗳气食少；舌质正常或略暗，舌苔薄白或薄黄，脉弦。

2. 肾虚证

经行或先或后，量少，色淡，质清稀；面色晦暗，头晕耳鸣，腰膝酸痛，小腹空坠，小便频数；舌淡，苔薄，脉沉细弱。

（五）中医治疗

（1）腹针

主穴：引气归元（中脘、下脘、气海、关元，深刺），腹四关（双侧滑肉门、外陵，中刺），大横（双，深刺），气穴（双中刺），气旁（双中刺），归来（双中刺）。

操作要点：针刺穴位按照中脘—下脘—关元—气海—气穴—气旁—滑肉门—外陵—大横的顺序由上至下、由里至外进行针刺。留针30分钟。每周2次，隔2～3天1次，12次为1个疗程，共治疗2个疗程。

若月经来潮则停止治疗，于经后第3天后继续治疗。

（2）透穴埋线

主穴：关元（透中极）、天枢（透外陵）、归来（透横骨）、次髎、三阴交、肝俞（透脾俞）、肾俞（透大肠俞）。

配穴：肝郁者加太冲、期门；肾虚者加太溪。

埋线：对准所选腧穴快速透皮进针，到达适当深度，行针以促使得气。每月1次，连续治疗4次为1个疗程。

（六）中医预防与调护

避风寒、慎起居、畅情志、适度锻炼、营养均衡。

第五节　闭经

一、概要

月经来潮是下丘脑—垂体—卵巢轴及子宫生殖道之间精细的相互调节作用的结果。这个相互作用中任何一步出现问题都会造成闭经。闭经是妇科疾病中最常见的症状之一，并非疾病名称，其病因众多，不仅涉及内分泌系统，而且涉及多系统多学科，使病情复杂化，常给诊断和治疗带来困难。中医学将闭经称为“经闭”“不月”“月事不来”“经水不通”等。

二、中医治疗的优势

闭经病因复杂，治疗难度大，药物治疗联合中医外治法可相互配合提高疗效，加之外治法方法简便，疗效可靠，无副作用，且无药物之苦，所以，值得提倡和推广。

三、诊断要点

目前广泛为人所接受的闭经的定义：

（1）已达到14岁尚无月经来潮，第二性征不发育者。

（2）已达16岁尚无月经来潮，不论第二性征发育生长是否正常者。

（3）已有月经来潮，但月经闭止3个周期（按本人的月经周期长短计算）或超过6个月不来潮者。

四、辨证分型

（一）气血虚弱证

月经周期延迟、经量少、色淡红、质薄，渐至月经不行；神疲肢倦，头晕眼花，心悸气短，面色萎黄；舌淡、苔薄、脉沉缓或细弱。

（二）肾气亏损证

年逾16岁尚未行经，或月经初潮偏迟，时有月经停闭，或月经周期建立后，由月经周期延后、月经减少渐至月经停闭；或体质虚弱，全身发育欠佳，第二性征发育不良，或腰酸腿软，头晕耳鸣，倦怠乏力，夜尿频多；舌淡暗，苔薄白，脉沉细。

（三）阴虚血燥证

月经周期延后、经量少、色红质稠，渐至月经停闭不行；五心烦热，颧红唇干，盗汗甚至骨蒸劳热，干咳或咳嗽唾血；舌红，少苔，脉细数。

（四）气滞血瘀证

月经停闭不行，胸胁、乳房胀痛，精神抑郁，少腹胀痛拒按，烦躁易怒；舌紫黯，有瘀点，脉沉弦而涩。

（五）痰湿阻滞证

月经延后，经量少，色淡质黏腻，渐至月经停闭；伴形体肥胖，胸闷泛恶，神疲倦怠，纳少痰多或带下量多，色白；苔腻，脉滑。

五、中医治疗

（一）针刺法

1. 普通针刺法

主穴：关元、归来、肾俞、气冲、子宫、三阴交、天枢、阴交、地机、八髎、十七椎、公孙、次髎等；病情重者可选长强。

配穴：肝肾亏虚加肝俞、太溪；气血不足加气海、血海、脾俞、足三里；气滞血瘀加太冲、期门、膈俞；阴虚血燥加血海、阴交；痰湿阻滞加带脉、丰隆、水道；肾气亏虚加命门、腰阳关、大椎、阳维；病程长者加百会、神门、志室、肓俞、复溜、气门等。

操作要点：

（1）主穴为主，据不同证型酌加配穴。每次取6～8穴。针刺手法虚补实泻为原则。针刺关元，宜用连续捻转手法，使针感向会阴部传导。膈俞、脾俞等背俞穴向下或朝脊柱方向斜刺，不宜直刺、深刺。长强穴宜浅刺、强刺激。

（2）气血不足、寒湿凝滞者可在背部穴或腹部穴加灸。

（3）气滞血瘀者或痰湿内凝证可配合刺络拔罐。

（4）本病病情重，病程长，每日或隔日治疗1次，10次为1个疗程，连续治疗8～10次，经期停用。

2. 电针

选穴原则：同普通针刺法。

操作要点：归来配三阴交、中极配地机。接电针治疗仪，用疏密波，施以中等强度电流刺激。可任选一对穴位或各对穴位交替使用。每日或隔日治疗1次，每次20～30分钟，10次为1个疗程，连续治疗3～6个月。

3. 温针灸

选穴原则：同普通针刺法。

操作要点：患者平卧或俯卧位，针刺穴位得气后，于针柄上放置艾团（艾炷），点燃并留针20～30分钟。温针灸疗程同普通针刺。温针灸适合寒凝血瘀或气血亏虚等寒证或虚证。辨证选穴，一般选择肌肉丰满的穴位为好，选穴可轮流选取以避免对皮肤的刺激。

4. 穴位埋线

主穴及配穴：参照普通针刺法。

操作要点：见总论及痛经章节。穴位埋线一般非经期进行，半月埋线1次，连续5～8次为1个疗程。

（二）耳针或耳穴压豆或耳部揿针

主穴：内生殖器、内分泌、皮质下。

配穴：肝、肾、心。

操作要点：主穴为主，酌加配穴。每次取2～3穴，双耳均选。毫针中度刺激，留针15～30分钟，注意严格消毒，耳针每日或隔日1次，连续5～7次为1个疗程，治疗5～8个疗程；可行埋针或压丸法。以王不留行籽贴压或揿针贴压，敷贴好后宜用拇、食指反复按压至耳郭潮红充血。并嘱患者每日自行按压3～4次。3～5天换贴1次。月经来潮后宜再贴压1个疗程，以巩固效果。一般3～5次为1个疗程，治疗3～5个疗程。

（三）灸法

1. 直接灸或隔物灸

穴位：关元、气海、中极、地机、次髎、足三里、三阴交、阳池、三焦俞。

操作要点：灸法对各种证型的闭经均有效，对虚证的闭经效果尤其突出。选穴按辨证及个人经验为主，选取5～8穴。可以用灸条悬灸或灸盒施灸。

对于下焦虚寒较重患者，可以采用隔物灸。隔物灸有隔姜灸、隔盐灸等。

隔姜灸将艾炷放置姜片上，从顶端点燃艾炷，待快燃尽时在旁边接续一个艾炷。灰烬过多时及时清理。注意艾灸过程中要不断地移动姜片，以局部出现大片红晕潮湿，患者觉热为度。每穴灸5～7壮小艾炷。

隔盐灸：一般用于神阙穴施灸，干净纱布覆盖在脐孔上，在脐孔内填满盐，盐上放姜片，姜片上放置小艾炷后施灸，以患者感觉腹腔温热为度。

灸法每天1次，5～7次为1个疗程，共治疗3～5个疗程。

2. 雷火灸

穴位：关元、气海、曲骨、三阴交、肾俞、八髎、腰阳关等。

治疗部位：小腹、腰背。

雷火灸可以购成品，也可以配制。乳香30g，没药30g，川乌30g，草乌30g，穿山甲20g，细辛20g，肉桂20g，桃仁20g，川芎20g，樟脑40g，冰片40g，硫黄40g，上药研细为末，紧卷成圆柱形备用。

操作要点：

（1）气滞血瘀及寒凝血瘀证，点燃2支雷火灸条，装在两头灸具上，距离小腹与骶髂关节部2～3cm，灸至皮肤发红，深部组织发热，每处不能少于15分钟；灸关元、气海、曲骨、三阴交等穴位，用雀啄法，每雀啄8次为1壮，两壮之间用手按压1次，每穴各8壮。

（2）气血虚弱、肾气亏虚者，小腹、腰背部，灸至皮肤发红，深部组织发热，每部位灸疗时间不能少于25分钟；灸肾俞、八髎、三阴交、足三里等穴位，距离穴位2cm，用小回旋灸法，每回旋8次为1壮，每穴各灸8壮。每日或隔日1次，3～5次为1个疗程，治疗3～4个疗程，疗程之间休息1周。

（3）雷火灸对虚寒性闭经者适合。

（四）推拿

主穴及经络：气海、关元、肾俞、八髎；肾俞、脾俞、膈俞；三阴交、血海、足三里；任脉、督脉、膀胱经第一侧线。

操作要点：

（1）揉摩小腹，虚证方向以逆时针为主，实证以顺时针为主，手法要求深沉缓慢，时间10～15钟。

（2）用一指禅推、按、揉气海、关元等腹部穴位，以酸胀为度。

（五）穴位贴敷

主穴：神阙、关元、气海、中极、三阴交、子宫、次髎、足三里、肾俞、归来。配穴（根据辨证灵活选取）：气滞血瘀者配肝俞、膈俞、阴交、血海、太冲；寒凝血瘀者配血海、命门；阳虚内寒者配腰阳关、次髎等；痰湿者配中极、膀胱俞、带脉、曲池、委中、阴陵泉、三阴交、蠡沟；气血虚弱者配血海、关元俞、中脘、天枢、足三里、脾俞、胃俞；肝肾亏虚者配肝俞、肾俞、命门。

方药：当归、川芎、白芍、延胡索、乳香、蒲黄、五灵脂、大黄、肉桂。

暖宫止痛贴（适合于寒凝血瘀、气滞血瘀证）：加桂枝、艾叶、三七、姜黄、香附、乌药、白芥子。

健脾温肾贴（适合于脾肾气虚、阳虚体弱证）：加淫羊藿、蛇床子、川乌、草乌。

清热利湿贴（适合于痰热证）：加银花藤、大血藤、赤芍、栀子。

补肾活血贴（适合于肾虚血瘀证）：加桑寄生、续断、三棱、透骨草、穿山甲、细辛。

操作要点：以上药物各等分，研细为末备用。以黄酒或姜汁或蜂蜜调和成糊状。取适量药膏（每穴取2～3g），敷贴于患者穴位（每次选取4～6穴），胶布固定。敷贴时间以患者能够耐受为度，4～6小时。每天1次，每次4～6小时，连贴5～7天为1个疗程，连续3个疗程。

（六）其他疗法

1. 皮肤针

操作要点：重点叩刺腰骶两侧，任脉、肾经、脾经循行的部位，重点扣刺气海、关元、肝俞、肾俞、三阴交等。2～3日1次，治疗3次为1个疗程，连续治疗5～6个疗程。

2. 刮痧法

部位：下腹部、腰背部、下肢。

操作要点：

（1）背部：用直线刮法刮拭脊柱两侧膀胱经第一侧线，每侧刮拭以10～20次为宜，重点刮拭肝俞、脾俞、胃俞、肾俞、三焦俞穴。

（2）腹部：①用边刮法、重刮法刮拭腹部正中任脉，从气海穴向下刮至中极穴，重点刮拭关元、气海穴，也可用摩擦法、按揉法。②用轻刮法短距离刮拭奇穴子宫穴区，也可点压按揉，各部位刮拭以20～30次为宜。

（3）下肢：①以膝关节为界分上下两段分别刮拭，由上向下依次刮拭肝经循行区域，主要从血海穴至三阴交穴，三阴交、血海穴可采用点压法、按揉法。②用轻刮法刮拭小腿内侧肾经循行区域，重点点压、按揉内踝下照海穴区，也可用角刮法短距离直线刮拭。每一部位刮拭以10～20次为宜。每周刮1～2次，2～3周。

3. 中药热熨

（1）虚寒瘀证（适合于气滞血瘀、寒湿凝滞、气血虚弱证）：益母草40g，丹参40g，桃仁40g，红花40g，艾叶40g，川椒40g，木通10g，吴茱萸60g，黄芪30g，当归6g，川芎60g，木香60g，小茴香60g，怀山药30g，山萸肉30g。

（2）痰湿瘀阻证：苍术30g，生半夏30g，胆南星30g，艾叶40g，红花40g，王不留行40g，大黄30g，海桐皮30g。

操作要点：①将事先调配好的中草药研成粉末和匀，取药粉300g装入自制无纺布药袋（规格20cm×30cm）并封口，制成药物封包；②将食盐500g装入自制的普通布袋（规格20cm×30cm）内封包制成盐包；③将盐包放入恒温箱中加热至60℃；④治疗时将药物封包放置于患者治疗部位，取出加热后的盐包装入自制无纺布袋（规格25cm×40cm）内，放置于药物封包上，通过盐包加热药物封包，熨烫治疗部位。每日1～2次，每次20～30分钟，5～7天更换1个药袋，14天为1个疗程，治疗3个疗程，经期停用。也可将药包高温蒸热后，隔毛巾放置于腰腹部热熨。

4. 中药熏蒸

中药熏蒸根据闭经辨证不同，分为以下证型。

（1）寒湿瘀滞证（适合于气滞血瘀、寒凝血瘀证）：桂枝、没药、透骨草、细辛、川芎、大血藤、三棱、苍术、白芷、艾叶、小茴香、干姜。

（2）肾虚血瘀证（适合于脾肾阳虚、肾虚血瘀证）：川续断、桑寄生、川芎、苏木、大血藤、川牛膝、独活、乳香、没药、透骨草、苍术、白芷。

（3）痰湿、湿热瘀结证（适合于湿热证）：败酱草、大血藤、丹参、赤芍、乳香、没药、透骨草、苍术、白芷、三棱、莪术、连翘。

操作要点：①将中药装入罐中，加清水1000～1500mL，煮沸5～10分钟后用于熏蒸；②患者俯卧于熏蒸床上，趁热熏蒸下腹部，并以文火维持药液沸腾，使蒸汽持续而均匀。亦可采用现代“气雾透皮”设备进行熏蒸，较为安全。闭经中药熏蒸治疗部位以下腹部、腰部为主。每次熏30～40分钟，每日1次，10日以1个疗程，行经前10日开始治疗。每个月经周期连续治疗1个疗程，经期停用，连续3个疗程。

5. 中药泡足

药物：益母草15g，桃仁15g，延胡索15g，香附15g，小茴香15g，艾叶15g。

操作要点：将中药水煎去渣取液1000mL左右，再加清水3000mL左右，倒入深度为60～80cm的药浴袋中，双小腿伸入袋内后，一起放入装满40℃的温水泡洗桶内，袋内药液浸润至足三里附近。中药泡脚适合于虚证及寒证的闭经。每次泡洗30分钟左右，每天1次，经前1周开始，连续7天。行经时停止泡洗，连续治疗3个月周期为1个疗程。

闭经因病因复杂，病程较长，外治法一般建议三联至四联联合应用：如普通针刺法配合耳穴加推拿，或针灸推拿配合穴位注射及中药热熨等。穴位埋线配合耳穴压豆及穴位贴敷多种方法联合应用对改善病情、缩短疗程有一定的帮助。

第六章　儿科疾病

第一节　小儿感冒

感冒是以头痛、鼻塞、流涕、喷嚏、恶风寒、发热、脉浮等为主要临床表现的病症。全年均可发病，而以气候骤变及冬、春季节多发。本病只要治疗得当，大多预后良好。

一、诊断与鉴别诊断

（一）诊断要点

（1）气候突变，或有感受外邪或与感冒患者密切接触史。

（2）本病起病急，以发热，恶寒，鼻塞，流涕，打喷嚏，微咳为主证。

（3）感冒伴有兼夹证者，可有咳嗽加剧，喉间痰鸣，脘腹胀满，呕吐酸腐，纳呆不食，惊搐不安，大便不调等。

（4）病毒感染者血白细胞计数正常或偏低；病毒分离和血清反应可明确病原菌，近年免疫荧光、酶联免疫等方法的开展，有利于病毒的早期诊断。细菌感染者血白细胞可增高，中性粒细胞增高，咽拭子培养可有病原菌生长；链球菌引起者血中ASO滴度可增高。

（二）鉴别诊断

1. 流行性感冒

系流感病毒、副流感病毒所致，有明显流行病史。全身症状重，如发热、头痛、咽痛、肌肉酸痛等。上呼吸道卡他症状可不明显。

2. 急性传染病早期

许多传染病早期均表现为感冒症状，应根据流行病史，并抓住每种传染病的特点及实验室资料等综合分析，观察病情演变加以鉴别。

二、中药汤剂

（一）常证

1. 风寒感冒

证候表现：发热，恶寒，无汗，头痛，鼻塞，流清涕，打喷嚏，咳嗽，口不渴，咽不红，苔薄白，脉浮紧。指纹浮红。

证候分析：外感风寒，客于腠理，邪正交争，肌表被束，故发热，恶寒，无汗，头痛。肺气失宣，故鼻塞流涕，咳嗽，打喷嚏。咽不红，苔薄白，脉浮紧，为外感风寒之象。

治法：辛温散寒，疏风解表。

方剂：荆防败毒散（《摄生众妙方》）加减。

方解：方中荆芥、防风、羌活、苏叶解表散寒；前胡宣肺化痰；桔梗宣肺利咽；甘草调和诸药。

加减：头痛明显者，加葛根、白芷散寒止痛；呕吐者，加半夏、紫苏降逆和胃；时行感冒发热较高，有流行趋势者，加大青叶、板蓝根、蒲公英解毒清热。

2. 风热感冒

证候表现：发热较重，恶风，有汗热不解，头痛，鼻塞，或流黄涕，咳嗽声重，痰黏白或稠黄，咽红或痛，口干引饮，舌红，苔薄白或薄黄而干，脉浮数。

证候分析：外感风热，邪在卫表，故发热较重，有汗热不退。风热外袭，肺气失宣，故流黄涕，咳嗽痰黄，咽红。舌红，苔薄白或薄黄，脉浮数，为风热之象。

治法：辛凉清热，疏风解表。

方剂：银翘散（《温病条辨》）加减。

方解：常用金银花、连翘、大青叶解表清热；薄荷、桔梗、牛蒡子疏风散热，宣肺利咽；荆芥、豆豉辛温透表；芦根、竹叶清热生津除烦。

加减：高热者，加栀子清热；咳嗽重，痰黄稠者，加桑叶、瓜蒌皮、杏仁宣肺止咳；咽红肿痛者，加蒲公英、玄参清热利咽；大便秘结者，加枳实、生大黄通腑泄热。

3. 暑湿感冒

证候表现：高热无汗，头痛、头晕，身重困倦，胸闷泛恶，食欲缺乏，或有呕吐，腹泻，咳嗽，苔薄白或腻，脉数。

证候分析：外感暑邪，卫表不和，则高热无汗。暑多夹湿，故身重困倦。暑湿中阻则见恶心呕吐，食欲缺乏。苔腻为湿重之象。

治法：解暑清热，疏风解表。

方剂：新加香薷饮（《温病条辨》）加减。

方解：常用香薷发汗解表化湿；金银花、连翘清热解暑；厚朴行气和中，理气消痞；扁豆健脾和中，利湿消暑。

加减：热重者，加黄连、栀子清热；湿偏重者，加茵陈、苍术；伴恶心，苔黄腻者，加佩兰、藿香清化湿热；腹胀腹泻者，加葛根、黄芩、黄连清肠化湿；呕吐者，加半夏、竹茹降逆止呕。

4. 体虚感冒

证候表现：发热不高，反复发作，自汗，面色㿠白，恶风怕冷，鼻塞流清涕，肢软乏力，胃纳不香，或有咳嗽，舌淡嫩，苔薄白，脉细弱。

证候分析：本证病程较长，证情复杂。但是，其根本是体质虚弱所致。营虚卫弱，腠理不固，故自汗，恶风。邪少虚多，故发热不高，舌淡嫩，感冒反复发作。

治法：调和营卫，疏风解表。

方剂：黄芪桂枝五物汤加减。

方解：方中黄芪益气固表，扶正祛邪；桂枝汤调和营卫。

加减：畏寒鼻塞者，加荆芥、防风辛温解表；咳嗽者，加杏仁、浙贝母、前胡宣肺止咳；若病情迁延，见不规则发热，夜间盗汗，咳嗽，口干，舌红，苔少者，去桂枝，加玉竹、牡丹皮、沙参、百部以益气养阴，润肺止咳。

（二）兼证

1. 夹惊

证候表现：除感冒症状外，兼见惊惕哭闹，睡卧不宁，一惊一乍，舌质红，脉浮弦。

证候分析：本证兼见的惊惕哭闹，睡卧不宁，一惊一乍症状系由受惊所致。心肝热重者，舌质红，脉弦。

治法：疏风解表，清热镇惊。

方剂：银翘散合镇惊丸加减。

方解：银翘散疏风解表，清热解毒；镇惊丸镇惊安神。

加减：常加用钩藤、僵蚕、蝉蜕清热镇惊。可另服小儿回春丹或小儿金丹片。

2. 夹滞

证候表现：除感冒症状外，兼见脘腹胀满，不思饮食，呕吐酸腐，口气秽浊，大便酸臭，或腹痛泄泻，或大便秘结，小便短黄，舌苔厚腻，脉滑。

证候分析：本证兼见的脘腹胀满，不思饮食，大便不调，小便短黄，舌苔厚腻，脉滑症状系由食滞中焦所致；食积化腐，浊气上升则口气秽浊，大便酸臭。

治法：疏风解表，消食导滞。

方剂：在疏风解表的基础上，加用保和丸加减。

方解：常加用山楂、神曲、鸡内金消食化积；莱菔子、枳壳导滞消积。

加减：大便秘结，小便短黄，壮热口渴者，加大黄、枳实通腑泄热，表里双解。

3. 夹痰

证候表现：除感冒症状外，兼见咳嗽，喉间有痰。

证候分析：本证兼见的咳嗽，喉间有痰症状，属风寒夹痰者，痰白清稀，恶寒，无汗，或发热，头痛，舌淡红，苔薄白，脉浮紧或指纹浮红；属风热夹痰者，痰稠色白或黄，发热，恶风，微汗出，口渴，舌红，苔薄黄，脉浮数或指纹浮紫。

治法：疏风解表，清肺化痰。

方剂：在疏风解表的基础上，加用化痰的方药。一般风寒夹痰证可用三拗汤合二陈汤加减；风热夹痰者可用桑菊饮合清气化痰丸加减。

方解：常用麻黄、杏仁、半夏、陈皮等宣肺化痰；常用桑叶、菊花、瓜蒌皮、浙贝母等清肺化痰。

三、中药洗浴

中药洗浴，包括全身洗浴、局部洗浴和擦洗法三种。

（一）适应证

风寒、风热、暑热感冒。年龄在0～12岁之间；腋温在37.5℃以上且不超过40℃；病程在48小时以内。

（二）操作方法（选自南京市中西医结合医院儿科协定方）

1. 辨证选方

由于小儿外感发热“寒少热多”，且“寒热夹杂”，因此即使为风寒证，其组方配伍应以辛温佐以辛凉清透、疏风清热药，使“腠理开，表邪散，热自退”；风热证选药也需要辛温、辛凉并用，表里双解，使表邪得解，里热得清，外感发热自愈。

（1）荆芥10g，防风10g，羌活10g，苏叶15g，前胡10g，桔梗10g，白芷10g，桂枝5g，辛夷花10g，姜半夏5g。用于风寒感冒。

（2）金银花15g，连翘10g，大青叶15g，薄荷10g（后下），桔梗10g，荆芥10g，黄芩10g，芦根10g，春柴胡（醋）10g，蒲公英15g。用于风热感冒。

（3）香薷10g，厚朴5g，白扁豆10g，金银花15g，连翘10g，黄连5g，淡豆豉10g，藿香10g，六一散（包）15g，竹茹10g，葛根10g。用于暑热感冒。

2. 使用方法

（1）全身洗浴，即用药液浸泡患儿头部以下的身体进行的洗浴。此方法多适用于3岁以下的婴幼儿。

洗浴前准备：调节室温24℃～28℃，药浴水温保持在38℃～41℃；准备好干净的浴巾、衣物等；患儿排便后，脱去衣物进行洗浴。

浴后护理：浴后保暖，避风，喂温开水，及时更换汗湿的衣服；让患儿安静入睡。

具体操作：先擦后洗：用毛巾蘸浸药液，首先稍用力擦洗太阳、曲池、大椎、颈部、腋下、腹股沟等穴位及大血管走向处，以局部皮肤发红为宜。待水温适宜，将患儿置浴盆中沐浴全身。把握时间：每次浸浴5～10分钟，每天1～2次。观察患儿情况：以微微出汗即可，切忌大汗淋漓，以免虚脱；如果洗浴后，30分钟内小儿微微汗出，体温开始慢慢下降，则说明有效。

（2）局部洗浴：又叫浸足法。将药液放入开水中，待水温达到37℃左右，双足浸入水中，以药液漫过足踝抵达小腿为宜，操作者同时轻轻揉搓足底涌泉穴，逐渐添加热水并保持水温在37℃～41℃，浸足时间10～30分钟，使患者头颈部微微出汗即可，每日1～3次。

（3）擦拭法：将毛巾蘸取热药液，稍用力擦拭太阳、曲池、大椎、颈部、腋下、腹股沟等穴位及大血管走向处，以局部皮肤发红为宜。每日可1次或数次。

（4）注意事项：有高热惊厥发作患儿，超高热（腋下体温>41℃）患儿，合并有心、肝、肾和造血系统等严重原发疾病者，洗浴部分皮肤有脓疱疮、湿疹及皮肤溃烂者，禁用或慎用中药洗浴方法。空腹或过饱者禁用。洗浴后注意保暖。

四、中药直肠给药（中药灌肠、直肠滴入、直肠注入）

（一）适应证

风热、时疫感冒。年龄≥0.5岁；病程在48小时以内。

（二）操作方法

1. 辨证选方

①金银花6g，连翘10g，大青叶10g，薄荷6g（后下），桔梗6g，荆芥6g，淡豆豉10g，黄芩6g，栀子6g，芦根10g，春柴胡（醋）10g，蒲公英15g，贯众10g，牛蒡子10g，苍耳子6g，用于风热感冒；②石

膏30g（先煎），水牛角10g，白茅根20g，胆南星6g，钩藤10g（后下），地骨皮10g，芦根20g，蝉蜕10g。用于时疫感冒。选取上述诸药二煎，取药液200mL待用。（引自南京市中西医结合医院儿科协定方）

2. 使用方法

患儿取侧卧位，采用一次性注射器（50mL），拔去针头，连接一次性使用肛管，前端涂抹石蜡油或其他润滑油，缓缓插入肛门5～10cm，将药液缓慢推入直肠内，操作者左手捏住患儿肛周皮肤，以防药液流出；患儿侧卧休息10～30分钟即可。

3. 用量与疗程

0.5～2岁，每次10～30mL；2～5岁，每次30～50mL；5～12岁，每次50～100mL。每日2次，3天为1个疗程。

五、中药穴位贴敷

（一）适应证

风寒、风热、暑热感冒。

（二）操作方法

（1）常用穴位：大椎、肺俞、风池、神阙、涌泉等。

（2）辨证用药。①风寒感冒：荆芥、防风、羌活、生姜、柴胡、薄荷、前胡、桔梗、甘草；②风热感冒：金银花、连翘、大青叶、薄荷、桔梗、牛蒡子、荆芥穗、豆豉；③暑湿感冒：香薷、金银花、连翘、厚朴、扁豆、藿香、大青叶。（均引自《中医儿科学》2008年）上述诸药等分研磨成末120目待用，用时调和。也可使用市面常见如小儿退热贴贴敷于额头，有退热及缓解疼痛的疗效。

（3）方法：使用时取上药10g，用调和剂调和成泥膏状，贴敷于体表穴位。每次取穴1～2穴，每日1～2次，3天1个疗程，一般2～3个疗程。

（三）注意事项

（1）贴敷前要使用干净毛巾或纸巾擦干皮肤，局部皮肤没有汗渍。

（2）小儿皮肤娇嫩，不宜贴敷时间过长，每次以2～4小时为宜，个别小儿皮肤非常敏感，时间也可适当缩短。有严重湿疹者要慎用此法，贴敷部位皮肤有皮疹、破损、溃疡等，忌用此法。

六、推拿疗法

（一）适应证

风寒、风热、暑邪感冒。6岁以下，特别是3岁以下儿童。

（二）操作方法

（1）患儿取卧位，如小儿抗拒不配合，也可家长抱住小儿，取坐位；在选取的穴位上涂抹润肤剂进行推拿。小儿推拿时大部分穴位在手臂，为医者操作方便，推时取小儿左手为宜，如患儿左手不适宜也可用右手。推拿结束后可用毛巾擦皮肤，使之干净无汗。

（2）常用穴位：小天心、一窝风、二扇门、板门、肺经、肾经、大肠经、合谷、曲池、天河水、六腑、小横纹（掌小横纹）。（引自《小儿推拿学》2016年）

（3）方法：头面四大手法（开天门、推坎宫、运太阳、揉耳背高骨）、改良黄蜂出洞法（掐心经、内劳宫各9次，捣小天心30～40秒，掐总筋3次后分推手阴阳，并就势按阳池与阴池）、清肺经、推三关、掐揉二扇门、拿风池、拿肩井。

（4）时间与疗程：每次推拿时间为婴幼儿15～20分钟，年长儿

20～30分钟或根据病情而增减时间。推拿可每日1次，重者也可每日2～3次。

（三）疗法特点

目前小儿推拿流派较多，其共同的特点是都认同小儿“稚阴稚阳”“纯阳之体”，在取穴上力求精简，大部分在手部。治疗外感疾病的常用手法：开天门、推坎宫、运太阳、提捏大椎、推三关、退六腑、捏脊、拿肩井；清热类手法：清天河水、水底捞明月、提捏大椎；常用单式手法：推、拿、按、揉、捣、分合、运、掐等。

（四）注意事项

（1）部分推拿手法可能引起小儿疼痛不适，所以医生要在推拿前与家长充分沟通，取得同意并配合，如果小儿抗拒明显，勿勉强操作。

（2）推拿时要使用润滑剂，一是保护皮肤，二是增强疗效。可使用滑石粉、麻油等，也可根据病情选择润滑剂，传统上风寒感冒常用葱姜水，风热感冒常用薄荷水。

（3）治感冒多用汗法。汗为心液，血汗同源，故发汗宜中病即止，并适当饮水，以滋汗源。

（4）推后要注意避风，以免复感。

七、针法

（一）适应证

风寒、风热、暑热感冒。

（二）操作方法

（1）高热患儿，可选大椎、合谷、曲池；高热惊厥发作时，可针刺人中、合谷。

（2）风寒感冒者，取曲池、尺泽、合谷、足三里。头痛者，加印堂；呕吐者，加内关、中脘。

（3）风热感冒者，取大椎、曲池、外关、合谷。头痛者，加太阳；热盛者，加肺俞、风门疏风清热；咳重者，加中府、肺俞宣肺止咳；咽痛重者，加少商、商阳清热利咽。

（4）暑热感冒者，取曲池、尺泽、合谷、足三里、中脘、天枢。恶心呕吐、舌苔腻者，加中脘、内关，清化湿热，除湿宽胸；泄泻者，加天枢、支沟清肠化湿。

（5）虚证者，选用曲池、尺泽、合谷、足三里、肺俞、脾俞、肾俞、关元、气海、中脘。恶风鼻塞者，加风池、风门以祛风散寒。

（三）注意事项

针刺选用毫针，大多选择点刺，不留针，特别是婴幼儿。

八、灸法

（一）适应证

风寒感冒者。

（二）操作方法

取大椎、风门、肺俞。

（1）温和灸：将艾条一端点燃，对准施灸部位，距离3cm左右进行熏灸，使所灸部位有温热感而无灼痛感。每穴每次灸3～5分钟，至皮肤红晕为度。必要时施灸时间可延长至10分钟。

（2）回旋灸：艾条灸至局部有温热感后，在穴位上前后左右均匀地旋转施灸。

九、刺血疗法

（一）适应证

感冒高热者，头痛、咽痛明显者。

（二）操作方法

多选用大椎、少商、商阳、耳尖等，穴位局部消毒后，使用三棱针快速针刺，流出暗紫色血液2～5滴，血液颜色逐渐变淡即可。里热盛者也可即刻在大椎穴上拔罐，手法要稳准轻快。

（三）疗法特点

该法具有泻热、消肿化瘀、止痛的作用，对于高热患者的快速退热有明显效果。

（四）注意事项

使用三棱针针刺时动作要迅速，不要过深过浅，要一针见血，以刺后血液流出即可。如果刺破皮肤后挤压伤口才有血滴，说明针刺过浅，这样疗效不佳。

十、刮痧疗法

（一）适应证

本方法适用于1岁以上小儿。

（二）操作方法

（1）方法：患儿取俯卧位或家长抱住患儿，暴露背部，对刮拭部位进行消毒，刮具用75%酒精消毒，在施术处涂抹石蜡油，治疗者以左手固定患儿，右手持刮痧板，与体表呈45°夹角，利用腕力自上而下、先左后右依次刮痧，刮拭1～3分钟，以局部皮肤发红、略有出痧为度，用干净毛巾或纸巾将刮痧部位擦拭干净。

（2）辨证取穴：①小儿外感发热：头面部取太阳、印堂、天门；

背部取大椎、脊柱两旁膀胱经及颈部夹脊穴；上肢取三关、六腑、天河水。②小儿惊风：头面部取人中、印堂、百会；背部取大椎、身柱；上肢取曲池、合谷、神门；下肢取阳陵泉、丰隆、太冲、涌泉。体质强壮者可以选多个穴位，体弱者不宜选穴过多，一般2～5穴即可。

（三）疗法特点

该疗法可以缓解疼痛，提高抗氧化酶和白细胞水平，从而改善患儿感冒的不适症状，提高机体的抵抗力。

（四）注意事项

（1）治疗过程中患儿会有不同程度的出汗，一般以微汗为宜，忌大汗淋漓，以防小儿虚脱。

（2）高热患者一般体液消耗较多，在治疗过程中要给予患儿饮温开水以补充水分，以免患儿津液亏损，生热动风。

（3）刮痧治疗对小儿的皮肤刺激较强，治疗前要与家长充分沟通，如小儿强烈哭闹，抗拒明显，可中断治疗。

（4）刮痧时使用的力度不宜过强，不宜过分强调出痧，在手法、时间、力度上以小儿可耐受，局部皮肤发红、略有出痧为度。

十一、拔罐疗法

（一）适应证

适用于各证型患儿，尤以风寒感冒为佳。

（二）操作方法

（1）患儿取俯卧位或家长抱住患儿，暴露穴位部位；局部消毒后，用止血钳夹住95%酒精棉球，点燃棉球后迅速插入竹罐或玻璃罐中使之空气膨胀并消耗其中的氧气，将罐吸附于穴位上，停留3～5分钟后取下；再次消毒拔罐处皮肤。

（2）常用穴位：太阳、大椎、天突、膻中、肺俞、风门、膈俞等，可留罐，亦可闪罐。每日1次，一般3～5次。

（三）注意事项

适用于较大儿童，或可以配合治疗的幼儿。小儿皮肤薄嫩，外感疾病病变部位较浅，选用罐不宜过大，燃火在罐中停留时间不宜过长，这样产生的负压不大，不易破损皮肤。

第二节 肺炎

小儿肺炎是由不同病原体或其他因素（吸入或过敏反应等）所致的肺部炎症。小儿肺炎属于中医学的“肺炎喘嗽”“咳嗽”“喘证”“咳逆”“马脾风”等证的范畴。

一、诊断

典型的小儿肺炎一般有发热、咳嗽、气促，或呼吸困难，肺部固定湿啰音，据此即可做出诊断。新生儿肺炎可根据患儿气促、口周发青、口吐白沫等症状进行诊断。对于支原体肺炎等非典型性小儿肺炎，主要依据X线检查结果并结合病原学检查手段进行诊断。

肺炎确诊后，应进一步判断病情轻、重；有无并发症；并做相应病原学检查，以明确病原体，进行恰当的治疗。

二、拔罐疗法

（一）配穴方一

1. 取穴

肩胛骨下部（双）。

2. 方法

采用单纯拔罐法，留罐5～10分钟（要避免起疱），每日1次，5次为1个疗程。若肺部湿啰音明显，且局限于单侧，可单独在患侧拔罐。

3. 主治

肺炎喘嗽后期，湿啰音不消失者。

（二）配穴方二

1. 取穴

以背部及胸部的穴位为主，重点取大椎、身柱、肺俞等。

2. 方法

采用单纯拔罐法。每次取4～5个穴，成人留罐15～20分钟，小儿5～10分钟，每日1次。

3. 主治

各型肺炎。

（三）配穴方三

1. 取穴

大椎、风池、肺俞、肺热（胸椎3、4间旁开0.5寸）、肺部啰音明显处（背部及胸部）。

2. 方法

一般采用刺络拔罐法，或梅花针叩刺拔罐法；发热不高者，可用单纯拔罐法。留罐5～15分钟，每日1次，5次为1个疗程。

3. 主治

肺热咳喘。

（四）配穴方四

1. 取穴

大椎、风门、陶道、定喘、肺俞。痰热闭肺型配丰隆、膈俞；热甚者配外关、合谷、尺泽；阴虚肺热型配膏肓俞、太溪、三阴交；肺脾气虚型配脾俞、中脘、气海。

2. 方法

均可用单纯拔罐法，留罐20分钟，每日1次，5次为1个疗程。风热型及痰热闭肺型亦可用刺络拔罐法；阴虚肺热型亦可用针刺后拔罐法；肺脾气虚型亦可罐后加温灸。

3. 主治

小儿肺炎。

（五）配穴方五

1. 取穴

中府、定喘、肺俞、风门。高热者配大椎、曲池；胸痛者配内关；腹胀者配足三里。

2. 方法

采用梅花针叩刺后拔罐法，留罐5～10分钟，每日1次，5次为1个疗程。

3. 主治

小儿肺炎。

（六）配穴方六

1. 取穴

第6、第7胸椎棘突间（上背部中央）、肺俞。

2. 方法

采用单纯拔罐法，或刺罐法、涂淡姜汁罐法，留罐2～4分钟。每日1次，病愈即止。

3. 主治

小儿（婴幼儿）肺炎。

三、穴位贴敷

（一）肺炎膏

1. 组成

天花粉、黄柏、乳香、没药、樟脑、大黄、生天南星、白芷各等分。

2. 制法

上药共研成细末，以温食醋调和成膏状备用。

3. 用法

将此膏（适量）平摊于纱布上，贴于胸部（上自胸骨上窝，下至剑突，左右以锁骨中线为界），以胶布固定（或不用），每12～24小时更换1次。

4. 功用

清热泻火，活血化瘀。

5. 主治

小儿支气管肺炎。

（二）外敷方

1. 组成

（1）栀子30克，雄黄9克，细辛、没药各15克。

（2）大黄、黄柏、泽兰、侧柏叶、薄荷各等分。

2. 制法

上两方均为细末，装瓶备用。

3. 用法

随证选用，每取适量，方（1）用醋调，方（2）用茶水调，贴敷于胸部啰音密集区，并保持敷药湿润，也可干后再调再敷，每日换药1次。

4. 功用

方（1）解毒泻火，活络散寒；方（2）清热泻火，疏风活血。

5. 主治

小儿迁延性肺炎。

（三）消炎膏

1. 组成

栀子、蒲公英、鱼腥草各50克，薄荷80克，泽兰、大黄各30克。

2. 制法

上药共研细末，以醋调和成膏状备用。

3. 用法

取膏适量平摊于纱布上，贴敷于膻中、肺俞（双）穴上，并经常滴醋，保持药层一定湿度。每日换药1次。

4. 功用

清热解毒，疏风活络。

5. 主治

肺炎闻热。

（四）石燕泥膏

1. 组成

燕子窝泥60克，生石膏100克，葛根20克，雄黄、冰片各15克，田螺10克，葱白3茎，鸭蛋2枚。

2. 制法

先将前五味药共研细末，再将田螺、葱白共捣烂如泥状，药末、鸭蛋清调和成泥浆状，做成3个药饼备用。

3. 用法

取药饼分别贴敷于前额及双涌泉穴，干则更换，胶布固定。

4. 功用

清热解毒定惊。

5. 主治

小儿肺炎，发热抽搐。

（五）贴敷方

1. 组成

（1）生黄柏、五倍子各等分。

（2）麻黄3克，川贝母10克。

2. 制法

上两方，各共研细末，装瓶备用。

3. 用法

取药末适量，方（1）用清水调成糊状，外敷肚脐处，用伤湿止痛膏固定。每日换药1次，连用2或3次。方（2）用清水少许调成糊状，外敷肚脐处，敷料覆盖，胶布固定。每日换药1次，连续3～5天。

4. 功用

方（1）坚阴敛汗，方（2）宣肺止咳。

5. 主治

方（1）用于小儿迁延性肺炎盗汗，方（2）用于小儿肺炎咳喘。

四、保留灌肠法

（一）适应证

肺炎喘嗽属风热闭肺证、痰热闭肺证、气阴两伤证者。

（二）操作方法

（1）分期辨证用药。风热闭肺证：炙麻黄3g，法半夏10g，款冬花10g，杏仁6g，连翘10g，金银花10g，黄芩10g，桑白皮10g，桑叶10g，甘草3g；痰热闭肺证：炙麻黄3g，杏仁6g，生石膏15g，甘草3g，葶苈子10g，桑白皮10g，地龙6g，炙百部10g，黄芩10g，枳壳6g，浙贝母6g，虎杖10g，热重便秘者加大黄5g，口唇紫绀者加丹参10g；气阴两伤证：南北沙参各10g，麦冬10g，玄参10g，连翘10g，远志6g，款冬花6g，炙紫菀6g，百合10g，太子参10g，甘草3g。

（2）选取相应中药清水浸泡20分钟，水煎取汁200mL，共煎两次，将两次药液混匀，大火浓缩煎至100mL，用细纱布过滤，装瓶放冰箱冷藏，用时水加温至35～37℃，每次取药液5mL/kg，一般不超过50mL保留灌肠。一般在患儿便后，取左侧卧位，去枕屈膝，石蜡油润滑后肛周及儿童专用一次性肛管后，插入肛门7～10cm，用针管抽取药液缓慢注入肛门，拔出肛管，嘱家长捏住肛门避免药液流出，持续20分钟即可。

（3）疗程：每天1次，3～5天为1个疗程。

（三）疗法特点

根据肺与大肠的表里关系，通过保留灌肠法治疗小儿肺炎喘嗽病，不仅体现了表里同治、上病下治的原则，同时应用直肠给药的方法可避免肝脏的首过效应，大大提高了中药的生物利用度，增加疗效。

五、刮痧法

（一）适应证

肺炎喘嗽属风热闭肺证、风寒闭肺证、痰热闭肺证、毒热闭肺证、阴虚肺热证者。

（二）操作方法

患儿取卧位，选天突、膻中、肺俞、脾俞、心俞、阿是穴（患儿背部啰音明显处），热甚者加大椎，暴露选择的穴位，并注意保暖；在患儿皮肤上涂以凡士林等介质后，术者持刮痧板在患儿体表皮肤由上而下、由内而外、单方向地刮拭1～2道，以皮肤刮出带状痧点为度。

（三）注意事项

小儿皮肤薄嫩，刮具常用八棱麻、棉纱线等软质工具。使用硬质刮具时，施力要适当，以见到痧点为度；如刮时患儿呼痛难忍，年幼而不能配合者，或有出血倾向者，均不用此法。动作宜轻柔，治疗次数不宜过多，一般1～2次即可。

六、推拿疗法

（一）适应证

肺炎喘嗽属风热闭肺证、风寒闭肺证、痰热闭肺证、毒热闭肺证者。

（二）操作方法

（1）手法：一般采用推法、揉法、摩法、掐法、按法。

（2）辨证推拿：①风寒闭肺证：揉小天心3分钟、揉一窝风3分钟、补肾3分钟、清板门3分钟、分阴阳2分钟、清肺3分钟、逆运内八卦2分钟、揉小横纹2分钟、清补脾2分钟、清天河水1分钟；②风热闭肺证：分阴阳2分钟、清天河水2分钟、揉小天心3分钟、揉一窝风3分钟、逆运内八卦3分钟、平肝肺3分钟、退六腑3分钟，配以揉小横纹3分钟、清四横纹2分钟、揉肾经2分钟、清补脾经3分钟；③阴虚肺热证：补肾经3分钟、揉二马3分钟、补脾3分钟、推上三关2分钟、清板门2分钟、补肺3分钟、揉小横纹2分钟、揉外劳宫2分钟、掐揉足三里8次、揉肾顶2分钟、揉肾纹2分钟、逆运内八卦2分钟、清四横纹2分钟、清天河水1分钟；④肺脾气虚证：补脾3分钟、补肺2分钟、揉外劳宫2分钟、揉小天心2分钟、揉小横纹2分钟、逆运内八卦3分钟、清板门3分钟、清四横纹2分钟、清天河水2分钟、推上三关2分钟。

（3）捏脊：适用于各证型肺炎喘嗽病。具体方法：患儿俯卧，术者双手两指同时提捏患儿龟尾穴处皮肤及皮下组织，拇指端前按，双手交替，用力，自下而上，一紧一松缓慢挤压向前至大椎穴处，如此反复3~5次。注意重提两侧肺俞、脾俞。

（4）疗程：每日1次，较重时可每日2次，5~7天为1个疗程。

（三）疗法特点

推拿治疗小儿肺炎喘嗽，通过对体表穴位的刺激，可调节小儿的各脏腑功能。不同的证候可采用不同的手法和穴位，可获得不同的作用。如清肺经、清肝经、清大肠、退六腑，具有清肺泻热、止咳化痰的作用；运内八卦、清脾经、分推膻中、揉天突等，具有理气化痰、清热利湿、平衡阴阳的作用。推拿中，强而快的手法可使神经肌肉兴奋性加强；轻而慢的手法使大脑皮质兴奋性提高，毛细血管开放，血循环加快，血清补体效价在推拿后1小时增加，尿中儿茶酚胺及多巴胺等物质升高者可恢复正常，达到扶正祛邪的作用。

（四）注意事项

操作时手法要轻快柔和、平稳着实而不飘浮，手法的轻重快慢，应根据病儿的体质强弱、病情的寒热虚实辨证论治，切忌操之过急。局部皮肤有破损的患儿禁忌推拿。

七、针法

（一）适应证

肺炎喘嗽属风热闭肺证、风寒闭肺证、痰热闭肺证、毒热闭肺证者。

（二）操作方法

（1）主穴：尺泽、孔最、合谷、肺俞、足三里。配穴：少商、丰隆、曲池、中脘，用于痰热闭肺证；气海、关元、百会，用于心阳虚衰证。

（2）方法：选择1.0寸毫针，进针约0.5寸，快进，得气取针。

（3）疗程：每日1次，病情轻者可隔日1次，5～7天为1个疗程。

（三）疗法特点

针刺治疗通过刺激穴位，刺激迷走神经和兴奋机体机能，达到清热化痰，扶正祛邪作用。

（四）注意事项

小儿宜手法轻柔，浅刺快进，得气取针，不宜留针。

八、穴位注射法

（一）适应证

肺炎喘嗽病各证型。

（二）操作方法

（1）穴位：双侧丰隆。药物：当归注射液。

（2）方法：常规消毒局部穴位，每个穴位注射0.5～1.0mL当归注射液。

（3）疗程：每日1次，病情轻者可隔日1次，5天为1个疗程。

（三）疗法特点

穴位注射用药量小，药物的毒副作用小，安全性较高；临床穴位注射后，药物留滞穴位的时间较长，药物起效和穴位刺激时间延长，但不影响患儿活动，故较针刺的留针，更易为患儿家长接受。

第三节 脑性瘫痪

小儿脑性瘫痪简称“脑瘫”，临床以肢体运动功能障碍，听觉与视力障碍，语言不清，智力低下和学习困难为本病的主要特征。以早产儿较多见。中医无“脑性瘫痪”之名，主要将其归属于“五迟”“五软”“痿证”等范畴。

一、诊断

（一）临床表现

运动发育落后，抬头、翻身、抓物、坐、爬、立、行等动作发育迟于同龄正常小儿；肌肉张力异常或肌肉痿软，可见手硬、足硬、肌肉硬、头颈硬、关节硬，或颈软、手软、脚软、口软、肌肉软等；姿势异常，可见头颈后仰，甚或呈角弓反张、上肢僵直、手紧握拳、下肢硬直交叉、尖足等，或肢体不对称、头颈躯干扭转，或表现为软弱无力的姿势；常有体格发育迟缓、发迟、齿迟、言语落后、听力及视力异常、癫痫发作等。

（二）诊断条件

本病病变部位在脑部，症状在婴儿期出现，引起脑性瘫痪的脑损伤为非进行性，或有脑部发育缺陷而引起，主要表现为肌张力和姿势异常、运动发育落后及障碍、神经反射检查异常等，可合并智力障碍、癫痫、感知觉障碍、交流障碍、行为异常及其他异常，需要除外进行性疾病所致的中枢性运动障碍及正常小儿暂时性运动发育迟缓。

二、中药汤剂

（一）肝肾亏损证

治法：补肾填精，养肝强筋。

主方：六味地黄丸（《小儿药证直诀》）加味。

常用药：熟地黄、山茱萸、茯苓、泽泻、牡丹皮、山药。

药物加减：齿迟者，加紫河车、何首乌、龙骨、牡蛎；翻身迟、立迟、行迟者，加牛膝、杜仲、桑寄生；肢体拘挛难伸者，加伸筋草、木瓜、鸡血藤；头颈痿软者，加锁阳、枸杞子、菟丝子、巴戟天；易惊、夜卧不安者，加丹参、远志；头颅方大、筋骨痿软者，加珍珠母、龙骨。

（二）心脾两虚证

治法：健脾养心，补益气血。

主方：归脾丸（《济生方》）加减。

常用药：黄芪、人参、白术、当归、远志、茯苓、木香、酸枣仁、龙眼肉、炙甘草。

药物加减：语迟、听力障碍者，加石菖蒲、郁金；发迟者，加何首乌、肉苁蓉；四肢痿软者，加桂枝；口角流涎者，加益智仁；气虚阳衰者，加五味子、麦冬。

（三）痰瘀阻滞证

治法：豁痰开窍，活血通络。

主方：通窍活血汤（《医林错改》）合二陈汤（《太平惠民合剂局方》）加减。

常用药：法半夏、陈皮、茯苓、远志、石菖蒲、川芎、红花、赤芍、郁金、丹参、麝香等。

药物加减：痰火内扰，四肢抽搐者，加黄连、龙胆、羚羊角粉；

大便干结者，加大黄；肢体拘挛难伸者，加伸筋草、木瓜、鸡血藤；若并发癫痫者，加郁金、天麻、僵蚕。

（四）脾虚肝亢证

治法：健脾益气，柔肝息风。

主方：异功散（《小儿药证直诀》）加味。

常用药：人参、白术、茯苓、甘草、陈皮、白芍、钩藤、天麻、鸡血藤。

药物加减：手足震颤、四肢抽动着，加全蝎、地龙、僵蚕；肢体扭转者，加伸筋草、木瓜、当归；面色不华、纳呆食少者，加焦三仙、砂仁；言语不清者，加石菖蒲、远志。

（五）脾肾虚弱证

治法：健脾益气，补肾添精。

主方：补天再造丸（《医学心悟》）加减。

常用药：黄芪、人参、白术、茯苓、紫河车、鹿角、枸杞子、当归、熟地黄、龟甲等。

药物加减：肢体痿软者，加杜仲、牛膝、桑寄生；便溏者，加肉豆蔻、补骨脂。

三、特色治疗

（一）针刺治疗

治法：滋养肝肾，通经活络。以背俞穴、足阳明胃经和足太阴脾经穴为主。主穴：百会、四神聪、足三里、悬钟；配穴：肝肾不足者，配肝俞、肾俞；气血虚弱者，配心俞、脾俞；言语障碍者加通里、廉泉、金津、玉液；颈软者加天柱；上肢瘫者加肩髃、曲池；下肢瘫者加环跳、阳陵泉。

操作：毫针刺，按虚补实泻法进行操作。

方义：百会属于督脉，为诸阳之会穴，督脉入络脑，故能调神开窍健脑，四神聪为经外奇穴，有醒脑益智宁神之功；足三里培补后天之本，化生气血，滋养筋骨、脑髓；阳明经多气多血，合谷调理气血，化瘀通络；悬钟为“八会穴”中的髓之会，刺之可通脑益髓，强壮筋骨。

（二）推拿治疗

治则：滋补肝肾，健脾利湿，养心安神。取穴：中脘、气海、关元、百会、身柱、命门、肩髃、曲池、手三里、环跳、承山、涌泉等。

手法：一指禅推、点、按、揉、拿、搓、擦、滚、捏、摇、屈伸等。

处方与操作：

患儿仰卧：按揉或一指禅推膻中、中脘、气海、关元各穴，每穴0.5～1分钟；摩腹2～3分钟。

患儿俯卧位：按揉百会；双手拇指沿督脉循行路线做按揉，重点按揉身柱、至阳、命门各穴；按揉或一指禅推腰背部膀胱经第一侧线上的腧穴由上而下，往返3～5遍，重点按揉肺俞、脾俞、胃俞、肾俞、气海俞等背俞穴。

中指指尖叩击两肩胛间的督脉及膀胱经，以局部胀麻、发热和出现传导为宜。沿两侧华佗夹脊穴反复进行点压，轻拨骶棘肌。直擦督脉及膀胱经第一侧线，以透热为度，捏脊3～5遍。

对症加减：①上肢瘫痪者，拿揉肩关节周围及胸大肌群；沿上臂外侧，从上到下按揉肩外俞、天宗、臑俞、肩贞、肩髃、臂臑、曲池、手三里、内关、外关、合谷每穴0.5分钟；摇肩、肘、腕关节配合关节的屈伸及外展等活动；搓擦手肩部及上肢部3～5遍。②下肢瘫痪者，滚患儿臀部及下肢之后部，腹股沟处及下肢前侧、内侧、外侧，同时配合下肢的后伸、前屈等被动运动，反复操作3～5分钟；按揉环跳、承扶、殷门、风市、委中、阳陵泉、足三里、承山、绝骨、三阴交、解溪、昆仑各穴，每穴0.5分钟；拿揉腓肠肌及跟腱2分钟；摇并配合屈伸髋、膝、踝关节；搓抖下肢3次。

（三）刮痧治疗

1. 肝肾不足

治法：补益肝肾，通经活络。以背俞穴、足阳明胃经和足太阴脾经穴为主。

处方：百会、四神聪、肝俞、肾俞、足三里、三阴交。

配穴与配法：上肢瘫者，加曲池、手三里、外关、合谷、后溪。下肢瘫者，加环跳、阳陵泉、委中、太冲。

刮拭顺序：①头部：百会、四神聪；②背部：肝俞、肾俞；③下肢外侧：足三里、环跳、阳陵泉、委中；④下肢内侧：三阴交、太冲；⑤上肢外侧：曲池、手三里、外关、合谷、后溪。

2. 脾胃虚弱

治法：补脾益胃，健脑益智。以任脉、手阳明大肠经和足阳明胃经穴为主。

处方：百会、四神聪、曲池、外关、合谷、中脘、关元、足三里、三阴交。

配穴与配法：咀嚼乏力者，加颊车、地仓。涎流不禁者，加承浆。舌伸外出者，加廉泉，刮痧或针用补法，可灸。

刮拭顺序：①头面部：百会、四神聪、颊车、地仓、承浆、廉泉；②上肢外侧：曲池、外关、合谷；③腹部：中脘、关元；④下肢外侧：足三里；⑤下肢内侧：三阴交。

（四）督脉促通疗法

督脉促通疗法是治疗五软五迟五硬的主要基本配方，根据督脉生病治督脉，治在骨上的理论来探讨治疗小儿脑瘫。督脉可调节全身诸阳经之经气，为体内阳气的恢复起到了促进作用，它的功能和主治有着治疗脑脊髓神志和肾脏方面疾病的特殊功效。因此针刺督脉已达到疏通督脉、调和阴阳、补脑益髓镇静安神之目的。

1. 配方

腰俞、腰阳关、命门、悬枢、脊中、中枢、筋缩、至阳、灵台、神道、身柱、陶道、大椎、百会。

2. 刺法

（1）由上向下顺序刺之。

（2）4岁以下患儿点刺不留针。

（3）4岁以上患儿留针30分钟。

第四节　疳积

疳积是指小儿因内伤乳食，停滞中焦，气滞不行所形成的一种慢性消耗性疾病，以不思饮食或食而不化，身长、体重不增，大便不调为特征。积久不消，则转化为疳，所以古人有“积为疳之母，无积不成疳”之说。本病与西医所述小儿营养不良症相类似。

一、诊断要点

（1）饮食异常，大便干稀不调，或脘腹膨胀等明显脾胃功能失调者。

（2）形体消瘦，体重低于正常平均值的15%～40%，面色不华，毛发稀疏枯黄，严重者干枯羸瘦。

（3）兼有精神不振，或好发脾气，烦躁易怒，或喜揉眉擦眼，或吮指磨牙等症。

（4）有喂养不当或病后饮食失调及长期消瘦史。

（5）因蛔虫引起者，谓之“蛔疳”，大便镜检可查见蛔虫卵。

（6）贫血者，血红蛋白及红细胞减少。

（7）出现肢体水肿，属于营养性水肿者，血清总蛋白量大多在45g/L以下，人血白蛋白在20g/L以下。

二、中药汤剂

(一)主证

1. 疳气

证候：形体略较消瘦，面色萎黄少华，毛发稀疏，食欲不振，或能食善饥，大便干稀不调，精神欠佳，易发脾气，舌淡红，苔薄微腻，脉细。

分析：脾胃失健，水谷精微化生气血不足，形体失于充养，故见形瘦，面色少华，毛发稀疏，精神欠振。脾胃失和，则饮食不香，甚则厌食；清气不升则便溏，浊气不降则便秘，故大便时干时稀。若胃火偏亢则能食善饥；脾虚肝旺则易发脾气。

治法：和脾健运。

方药：资生健脾丸加减。常用药：党参、白术、山药益气健脾，茯苓、薏苡仁、泽泻健脾渗湿，藿香、白蔻仁醒脾开胃，山楂、神曲、麦芽消食助运。腹胀嗳气，厌食，苔厚腻者，去党参、白术、山药，加苍术、陈皮、鸡内金运脾燥湿，理气宽中，消食助运。大便溏者，加少量炮姜温运脾阳；大便干者，加决明子、莱菔子润肠通便；能食善饥，易发脾气者，加胡黄连、决明子清火除烦。

2. 疳积

证候：形体明显消瘦，面色萎黄无华，肚腹膨胀，甚则青筋暴露，毛发稀疏如穗，精神不振或易烦躁激动，睡眠不宁，或伴揉眉挖鼻，咬指磨牙，动作异常，食欲不振或多食多便，舌淡，苔薄腻，脉沉细。

分析：本证多由疳气发展而来，积滞内停，壅滞气机，阻滞肠胃，或夹有虫积，导致脾胃为病，属于虚实夹杂的证候，其本为虚，其标为实，形瘦面黄为虚，腹大膨胀为实。疳之有积无积，在于腹之满与不满，腹满者多有积滞。虫积者腹中可扪及索条状痞块，推之可散；食积者脘腹胀满，叩之音实；气积者大腹胀满，叩之如鼓；血积者右肋下痞块质硬，腹胀青筋显露。病久脾虚，气血生化乏源，故形瘦面色无华，发稀结穗。胃有虚火，脾虚失运，即胃强脾弱，则多食多便，饮食不为所养而消瘦。心肝之火内扰，则睡眠不宁，脾气急躁易怒。

治法：消积理脾。

方药：消疳理脾汤加减。常用药：三棱、莪术化瘀破积，芜荑、槟榔、使君子杀虫消积，青皮、陈皮理气燥湿和中，黄连、胡黄连、灯心清火除烦，麦芽、神曲消食导滞助运，甘草调和诸药。无虫积者，去芜荑、使君子；食积为主者，加苍术、鸡内金运脾消积；腹胀疼痛者，加枳实、木香行气止痛；脾虚多、食积少者，加党参、白术、山药健脾益气，或用肥儿丸加减；性情急躁易怒，动作异常者，加决明子、钩藤、白芍清火柔肝；飧泄清谷者，加炮姜、肉果温运脾阳；舌红，苔剥，口干者，去黄连，加石斛、沙参、麦冬养阴生津。

3. 干疳

证候：极度消瘦，呈老人貌，皮肤干瘪起皱，皮包骨头，精神萎靡，啼哭无力且无泪，毛发干枯，腹凹如舟，杳不思纳，大便稀溏或便秘，时有低热，口唇干燥，舌淡或光红少津，脉沉细弱。

分析：本证为疳之重候，出现于疳之后期，皆由脾胃衰败，津液消亡，气血俱虚所致。脾虚气衰，故精神萎靡，啼哭无力；胃气衰败，则杳不思纳；脾虚不运，则大便稀溏；阴液耗竭，上则口唇干燥、啼哭无泪、舌光红少津，下则肠失濡润而便秘；阴亏生内热，则时有低热。

治法：补益气血。

方药：八珍汤加减。常用药：党参、白术、茯苓、炙甘草补气健脾，当归、熟地、白芍滋阴养血，川芎行气活血以冀气血游布全身。面舌淡，脾阳虚者，去熟地、白芍，加炮姜、附子温阳助运；舌干红，无苔者，加乌梅、石斛、麦冬酸甘化阴；杳不思纳者，加陈皮、砂仁、焦山楂鼓舞胃气，醒脾助运；时有低热，汗出不温者，合桂枝龙骨牡蛎汤加减治疗。

（二）兼证

出现于疳积重证和干疳阶段，常见的有以下几种。

1. 眼疳

证候：两目干涩，畏光羞明，时常眨眼，眼角赤烂，目睛失泽，甚则黑睛混浊，白睛生翳，夜晚视物不清等。

分析：脾病及肝，肝之阴血不足，不能上荣于目，故两目干涩，畏光羞明，目睛失泽，黑睛混浊，白睛生翳，夜晚视物不清；肝阴不足，肝火上炎，故眼角赤烂；土虚木旺，则时常眨眼。

治法：养血柔肝，滋阴明目。

方药：石斛夜光丸加减。常用药：石斛、天冬、麦冬、生地、枸杞子滋补肝肾，青葙子、菊花、黄连清热泻火明目，牛膝引火下行，茯苓益气健脾，川芎、枳壳行气活血。夜盲者加服羊肝丸。

2. 口疳

证候：口舌生疮，口腔糜烂，秽臭难闻，面赤唇红，烦躁哭闹，小便黄赤，或发热，舌红，苔薄黄，脉细数。

分析：口为脾之窍，舌为心之苗，疳证日久，脾病及心，心火上炎，熏蒸口舌，故口舌糜烂生疮，发为口疳。心火上炎，则面赤唇红，烦躁哭闹；心热移于小肠，则小便黄赤。

治法：清心泻火。

方药：泻心导赤汤加减。常用药：黄连、灯心草、朱茯苓、甘草梢清热解毒泻心火，木通清心利尿，淡竹叶、连翘清心除烦，生地、玄参、麦冬滋阴凉血生津。外用冰硼散或珠黄散搽口腔患处。

3. 疳肿胀

证候：足踝、目胞水肿，甚则四肢水肿，按之凹陷难起，小便短少，面色无华，全身乏力，舌质淡嫩，苔薄白。

分析：疳证日久，脾气虚弱，中阳不振，水湿不运，泛溢肌肤，而致足踝、目胞、四肢水肿，按之凹陷难起，小便短少；面色无华、全身乏力，舌淡嫩，苔薄白，均为脾虚气弱之象。

治法：健脾温阳利水。

方药：防己黄芪汤合五苓散加减。常用药：黄芪、白术、甘草补气健脾，桂枝温阳通经，茯苓、猪苓、泽泻、防己健脾渗湿利水，生姜、大枣和中安胃，调和营卫。四肢不温，腰以下肿甚，偏于肾阳虚者，加附子、干姜温肾阳以利水，或用真武汤加减治疗。

三、特色治疗

（一）针灸疗法

1. 方法1

取穴：四缝、脾俞、足三里。

方法：取准穴位后，用酒精常规局部皮肤消毒，用圆利针浅刺四缝0.1～0.2寸，不留针，出针后挤穴使流出黄白色黏稠液体，隔日1次；脾俞、足三里刺0.3～0.5寸，捻转，用中等强度刺激，留针10～15分钟，隔日1次。

主治：小儿疳积，面黄肌瘦、不思饮食、腹大、喜食异物、大便呈不消化状。

2. 方法2

取穴：鱼腹（双）。

方法：穴位割治疗法，穴位常规消毒，行局部麻醉，施术者左手用大拇指揿住患儿鱼腹肌外侧，右手持手术刀在鱼际肌部垂直纵切深0.4cm，宽0.4cm的创口，取出黄豆样大小的脂肪组织，剪除，然后缝合皮肤，外敷消毒纱布，7天后拆线。

主治：小儿疳积。

3. 方法 3

取穴：四缝、中脘、下脘、足三里、商丘、脾俞、胃俞、天枢。

方法：四缝穴用三棱针点刺，挤出少量黄白色液体，余穴用毫针浅刺，不留针或针后加灸，每日1次，10次为1疗程。

主治：脾胃虚损型疳证。

4. 方法 4

取穴：足三里。

方法：患儿平卧床上，固定双下肢。按穴位注射操作常规进行，穴位皮肤常规消毒后，用2mL注射器接5号针头抽取上述药液，快速进针刺入双侧足三里，稍捻转，回抽无血时，将维生素B_1注射液2mL缓慢注入，每次每穴注射1mL，隔日注射1次，3次为1疗程。

主治：小儿疳积。

5. 方法 5

取穴：神阙、中脘、气海、天枢、足三里、三阴交。

方法：每次选2～3穴，每穴用艾条温和灸7～10分钟，每日1次，10次为1疗程。

主治：各型疳证。

（二）推拿疗法

1. 方法 1

取穴：长强至大椎的背正中线。

方法：患儿俯卧，施术者从长强穴开始，用食指和拇指将皮肤轻轻提起，边推捏边向上提至大椎穴，自下而上反复5～6次，在捏完最后1次时，再以两手拇指在命门和肾俞穴上按摩2～3分钟。每日清晨施术1次，连续7天为1疗程。

主治：小儿疳积。

2. 方法 2

取穴：脾经、三关、分阴阳、中脘、天枢。

方法：补脾经（左侧）、推三关（右侧）均100次，摩腹2～5分钟，捏脊3～5次，揉中脘40～50次，分推阴阳40～50次，揉脐40～50次，揉天枢40～50次；隔日治疗1次，10次为1疗程。

主治：小儿疳积。

（三）贴敷疗法

1. 方法 1

处方：鸡内金10g，白胡椒10g，陈皮10g，砂仁10g。

方法：将上药研末，用粥调成小药饼敷在脐上；外用伤湿止痛膏固定，艾灸10分钟，配合针挑四缝穴效果更佳。

主治：小儿疳积、厌食。

2. 方法 2

处方：栀子10g，芒硝10g，杏仁10g，葱白1段。

方法：把上药研末用米酒调匀后敷脐窝，外用纱布包扎，每天换药1次，一般2～4次可愈。

主治：小儿疳积。

3. 方法 3

处方：桃仁10g，杏仁10g，生山栀子10g，冰片1g，樟脑1g。

方法：上药研末调糊敷两侧内关穴，然后用纱布包扎，松紧要适宜，24小时后解除，隔3日可继用。

主治：小儿疳积。

4. 方法 4

处方：山楂、栀子、大枣（去核）各7粒，葱头9个，芒硝80g。

方法：共研末，入面粉30g和匀，用白酒适量调和，搓成药饼2个。一个贴敷于脐窝，另一个贴敷脐对侧（下背部）外用纱布缠绕固定。每隔2～3小时，将药饼取下，加白酒再调敷。每日数次。

主治：小儿痞积。

5. 方法 5

处方：生栀仁30粒，桃仁7粒，芒硝9g，葱头7个，飞罗面1匙，鸡蛋（去黄）1颗，蜂蜜适量。

方法：先将前四味药共研末，入飞罗面和匀，以蜂蜜，鸡蛋清调和成稠糊状，搓成药饼。荷叶为托，贴敷脐窝。用纱布包扎固定。每1～2日换药1次。

主治：小儿痞积。

第五节　惊风

惊风是由多种原因引起的，临床以全身或局部肌肉抽搐为主要症状，常伴有神志不清的一种病证，属西医学小儿惊厥范畴。

一、诊断

（1）突然发病，出现高热、神昏、惊厥、喉间痰鸣、两眼上翻、凝视，或斜视，可持续几秒至数分钟。严重者可反复发作甚至呈持续状态而危及生命。

（2）可有接触传染患者或饮食不洁的病史。

（3）中枢神经系统感染患儿，脑脊液检查有异常改变，神经系统检查出现病理性反射。

（4）细菌感染性疾病，血常规检查白细胞及中性粒细胞常增高。

（5）必要时可做大便常规及大便细菌培养、血培养、摄胸片、脑脊液等有关检查。

二、中药汤剂

（一）风热动风

证候：发热骤起，头痛身痛，咳嗽流涕，烦躁不宁，四肢拘急，目睛上视，牙关紧闭，舌红苔白，脉浮数或弦数。

分析：风热之邪郁于肌表，正邪相争则发热身痛；风邪上扰清空则头痛；风邪犯肺则咳嗽流涕；风热之邪扰于心包则烦躁不宁；热盛扰动肝风则四肢拘急，目睛上视，牙关紧闭。

风热在表则舌红苔白，脉浮数；犯于心肝则脉弦数。

治法：疏风清热，息风止痉。

方药：银翘散加减。常用药：金银花、连翘、薄荷疏风清热，防风、蝉蜕、菊花祛风解痉，僵蚕、钩藤息风定惊。另加服小儿回春丹以清热定惊。

喉间痰鸣者，加竹黄、瓜蒌皮清化痰热；高热，便秘、乳蛾红肿者，加大黄或凉膈散釜底抽薪。以往有高热惊厥史患儿，在感冒发热初起，宜加服紫雪散以防惊厥发作。

（二）气营两燔

证候：起病急骤，高热烦躁，口渴欲饮，神昏惊厥，舌苔黄糙，舌质深红或绛，脉数有力。

分析：感受疫疠之邪，邪毒传变迅速，故起病急骤；邪在气分，则高热烦渴欲饮；热迫心营，则神昏惊厥。舌绛苔糙，脉数有力为气营两燔之象。

治法：清瘟败毒饮加减。常用药：连翘、石膏、黄连、黄芩、栀子、知母清气透热，生地、水牛角、赤芍、玄参、牡丹皮清营凉血，羚羊角、石决明、钩藤息风平肝。

神志昏迷者，加石菖蒲、郁金，或用至宝丹、紫雪丹息风开窍；大便秘结者，加生大黄、芒硝通腑泄热；呕吐者，加半夏、玉枢丹降逆止吐。

（三）邪陷心肝

证候：高热烦躁，手足躁动，反复抽搐，项背强直，四肢拘急，口眼相引，神识昏迷，舌质红绛，脉弦滑。

分析：邪热炽盛，故高热不退；热扰心神，则烦躁不安；内陷心包则神识昏迷；邪陷肝经，肝风内动则项背强直，四肢拘急，口眼相引。舌质红绛，脉弦滑为邪热内陷心肝之象。

治法：清心开窍，平肝息风。

方药：羚角钩藤汤加减。常用药：羚羊角、钩藤、僵蚕、菊花平肝息风，石菖蒲、川贝母、广郁金、龙骨豁痰清心，竹茹、黄连清化痰热。同时，另服安宫牛黄丸清心开窍。

热盛者，加生石膏、知母清热泻火；便干者，加生大黄、玄明粉泻热通便；口干舌红者，加生地黄、玄参养阴生津。

（四）湿热疫毒

证候：起病急骤，突然壮热，烦躁谵妄，神志昏迷，反复惊厥，呕吐腹痛，大便腥臭，或夹脓血，舌质红，苔黄腻，脉滑数。

分析：饮食不洁，湿热疫毒蕴结肠腑，则见壮热烦躁，呕吐腹痛，大便脓血；邪毒迫人营血，直犯心肝，则神明无主，肝风内动，可见谵妄神昏，反复惊厥。舌红苔黄，脉滑数为湿热疫毒炽盛之象。

治法：清化湿热，解毒息风。

方药：黄连解毒汤加味。常用药：黄芩泻上焦之火，黄连泻中焦之火，黄柏泻下焦之火，山栀子通泻三焦之火，导火下行，四药合用，苦寒直折，泻火解毒。白头翁、秦皮清肠化湿，钩藤、石决明平肝息风。

舌苔厚腻，大便不爽者，加生大黄、厚朴清肠导滞，泻热化湿；窍闭神昏者，加安宫牛黄丸清心开窍；频繁抽风者，加紫雪丹平肝息风；呕吐者，加玉枢丹辟秽解毒止吐。

（五）惊恐惊风

证候：暴受惊恐后突然抽搐，惊跳惊叫，神志不清，四肢欠温，舌苔薄白，脉乱不齐。

分析：小儿神怯胆虚，易受惊吓。惊则气乱，恐则气下，气机逆乱，引动肝风，则神昏抽搐，四肢欠温，脉乱不齐。

治法：镇惊安神，平肝息风。

方药：琥珀抱龙丸加减。常用药：琥珀、朱砂、金箔镇惊安神；胆南星、天竺黄清化痰热；人参、茯苓、淮山药、甘草益气扶正；石菖蒲、钩藤、石决明平肝息风开窍。

抽搐频作者加止痉散息风止痉；气虚血少者，加黄芪、当归、白芍、酸枣仁益气养血安神。

三、针刺法

（一）适应证

急慢惊风。

（二）操作方法

（1）辨证取穴：外感惊风证，人中、合谷、太冲、手十二井或十宣、大椎；湿热惊风证，人中、中脘、丰隆、合谷、内关、神门、太冲、曲池；惊恐惊风证，印堂、内关、神门、阳陵泉、四神聪、百会；脾胃虚弱证，脾俞、胃俞、中脘、天枢、气海、足三里、太冲；脾肾阳虚证，脾俞、肾俞、章门、关元、印堂、三阴交；肝肾阴虚证，关元、百会、肝俞、肾俞、曲泉、三阴交、太溪、太冲。

（2）方法：浅刺反复提插数次即可出针。外感证、湿热证、惊恐证用泻法，脾胃虚弱证、脾肾阳虚证、肝肾阴虚证用补法。

（三）疗法特点

《小儿药证直诀》云：“急惊合凉泻，慢惊合温补。”十宣、印堂点刺放血有泻诸经邪热、定惊之效，人中通调督脉、开窍醒脑；合谷、太冲为大肠与肝之原穴，二穴合用，谓之开关，能治小儿惊风；

太冲、中冲合之有开窍清神之效。劳宫、涌泉为急救之要穴，大椎宣通阳气而祛表邪；抽搐乃筋脉挛急，故取筋会、阳陵泉以舒筋缓急；昆仑为足太阳经入于脑、后溪连通督脉，有定惊之功效。

（四）注意事项

3个月以内的婴儿不宜针刺；行针宜轻柔，不宜大幅提插。

四、三棱针放血疗法

（一）适应证

急惊风。

（二）操作方法

（1）取穴：十宣穴。

（2）方法：常规消毒后，医者用左手食指固定于患儿指甲后，拇指自第二指骨稍用力反复上下推按，使瘀血积聚于十宣穴，右手持三棱针，拇、食指捏住三棱针柄，中指指端紧靠针身下端，对准已消毒的十宣穴迅速刺入即出针，轻轻挤压针孔周围，使之出血数滴，然后用消毒棉球按压针孔。针刺一般选择1～2穴即可，主要取患儿中指、食指，若无效或短期内复发，可取另一手食指、中指，仍无效可再选另指。一般一日内不重复针刺同一手指。

（三）疗法特点

刺十宣出血能泻诸经之邪热而具有开窍醒神名效。

（四）注意事项

（1）操作时，严格消毒，防止感染。

（2）有出血倾向者，忌刺。

（3）点刺后，患儿一般在10秒左右即有哭声，但医者不能掉以轻心，此时应针对病因治疗，分别给予涤痰开窍、清热解毒、镇静安神、平肝息风之剂，并配合西医处理。

五、推拿疗法

（一）适应证

急慢惊风。

（二）操作方法

（1）急惊风：高热，推三关、退六腑，清天河水；昏迷，捻耳坠、掐委中；抽风，掐天庭、掐人中、拿曲池、拿肩井。急惊风欲发作时，拿大敦穴，拿解溪穴；惊厥身向前曲，掐委中穴；身向后仰，掐膝眼穴；牙关不利，神昏窍闭：掐合谷穴。

（2）慢惊风：运五经、推揉脾土、揉五指节、分阴阳、推上三关、揉涌泉，揉足三里。

（三）疗法特点

推拿治疗惊风手法以推法、掐法、揉法等重刺激手法为主，选取具有息风止痉作用的穴位，配伍具有补虚、调和气血等作用的穴位进行辨证治疗，疗效显著，临床应用广泛。

（四）注意事项

急惊风，手法宜重，多以拿、掐、捻为主，动作宜短暂、迅速、有力、深透；慢惊风手法宜柔和、持续。

六、贴敷法

（一）适应证

小儿高热惊厥，慢惊风。

（二）操作方法

（1）牛麝涂囟方（《小儿药证直诀》）：麝香0.5g，薄荷0.5g，全蝎2g，蜈蚣0.5g，牛黄0.5g，青黛0.5g，上药共研细末，用熟枣肉为膏，涂囟门上，再加热熨。本方功用清热解毒，息风开窍镇惊。青黛主解诸药毒、小儿诸热、惊痫发热；薄荷对皮肤有刺激性，可引起局部血流增快；全蝎、蜈蚣、牛黄有镇静、抗惊厥作用。

（2）镇惊散（《医门八法》）：珍珠、牛黄、琥珀各等分，研细末，用米醋调成糊状敷脐。本方主治小儿高热，邪热炽盛、热扰心肝证。

（3）温补方（《理瀹骈文》）：炙黄芪3g，制附子3g，白术6g，炮姜炭6g，煨肉豆蔻15g，炒白芍15g，炙甘草15g，丁香9g。油熬成膏，掺肉桂末贴脐上，再以黄米煎汤调灶心土敷膏外。主治脾肾阳虚之慢惊风。

（三）注意事项

注意贴敷的时间，避免皮肤发生过敏反应。

七、灸法

（一）适应证

慢惊风属脾虚肝亢、脾肾阳虚证者。

（二）操作方法

（1）取穴：大椎、脾俞、命门、关元、气海、百会、足三里。

（2）方法：鲜姜切成直径2～3cm、厚0.2～3cm的薄片，中间以针刺数孔，然后将姜片置于应灸的腧穴部位或患处，再将艾炷放在姜片上点燃施灸。当艾炷燃尽，再易炷施灸。

（三）疗法特点

艾灸有温经通络、行气活血、散寒除湿、温补中气、扶阳固脱之功效。小儿身体娇嫩，灸法可以扶助正气，驱邪外出，故治疗慢惊风疗效显著。

（四）注意事项

（1）小儿皮肤娇嫩，施灸时间应短暂，以免皮肤起泡及烫伤；对于不能配合的患儿应采用悬灸的方法。

（2）治疗时患儿若出现烦躁哭闹，应停止施灸，避免烫伤。

八、擦洗法

（一）适应证

外感热盛动风证。

（二）操作方法

（1）主方：金银花20g，薄荷15g。

（2）方法：加适量清水浸润，蒸馏收集馏液，药渣加水适量，温浸1小时，浸液沉淀，并浓缩至适量，合并馏液加入乙醇15mL，加蒸馏水至100mL，重点擦洗曲池、大椎、风池、风府及腋下。

（三）疗法特点

主治外感高热、热盛动风之高热惊厥。小儿皮肤薄嫩，擦洗吸收迅速而易发挥药效，本法具有辛凉解表，清热解毒之功。

（四）注意事项

对乙醇过敏者慎用。

第六节　鹅口疮

鹅口疮是由白色念珠菌感染引起的一种口腔黏膜炎症，多见于婴幼儿，主要表现为在唇、颊、舌或上颚的口腔黏膜出现散在的白色凝乳状斑点，逐步扩大，融合成片状假膜，若强行擦去假膜，可见红色创面。因其状如鹅口，故名鹅口疮；其色白如雪片，故又名雪口。

一、诊断

（1）多见于新生儿，久病体弱者，或长期使用抗生素、激素患者。

（2）口腔黏膜上散布白色凝乳状斑点，可融合成片状假膜。强行擦去假膜，可见红色创面。重者可向咽喉处蔓延，影响吮乳与呼吸，偶可累及食管、肠道、气管等。

（3）取白屑少许涂片，加10%氢氧化钠液，置显微镜下，可见白色念珠菌芽孢及菌丝。

根据典型临床表现即可进行临床诊断。

二、辨证分型

（一）心脾积热

证候：口腔满布白屑，周围焮红较甚，面赤唇红，烦躁多啼，口干或渴，大便干结，小便黄赤，舌红，苔薄白，脉滑或指纹青紫。

辨证要点：口腔白屑，周围焮红，面赤唇红，舌红，脉滑或指纹青紫。

（二）虚火上浮

证候：口腔内白屑散在，周围红晕不著，形体瘦弱，颧红，手足心热，口干不渴，舌红，苔少，脉细或指纹紫。

辨证要点：口腔白屑，周围红晕不著，手足心热，舌红，苔少，脉细或指纹紫。

三、辨证施治

（一）推拿疗法

适用于鹅口疮各型。

基础操作：揉小天心、退六腑、揉板门、掐合谷各100次，清天河300次。

辨证取穴：

1. 心脾积热证

清补脾经、清心经各200次，清大肠、清小肠各100次。

2. 虚火上浮证

补肾水100次，掐揉二人上马100次、揉涌泉100次。

（二）穴位贴敷疗法

适用于鹅口疮各型。

吴茱萸100g，研成粉末储瓶中备用，使用时取少量药粉用醋调成糊状，贴于双足涌泉穴，外用纱布覆盖，胶布固定，每次贴敷3～5小时，每日更换1次，连用1～3日。

（三）中药外涂

1. 适用于鹅口疮各型

（1）药物组成1：金银花10g，黄芩10g，黄连3g，石膏15g，青黛

5g，山栀子10g，淡竹叶10g。

具体操作：以上药物研极细末，与香油、陈醋混匀，涂于口腔黏膜患处，每日4次，连用5日。

（2）药物组成2：五倍子60g，儿茶40g。

具体操作：以上药物共为细末，取药粉外涂患处，每日2～3次，每次涂药前，用2%碳酸氢钠液清洁口腔。

2. 分型论治

药物组成：

（1）鹅口疮心脾积热型：黄芩10g，生地黄10g，竹叶10g，黄柏10g，苦参10g，玄参10g，麦冬10g，黄连5g，连翘10g，白及10g。

（2）鹅口疮虚火上浮型：生地黄10g，知母10g，黄柏10g，牡丹皮10g，夏枯草10g，苦参10g，地榆10g，紫草10g。

具体操作：上述药物以冷水300mL浸泡30分钟，武火煎至水沸后，改文火煎40分钟，取汁50mL，以无菌棉签蘸药汁拭口，每日3～5次，5天为1疗程。

第七节　小儿胃炎

胃炎是儿童常见的消化系统疾病，好发于学龄前期及学龄期，临床表现为胃脘部疼痛，可伴有恶心呕吐、食纳欠佳、嗳气泛酸等症状。中医学并无胃炎的病名，根据其主要临床症状，应属于“胃脘痛”的范畴，其病位在胃腑，与肝脾密切相关。小儿脾胃虚弱，经脉未盛，易为饮食、外邪等因素所干扰。六腑以通为顺，若胃腑感受寒邪，或为乳食所伤，或因情志怫郁，皆可使中焦气机壅阻，胃气凝滞不通而出现胃脘疼痛。小儿素体虚寒，脏腑虚冷，或寒湿内停，损伤阳气，则阴寒内盛，气机不畅，故出现腹痛；若素体阴虚，或热病伤阴，致阴虚胃火偏亢，灼伤胃络而出现胃脘疼痛。故临床辨证应辨清寒热虚实，治疗以健脾和胃、理气止痛为基本原则，同时应根据不同的证型加以辨治。

一、诊断

（一）临床表现

多数患儿无任何症状，常见反复发作、无规律的腹痛，疼痛部位、性质不定，以腹上区痛及脐周痛为主，多数为间歇性隐痛，少数呈阵发性剧痛，可有畏食、恶心、呕吐、腹胀、反酸、嗳气、呃逆等症状，胃黏膜糜烂出血者可有呕血、黑便。

（二）胃镜检查

镜下改变以黏膜斑、充血、水肿、微小结节形成、糜烂、花斑、出血斑点为主。以上前5项中符合一项即可诊断，后2项应结合病理诊断。

（三）胃黏膜病理组学检查

可见上皮细胞变性，小凹上皮细胞增生，固有膜炎性反应细胞浸润，腺体萎缩等改变。

二、辨证分型

（一）寒邪犯胃证

证候：胃脘冷痛，常见绞痛，痛甚则额冷汗出，疼痛遇寒加重，得温则缓，可伴有纳呆、呕吐清水痰涎或呕吐不消化残余乳食，面色苍白，小便清长，大便溏薄，舌淡红，苔白，脉弦紧或弦迟或脉细。

辨证要点：胃脘冷痛，遇寒加重，得温则缓，大便溏薄，舌淡苔白，脉弦紧或弦迟或脉细。

（二）食滞胃肠证

证候：脘腹胀满，疼痛拒按，进食后痛甚，嗳腐吞酸，口气臭秽，不思乳食，恶心呕吐，吐物呈酸臭乳块或不消化食物，吐后痛缓，泻下酸臭，大便不爽，夜卧不安，舌红，苔厚腻或苔厚微黄，脉实有力或脉滑，多有饮食不节史。

辨证要点：脘腹胀满，进食后痛甚，口气臭秽，不思乳食，吐后痛缓，泻下酸臭，苔厚腻微黄，多有饮食不节史。

（三）湿热中阻证

证候：脘腹胀满疼痛，痛势急迫，疼痛拒按，嘈杂吐酸，口苦或黏，口臭，口疮，口干心烦，恶心呕吐，渴喜冷饮，大便干或大便不畅，小便黄，舌红，苔黄或黄腻，脉滑数。

辨证要点：脘腹胀满疼痛，嘈杂吐酸，口苦或黏，渴喜冷饮，舌红，苔黄腻，脉滑数。

（四）肝胃气滞证

证候：脘腹胀满疼痛，或两胁作胀，晨起或情绪紧张时加重，嗳气泛酸，得嗳气或矢气舒，胃脘饱胀，餐后尤甚，不思乳食，恶心呕吐，厌恶油腻，烦躁易怒，胸闷气短，睡卧不安，大便不调，舌红，苔薄白，脉弦。

辨证要点：脘腹胀痛或两胁作胀，晨起或情绪紧张时加重，嗳气泛酸，得嗳气或矢气舒，烦躁易怒，舌红，苔薄白，脉弦。

（五）脾胃虚寒证

证候：腹部隐痛，空腹痛甚，得食痛减，受凉加重，痛处喜按喜暖，泛吐清水，食纳欠佳，食后腹胀，四肢清冷，少气乏力，神疲倦怠，面色㿠白，大便溏薄或大便不调，舌淡边有齿痕，苔薄白，脉沉缓或脉细。

辨证要点：腹部隐痛，痛处喜按喜暖，泛吐清水，四肢清冷，大便溏薄，舌淡边有齿痕。

（六）胃阴不足证

证候：脘腹隐隐灼痛，嘈杂似饥，餐后饱胀，饥不欲食，烦渴喜冷饮，手足心热，大便干结，舌燥咽干，舌红少津，苔少或花剥，脉细数。

辨证要点：脘腹灼痛嘈杂，烦渴喜冷饮，大便干结，舌燥咽干，舌红少津，苔少或花剥，脉细数。

（七）瘀阻胃络证

证候：以胃脘刺痛为主，疼痛较剧，痛处固定拒按，胃痛日久不愈，不思饮食，或吐血、血便，舌暗红或紫暗或瘀斑，苔薄白，脉弦涩或脉细。

辨证要点：以刺痛为主，痛处固定拒按，或伴吐血、血便，舌暗有瘀斑。

三、辨证施治

（一）穴位贴敷疗法

1. 适用于寒邪犯胃证和脾胃虚寒证

药物组成：白蔻仁、吴茱萸、苍术、炒莱菔子各3份，白胡椒、荜茇各2份，肉桂、丁香各1份。

具体操作：药物共研细末，每次取2.5～5g，用料酒或黄酒调成糊状，外敷脐部，每日1次，每次4～5小时，5天为1疗程。

2. 适用于肝胃气滞证

药物组成：檀香、莪术、川芎、砂仁。

具体操作：上述药物按1∶2∶2∶1比例研粉，用白醋调成糊状，于上脘、中脘、下脘、神阙贴敷，每次取两个穴，穴位交替更换，每日1次，每次4～5小时，2周为1疗程。

3. 适用于湿热中阻证

药物组成：黄连、木香、延胡索各10g。

具体操作：研成细粉，加料酒或黄酒调成膏状贴于中脘穴、神阙穴，每日1次，每次4～5小时，14天为1疗程。

4. 适用于食滞胃肠证

药物组成：炒麦芽10g，焦山楂10g，鸡内金10g，延胡索6g，厚朴10g。

具体操作：上药研末，取药末3g，加料酒调糊，每日1次，每次敷脐4～5小时，5天为1疗程。

5. 适用于瘀阻胃络证

药物组成：三棱6g，莪术6g，木香6g，乌药3g，延胡索5g。

具体操作：上药研末，取药末3g，加料酒调糊，每日1次，每次敷脐4~5小时，10天为1疗程。

（二）推拿疗法

适用于小儿胃炎各型。

基础操作：补脾经、推板门、揉中脘、运八卦、揉胃俞各100~200次，摩腹2分钟，捏脊3~5遍。

辨证取穴：

1. 寒邪犯胃证

推三关、揉外劳宫、揉足三里各100~200次。

2. 食滞胃肠证

清胃经、推四横纹、退六腑各100~200次。

3. 湿热中阻证

清胃经、清天河水、分腹阴阳各100~200次。

4. 肝胃气滞证

平肝、揉太冲、揉天枢各100~200次。

5. 脾胃虚寒证

揉脾俞、揉足三里、推三关各100~200次。

6. 胃阴不足证

揉二人上马、分手阴阳、清天河水各100~200次。

伴呕吐时推天柱骨，伴口臭时清胃经，伴发热时清天河水，伴便秘时清大肠，次数100~200次。

以上操作每日1次，5~7天为1疗程，连做2~3个疗程。

（三）针刺疗法

适用于小儿胃炎各型。

主穴：

（1）膈俞、脾俞、上脘、建里、足三里。

（2）肝俞、胃俞、中脘、下脘、足三里。

配穴：肝胃气滞加期门，脾胃虚寒加章门，胃阴不足加三阴交，湿热中阻加内关，食滞胃肠加解溪。

操作方法：采用常规针刺，施平补平泻法，两组主穴交替使用，留针30分钟，中间行针2次，10次为1个疗程，中间间隔2日再进行下个疗程。

（四）雷火灸

适用于除胃阴不足证以外诸证。

灸疗部位：胃脘部，天枢、足三里、气海、脾俞、胃俞。

操作方法：点燃一支灸条，距离胃脘部2～3cm，做旋转横行或纵行温灸，每旋转8次，轻揉胃脘1次，灸至皮肤发红，深部组织发热为度，时间不少于15分钟；灸气海、天枢、足三里、脾俞、胃俞，距离皮肤3cm，行小回旋灸法，每旋转8次轻揉一下穴位，每穴各灸8次。每日1～2次，5天为1疗程。

（五）中药热熨疗法

适用于寒邪犯胃及脾胃虚寒型。

药物组成：吴茱萸250g，川椒50g，莱菔子50g，枳壳50g，小茴香25g，丁香25g。

具体操作：将药物纳入布袋中封好，置入微波炉中，高火2～3分钟后取出，反复熨烫上脘、中脘、关元、气海、神阙等穴，操作10分钟后热敷于胃区10～20分钟，每日1次，5日为1疗程。

第八节 水痘

水痘是由水痘—带状疱疹病毒初次感染引起的一种急性出疹性传染病，临床以发热，皮肤黏膜分批出现，并同时存在的斑疹、丘疹、疱疹、结痂为主要特征。该病好发于6～9岁儿童，以冬春季节发病最多。中医以其形态如痘、色泽明净如水疱而得名。

本病属于中医“温病”范畴，又名“水花”“水喜”。水痘的病变主要在肺脾二经。本病由于外感时行邪毒，从口鼻而入，蕴郁肺脾。肺合皮毛，主肃降，时邪袭肺，宣肃失常，而见发热、流涕、咳嗽等肺卫症状。水痘临床治疗多以清热解毒利湿为基本原则。

一、诊断

参照《褚福棠实用儿科学》（第8版）中关于水痘的诊断标准。

（一）病史

起病前2～3周有水痘或带状疱疹接触史。

（二）临床表现

疾病初期有发热、流涕、咳嗽、不思饮食等症状，但热势大多不高。皮疹常在发病1～2天内出现，开始为红色斑疹、丘疹，24小时变为疱疹，位置表浅，形似露珠水滴，大小不一，呈椭圆形，内含水液，壁薄易破，周围有红晕，常伴瘙痒，1～2天后疱疹从中心开始干枯结痂，脱落后不留瘢痕。皮疹分批出现，此起彼伏，同一时期内斑疹、丘疹、疱疹、结痂并见。皮疹呈向心性分布，躯干部较多，头面四肢较少。部分体质虚弱患儿，可出现皮疹稠密，疱疹较大，疹色赤紫，根盘红晕明显，疱浆混浊，并伴发热、呕吐、烦躁，甚至嗜睡、神昏、谵语、惊厥，或咳嗽频作、喘促等变证。

（三）实验室检查

1. 血常规

白细胞总数正常或稍低，亦可见白细胞总数稍增高，分类计数淋巴细胞可增高。

2. 血清学检查

补体结合抗体高滴度或双份血清抗体滴度4倍以上升高可明确病原。

3. 病毒学检查

将疱疹液直接接种人胎羊膜组织培养分离病毒，单纯免疫荧光法检测病毒抗原。用聚合酶链反应（PCR）检测患儿呼吸道上皮细胞和外周血白细胞中的特异性病毒DNA，是敏感、快速的早期诊断方法。

二、辨证分型

（一）邪伤肺卫证

全身性皮疹，向心性分布，躯干为多，点粒稀疏，疱疹形小，疹色红润，根盘红晕不显，疱浆清亮，此起彼伏，有瘙痒感；伴发热，多为低热，恶风或恶寒，头痛，鼻塞，流涕，打喷嚏，咳嗽，纳差，舌质红，苔薄白或薄黄，脉浮数，指纹浮紫。

（二）邪炽气营证

全身性皮疹，分布范围较广，疹点密布，根盘红晕较著，疱疹形大，疹色红赤或紫暗，疱浆混浊，出血性皮疹，口腔、睑结膜、阴部可见疱疹；伴壮热，烦躁，口渴欲饮，面赤唇红，目赤，口舌生疮，牙龈肿痛，纳差，大便干结，小便短赤，舌质红绛，苔黄糙而干或苔黄腻，脉滑数，指纹紫滞。

三、辨证施治

（一）中药泡洗

1. 药物组成 1

千里光、野菊花、板蓝根、大青叶、苦丁茶、茵陈、生地黄、玄参、生黄柏、生大黄、白矾各30g。

适合证型：邪伤肺卫。

具体操作：以上中药加水1000mL，煎30分钟后去渣，取汁再兑温水至37～40℃温热水泡洗，每日1剂，每次10～15分钟，每日1～2次，疗程3天。

2. 药物组成 2

金银花40g，连翘40g，野菊花30g，蛇床子30g，地肤子30g，黄柏20g，千里光30g，苦参30g，苍术30g，板蓝根30g，贯众30g。

适合证型：邪炽气营。

具体操作：以上药物水煎外洗，每日2次，疗程3天。

3. 药物组成 3

地肤子、苦参、白鲜皮、野菊花、金银花各30g，荆芥、蝉蜕、赤芍各10g。

适合所有证型。

具体操作：取上药加清水煎，复渣，合并两煎液外洗患处，每日洗2次，每日1剂，7天为1个疗程。

（二）针刺疗法

适用于所有证型。

主穴：大椎、曲池、合谷、丰隆、三阴交。

配穴：若痘疹紫暗，加血海以除血分湿热；若邪陷营血，高热神昏，加刺水沟、十宣放血，以清营凉血，清心开窍。

具体操作：大椎穴采用点刺放血法；曲池、合谷穴、丰隆、三阴交采用直刺，进针1寸。所有穴位进针后均采用捻转法和提插法使之得气，然后进行2分钟的平补平泻，留针5~10分钟。

（三）耳穴压豆

适用于所有证型。

取穴：肺、脾、下屏尖、下脚端、神门、脑。

具体操作：每次选2~3穴，局部消毒，在耳穴贴王不留行籽，每日揉按3次，每次3分钟。

（四）推拿疗法

基本操作：揉小天心300次，揉一窝风200次，推补肾水300次，推清板门300次，揉二人上马200次，推清天河水100次，推补脾土200~300次，推上三关150~200次（上两穴，手法微用力，稍快）。

随证加减：若高热时，推补脾土，上三关两穴暂停用，待高热退到38℃左右后可采用，可使水痘透发迅速；若见水痘透发，则两穴停用。若伴有呕吐，可加逆运内八卦150次，推四横纹250次，揉合谷100次，推捏大椎、委中各5~7次。

第七章　骨伤疾病

第一节　锁骨骨折

锁骨骨折是常见的上肢骨折之一，占全身骨折的6%，锁骨骨折可发生于各年龄段，但多见于儿童及青壮年，多为横形及短斜形骨折，锁骨骨折最多发生在锁骨中段。

一、病因病机

骨折好发于锁骨中段，以斜形或横断形多见。近段受胸锁乳突肌牵拉向后向上移位，远段因上肢重量及胸大肌、斜方肌、三角肌的牵拉向前及向下移位，断端可有重叠移位。成年人锁骨骨折多由间接暴力引起，但因遭受某些直接暴力如：直接打击、撞击和高能量交通外伤等所致的骨折，因着力点不同而异，多为横断或粉碎骨折。

产伤是新生儿锁骨骨折的常见原因。另外，婴幼儿从床上、椅子上跌落，或平地摔倒都可导致锁骨骨折，由于婴幼儿骨质富有韧性，多为青枝骨折，骨折后骨膜仍相连系，由于胸锁乳突肌的牵拉，骨折端常向上成角。

二、临床表现

锁骨骨折局部疼痛、肿胀明显，锁骨上、下窝变浅或消失，甚至有皮下瘀斑，有移位骨折可见畸形，骨折处异常隆起。患者多呈现出头部偏向患侧、下颌转向健侧，患肢活动功能障碍，肩下垂并向前内倾斜，上臂贴胸不敢活动，健手托扶患侧肘部，以减轻因胸锁乳突肌牵拉及上肢重量牵拉引起的疼痛。

三、辅助检查

（一）X 线检查

常规摄锁骨正斜位片。大多数锁骨骨折可显示骨折类型、程度及移位方向。

（二）CT 检查

目前CT检查的应用很少，但如临床检查可疑锁骨内侧端、外侧端骨折，而X线摄片上未能显示的患者，有必要可做CT检查明确诊断。

（三）彩色 B 超

是血管损伤主要诊断依据。

（四）血管造影

一般检查或彩色B超仍不能得到满意的结果时可用此法。

（五）肌电图

在必要时了解神经是否损伤和损伤的程度。

四、诊断

诊断依据为以下几点。

（1）受伤史。

（2）临床表现局部疼痛、肿胀，甚至有皮下瘀斑；锁骨局部压痛明显，传导痛，可触及骨折断端，有异常活动及骨擦感，患肢活动功能障碍。

（3）X线摄片可明确骨折的移位方向和程度，确定骨折的类型。

五、鉴别诊断

（一）肩峰部挫伤

应与锁骨外端骨折相鉴别，应仔细对比双侧肩部，有无压痛、传导痛、畸形、异常活动等，必要时须做X线检查。

（二）肩锁关节脱位

两者都有肩外侧疼痛、肿胀，儿童及青少年患者X线片有时也难以鉴别，可做CT检查明确诊断。

（三）婴幼儿臂丛神经损伤

患儿上肢活动受限，但臂丛神经损伤者有肩部内收内旋，肘部伸直畸形的典型表现，检查锁骨完整，无明显压痛。一般2～3个月可有明显改善。

六、治疗

锁骨骨折绝大多数采用非手术治疗可取得满意的疗效。幼儿无移位骨折及青枝骨折可不需手法复位，用三角巾悬吊固定1～2周即可。

少年或成年人有重叠移位或成角移位者，应进行手法复位和固定。对骨折轻度移位者，一般日后不影响上肢功能活动，不愈合的可能性很少，所以不必强求解剖复位。对粉碎性骨折不宜用向下按压的手法。

（一）手法复位

1. 幼儿手法复位

患儿取坐位，助手于患儿背后用双手紧拿住患儿两肩，两拇指顶住肩胛骨内侧，使患儿挺胸，将双肩向背后徐徐拔伸，待重叠移位矫正后，术者拇、食、中指用提按手法，将远端向上向后提，将近端向下向前按，使骨折复位。

2. 少年及成年人手法复位

（1）膝顶复位法：患者取坐位，让患者挺胸抬头，肩部外旋后伸，双手叉腰，助手立于患者背后，一脚踏在凳上，膝顶在患者肩胛间区，双手握住两肩，向后、向外、向上徐徐用力牵引，待重叠移位矫正后，医者拇、食、中指用提按手法，将近端向下向前按，将远端向上向后提，使骨折复位。

（2）外侧牵引复位法：患者取坐位，一名助手立于患者健侧，双手环抱于患侧腋下固定，另一名助手握住患侧上臂，向后上方徐徐用力牵引。待重叠移位矫正后，医者拇、食、中指用提按手法，将近端向下向前按，将远端向上向后提，使骨折复位。

（二）固定

固定时，患者应保持挺胸抬头，双手叉腰。根据骨折移位情况在骨折端放置固定垫及弧形短夹板，并根据具体情况选择缚扎固定方式。本部分介绍双圈固定法和经皮穿针内固定。

1. 双圈固定法

事先准备好两个大小合适的固定棉圈，分别将棉圈套于两侧肩部，用两条短布带的一条固定两圈后下部，另一条固定两圈后上部，再用一条长布带固定两圈的前方，以防止棉圈滑脱。松紧度要合适，不能过紧，也不能过松。然后在双侧腋窝部的圈外再加缠棉垫各一个。

固定后，要检查患者桡动脉搏动情况及双上肢感觉、活动情况，如患者出现手部麻木、发绀，桡动脉搏动减弱或消失等，提示有血管、神经受压，应及时调整固定松紧度。

幼儿无移位骨折及青枝骨折，用三角巾悬吊固定2周。儿童有移位骨折一般固定2～3周，少年及成年人固定4周，粉碎骨折者固定6周。

2. 经皮穿针内固定

患者取仰卧位，头转向健侧，常规麻醉消毒铺巾，在X线透视下行经皮克氏针内固定术。

（三）辨证施治

按中医骨伤三期辨证施治。

1. 早期

伤后1～2周，伤肢疼痛较甚，明显肿胀，治疗宜活血祛瘀，消肿镇痛。可选用活血止痛汤、活血祛瘀汤、桃红四物汤加减。如肿痛严重者加三七、丹参、泽兰等。

2. 中期

伤后3～4周，瘀血未尽，气血不畅，治疗宜和营生新，接骨续损。可选用舒筋活血汤、续骨活血汤。

3. 后期

伤后4～5周，肿胀消退，筋骨虽续，但肝肾已虚，骨质疏松，筋骨痿软，肢体功能未恢复者，宜补气血、益肝肾、壮筋骨。可选用补肾壮筋汤或肢伤三方。后期宜用舒筋活络中药熏洗或热熨治疗，可用海桐皮汤或活络舒筋洗剂。

（四）手术治疗

锁骨骨折采用非手术治疗大多可取得满意的疗效，以下情况的患者可考虑手术治疗。

（1）合并血管、神经损伤。

（2）锁骨移位严重，骨折端有软组织嵌夹者。

（3）锁骨骨折合并同侧肩胛颈骨折，形成浮动肩者。

（4）骨折不愈合，患肢有疼痛、无力等症状者。

（5）畸形愈合影响功能者。

七、并发症

（一）邻近骨与关节损伤

可合并胸锁关节、肩锁关节分离，肩胛骨骨折。

（二）臂丛神经损伤

骨折早期多为牵拉伤或严重移位骨折或骨折块刺伤可造成臂丛神经直接损伤，但极少见。早期并发神经牵拉或损伤，经复位固定多能自行恢复。后期出现的臂丛神经受压症状严重者，可行手术治疗。

（三）血管损伤

锁骨骨折合并血管损伤较罕见，可见于较大暴力的高能量外伤或骨折移位明显者。

（四）胸膜及肺损伤

若为高能量损伤致严重移位的骨折，刺破胸膜或肺尖，可造成气胸、血胸或血气胸，但临床上较少见。

（五）骨折不愈合

锁骨骨折不愈合临床上较为少见，多为粉碎性骨折或严重移位骨折，或骨折端肌肉或其他软组织嵌夹的患者。骨折不愈合多为成年人，多发生于中1/3骨折，但锁骨外1/3骨折由于诊断治疗不及时，或骨折移位，或复位后不易维持固定，亦可造成骨折不愈合。锁骨骨折不愈合如有明显症状时可采用植骨内固定治疗。

（六）骨折畸形愈合

骨折存在移位明显，成角或短缩畸形。对于儿童的成角畸形，大多在发育过程中可自行矫正。成年人畸形愈合如无明显症状，对功能活动无明显影响者可不处理。如畸形明显，有临床症状，影响肩部活动者，可考虑手术矫正畸形。

（七）肩锁关节炎、胸锁关节炎

部分关节内骨折患者后期出现肩锁关节炎或胸锁关节炎，关节疼痛，活动受限。X线表现为关节间隙变窄，骨质增生，锁骨端有囊性改变。

第二节　肩胛骨骨折

肩胛骨骨折较少见，占全身各部位骨折的0.4%～1%。其中，肩胛体部骨折占50%，肩胛盂骨折占30%，肩胛冈及肩峰部骨折占14%，肩胛颈部骨折占4%，喙突骨折占1.5%。多由猛烈的外力作用导致，或可伴有肋骨骨折。

肩胛骨骨折中医学又名肩髀骨骨折、肩髆饭锹骨骨折、锨板子骨骨折、髁骨骨折、琵琶骨骨折等。清代《医宗金鉴·正骨心法要旨·髁骨》中对髁骨的名称、形态、部位等都有详细的介绍。清代《救伤秘旨·整骨接骨手法》对肩胛骨骨折的整复和固定方法有详尽的描述。

一、病因病机

（一）肩胛体骨折

可由直接暴力或间接暴力引起。多为重物直接打击或挤压引起，骨折可为横断形、斜形或粉碎性骨折，以粉碎性骨折多见，且有多个骨折块。骨折较多见于肩胛下方的薄弱区，即肩胛冈下部与肩胛下角，有的骨折线可通过肩胛冈。临床上偶有肩胛骨体部爆裂骨折，其外缘尖端可刺入盂肱关节，引起关节活动障碍。如肩胛体、肩峰、肩胛冈等多处骨折，则肩胛骨外缘骨折片由于小圆肌的牵拉而向外、向上移位，骨折片或发生旋转移位。如暴力强大者，有时合并单根肋骨骨折或多发肋骨骨折。

（二）肩胛盂骨折

可由直接暴力或间接暴力引起。多由肱骨头撞击导致，如跌倒时肩部外侧、手掌或肘部外展位着地，暴力向上经肱骨头直接冲击肩胛盂，引起肩胛盂骨折。肱骨头的直接撞击，常造成关节面较大范围的压缩性骨折或粉碎性骨折。骨折线横过肩胛盂上1/3者，骨折线多向体部延伸，或沿肩胛冈上方横向延伸；骨折线在盂中或盂下1/3者，骨折线多向体部横向延伸，或有另一骨折线向下纵行至肩胛骨外缘。肩关节脱位患者可合并肩胛盂缘骨折。或因肱三头肌强烈收缩引起盂前下缘或后下缘的撕脱性骨折。

（三）肩胛颈骨折

多由间接暴力引起。跌倒时肩部外侧着地，或手掌、肘部着地，外力冲击至肩部而致肩胛颈骨折。骨折线自关节盂下缘向上至喙突基底部的内侧或外侧，有时可延伸至喙突、肩胛体及肩胛冈。如肩胛颈与肩胛体分离，受胸大肌的牵拉及上肢重力的作用，远折端可向下、向前移位，并向内旋转畸形。有时远折端与近折端相嵌插。

（四）肩峰骨折

肩峰为肩部突出部位，如遭受自上而下的直接暴力打击，或传导暴力通过肱骨头向上撞击，或肩关节强力外展时肱骨大结节杠杆力的作用，可造成肩峰骨折。但由于肩峰骨结构较为坚固，肩峰骨折较为少见。如骨折发生于肩峰基底部时，由于三角肌的牵拉及肢体的重量的作用，远折端向前下移位；如骨折发生于肩锁关节以外的肩峰部时，远端骨折块较小，且移位不大。

（五）肩胛冈骨折

由直接暴力引起，常合并肩胛体粉碎性骨折，少数也可单独骨折，一般骨折移位不多。

二、临床表现

患肢主动运动与被动运动均因疼痛而受限，尤其是患肢外展、上举功能受限。患者常以健侧手托着患侧肘部，以固定保护患肢，减轻由于患侧肢体重量作用引起的疼痛。

三、辅助检查

（一）X 线摄片

无移位或轻微移位的肩胛体骨折，因骨质菲薄，骨折线不易显示，有些互相重叠的骨折表现为条状的致密白线。肩胛体的T形骨折或V形骨折的骨折线常常也显示不清。所以肩胛骨骨折的X线诊断存在一定的漏诊率。

（二）CT 检查

对X线诊断不明确的患者可选择使用。如有需要，也可选择使用三维重建明确诊断骨折移位情况。

四、诊断

（一）诊断依据

（1）受伤史。

（2）肩胛局部周围疼痛、肿胀，皮下瘀斑，有移位骨折可触及骨突，可扪及骨擦感和异常活动。患肢活动明显受限，尤其是患肢外展、上举功能受限。

（3）X线照片：可明确骨折的移位方向和程度，确定骨折的分型。

（二）诊断分型

1. 肩胛体骨折

骨折可为横断形、斜形或粉碎性骨折，以粉碎性骨折多见，且有多个骨折块。骨折线可通过肩胛冈。呈T形或呈V形。骨折多为移位轻微，肩胛骨外缘骨折可向外、向上、旋转移位。可合并肋骨骨折。

2. 肩胛盂骨折

压缩性骨折、粉碎性骨折或撕脱性骨折。腋部肿胀，瘀斑明显，肩关节内、外旋转时疼痛加剧。

3. 肩胛颈骨折

骨折线自关节盂下缘向上至喙突基底部的内侧或外侧。远折端可向下、向前移位，并向内旋转畸形。或远折端与近折端相嵌插。移位严重者肩部塌陷、肩峰明显隆起。

4. 肩峰骨折

肩峰基底部骨折，远折端可向前下移位，可扪及骨擦感和骨折块异常活动；肩峰外端骨折多无明显移位。

5. 肩胛冈骨折

常合并肩胛体粉碎性骨折，骨折部可出现皮下瘀斑。

6. 喙突骨折

多并发于肩关节脱位或肩锁关节脱位，常为撕脱性骨折或喙突基底部骨折，局部可扪及骨折块和骨擦感，肩关节外展或抗阻力内收屈肘时疼痛加重。

五、鉴别诊断

有移位的肩胛颈骨折肩部塌陷、肩峰明显隆起，外观疑似“方肩”畸形，应与肩关节脱位相鉴别。但肩关节脱位有弹性固定，搭肩试验阳性。

六、治疗

（一）手法复位

1. 肩胛体骨折

患者取坐位或健侧卧位，医者立于患者背后，一只手固定肩胛冈，另一只手压住肩胛下角将骨折远折端向内上推按，使之复位。

2. 肩胛盂骨折

患者坐位，助手双手固定患者双肩，医者握患侧上臂，将肩关节外展至70°～90° 利用肌肉、韧带的牵拉力，即可使骨折复位。复位时应注意不可强力牵引和扭转。

3. 肩胛颈骨折

患者仰卧或坐位，一名助手握患肢腕部，另一名助手用宽布带从腋下绕过胸部固定，将患肩关节外展至70°～90° ，两助手拔伸牵引。医者一只手由肩上偏后下方向下、向前按住肩部内侧，固定骨折近端，另一只手置于腋前下方将骨折远端向上向后推顶，矫正骨折远端向下、向前移位，再将肩关节外展70°位置，屈肘90°，医者固定骨折部，令助手用拳或掌叩击患肢肘部，使两骨折端紧密接触或嵌插。

4. 肩峰骨折

肩峰基底部骨折向下移位者，患肢屈肘，医者一只手按住肩峰，另一只手推顶肘关节向上，使肱骨头推挤骨折块复位。向上移位者，用外展推挤法复位。患者仰卧，患肢外展45° ，医者将骨折块向下推按复位。

5. 肩胛冈骨折

一般无明显移位，无须复位。

（二）固定

1. 肩胛体骨折

复位后，用一块比肩胛骨稍大的杉树皮夹板放置于肩胛骨背部，用胶布条固定于皮肤上，然后绷带从患侧胁下，经患处压往夹板，至健侧肩上，再经胸前至患侧腋下，再绕至健侧胁下，如上法经胸背来回缠绕5～10层。用三角巾将患肢屈肘悬吊于胸前，固定4周。

2. 肩胛盂骨折

复位后，在患侧腋窝垫以圆柱状棉花垫或布圈，使患肢抬高，用单肩斜“8”字绷带进行固定，再用三角巾将患肢悬吊于胸前。亦可用外展支架将上肢肩关节固定于外展70°～90°、前屈30°位置3周。

3. 肩胛颈骨折

固定方法及固定时间同肩胛盂骨折。

4. 肩峰骨折

肩峰基底部骨折向下移位者，复位后用三角巾悬吊患肢于胸前。肩峰基底部骨折向上移位者，患肢肩关节置于外展45°位2～3周，然后再用三角巾悬吊固定2周。

5. 肩胛冈骨折

复位后，用三角巾悬吊患肢3～4周。

6. 喙突骨折

复位后，用三角巾悬吊患肢3～4周。

（三）辨证施治

1. 早期

气滞血瘀较甚，治宜活血祛瘀，消肿止痛。可选用活血止痛汤、活血祛瘀汤、肢伤一方加减。如肿痛严重者加三七、丹参、泽兰等。可外敷双柏膏。

2. 中期

治疗宜和营生新，接骨续损。可选用生血补髓汤、续骨活血汤。外敷接骨续筋药膏。

3. 后期

宜补气血，益肝肾，壮筋骨。可选用补肾壮筋汤或肢伤三方。后期宜用舒筋活络中药熏洗或热熨治疗，可用海桐皮汤或活络舒筋洗剂。

七、并发症

（一）创伤性关节炎

多见于肩胛盂窝、盂缘骨折。

（二）肩峰撞击征

肩峰骨折畸形愈合所致。

（三）血管神经损伤

喙突基底骨折，明显移位，骨折片可压迫神经血管束。

八、功能锻炼及预后

（一）功能锻炼

早期1～2周行指、腕、肘关节活动，如握拳伸指、屈伸腕关节和旋转前臂等活动；中期2～3周可做肩关节轻度活动，如用健手扶患肢行耸肩等活动；后期解除外固定后应积极主动地进行肩关节各方向功能活动，如双手托天、弯肱拔刀、体后拉肩等锻炼。

（二）预后

肩胛骨周围血液供应丰富，且有较多肌肉包裹，肩胛骨骨折大多移位较小，一般采用非手术治疗可愈合。即使严重的骨折，经恰当的治疗，早期功能锻炼，亦可恢复良好。肩胛盂粉碎性骨折，常造成肩关节功能活动障碍。老年患者常因周围软组织发生粘连而影响关节活动功能，因此对老年患者更应鼓励其积极进行功能锻炼。

第三节　肱骨外科颈骨折

肱骨外科颈骨折是发生于肱骨解剖颈下2～3cm的骨折，此处为骨松质与骨密质交界处，也是肱骨大小结节移行至相对较细的肱骨干的地方，是应力的薄弱点，在此部位容易发生骨折。

一、病因病机

因受伤体位及暴力的大小不同，骨折后的移位情况不同。临床上分为五种类型。

（一）裂缝骨折

肩部受到直接暴力打击，或跌倒肩部着地，造成大结节骨裂与外科颈骨折，而产生裂缝骨折。

（二）嵌插骨折

跌倒时，手掌或肘部触地，两骨折断端嵌入而产生嵌入性骨折。

（三）外展型骨折

受外展传导暴力所致。跌倒时上肢外展，手掌触地，外力沿上肢纵轴向上冲击而致外科颈发生骨折。骨折近端内收，骨折远端外展，断端外侧嵌插而内侧分离，多向前、内侧突起成角畸形。有时远端向内侧移位，常伴有肱骨大结节撕脱性骨折。

（四）内收型骨折

受内收传导暴力所致，较少见。跌倒时上肢处于内收位，躯干向伤侧倾斜，手掌或肘着地，外力沿上肢纵轴向上传导而致骨折，断端

（肱骨头下端和肱骨干）外侧分离而内侧嵌插。成向外成角畸形，或向外、向前成角畸形。

（五）肱骨外科颈骨折合并肩关节脱位

若跌扑时伤肢处于外展外旋位，所受的暴力较大，除引起外展型骨折外，还可能引起远折端插入近折端，若暴力继续作用于肱骨头，使肱骨头向前下方脱出，造成肩关节前脱位，以盂下脱位多见。有时肱骨头受喙突、肩胛盂或关节囊的阻隔而得不到整复，引起肱骨头的关节面朝向内下方，骨折面朝向外上方，肱骨头游离于远折端的内侧，临床较少见，若处理不当，常容易造成患肢严重功能障碍。

二、临床表现

患者有明显外伤史，伤后肩部剧烈疼痛、肿胀明显，局部肿胀有时波及整个肩部及上臂，肩关节功能活动障碍。肱骨上端局部环形压痛和轴冲击痛，可触及畸形、骨擦音和异常活动。外展型骨折肩部饱满，上臂内侧可见散在瘀斑。肩部下方稍呈凹陷，不呈现方肩畸形，在腋下肱骨近段内侧能摸到移位的骨折端或向内成角的移位骨端。内收型骨折肩部前侧有瘀斑，在上臂上段外侧可摸到突起的骨折远端和成角畸形，上臂呈内收畸形。肱骨外科颈骨折合并肩关节脱位，肩部肿胀严重，青紫瘀斑也较严重，肩峰下呈凹陷，可见方肩畸形，上臂上段外侧可摸到突起的骨折远端，在腋下可摸及肱骨头，但无弹性固定的体征。

三、辅助检查

（一）X 线摄片

拍摄正侧位X线片可确定骨折类型及移位情况。

（二）CT 检查

CT检查较少应用，但对于由于疼痛不能获得满意影像的患者，通过CT可以用三维重建精确诊断骨折移位情况。

四、诊断

（一）诊断依据

（1）有外伤史。

（2）肩部剧烈疼痛，肿胀明显，局部环形压痛和冲击痛，肩关节活动功能障碍。有移位骨折可触及畸形、骨擦音和异常活动。

（3）X线摄片可明确骨折的移位方向和程度，确定骨折的分型。

（二）诊断分型

1. 裂缝骨折

肩部肿胀、疼痛，局部压痛和纵向叩击痛，肩关节活动受限。

2. 嵌插骨折

肩部肿胀、疼痛、环形压痛和纵向叩击痛。

3. 外展型骨折

外展型骨折肩部饱满，但肩部下方稍呈凹陷，有时颇似“方形肩”，但肩部仍保持圆隆外形，在腋下肱骨近段内侧能摸到移位的骨折端或向内成角的移位，上臂内侧可见散在瘀斑。可出现骨擦音和异常活动。

4. 内收型骨折

内收型骨折在上臂上段外侧可摸到突起的骨折远端和成角畸形，肩部前侧有瘀斑，上臂呈内收畸形。可出现骨擦音和异常活动。

5. 肱骨外科颈骨折合并肩关节脱位

肱骨外科颈骨折合并肩关节脱位，肩部肿胀甚剧，青紫瘀斑也较严重，肩峰下呈凹陷，上臂上段外侧可摸到突起的骨折远端，在腋下可摸及肱骨头，但无弹性固定的体征。

五、鉴别诊断

（一）肩关节前脱位

多为间接暴力致肩盂关节关系改变。伤肢肿胀、疼痛、方肩畸形，肩关节呈弹性固定。多伴有肱骨大结节骨折，如不治疗，会引起肩关节功能丧失。

（二）肩关节半脱位

由关节周围肌肉萎缩，关节松弛，或肩部外伤后血肿引起的关节间隙增宽所致。局部肿胀、疼痛症状不明显。关节囊尚完整，不需整复。

（三）肩部挫伤

无移位的肱骨外科颈骨折须与肩部挫伤相鉴别。两者均有局部肩部肿胀、疼痛、压痛，但肩部挫伤无环形压痛及纵向叩击痛。

六、治疗

（一）复位

1. 外展型骨折的整复方法

患者坐于凳上，一名助手站在伤员健侧的后方，用两手紧握住伤臂的上端（即相当于骨折的近段）；另一名助手站在伤员的伤侧，用两手紧握伤臂的下端，患者的前臂搭在助手的前臂上，助手把伤臂顺势做外展位拔伸。医者站在伤肢的后侧，在助手的拔伸下，用两手的拇指置于骨折近段的外侧，余指抱住远段的内侧，待感觉到助手将骨折端的嵌插解脱或重叠移位拉开时，便把骨折的近段向内推，把远段向外提。此时助手在拉伸的同时把上臂内收，使骨折端复位。在复位时，如果发现远折段有向外侧移动感或骨响音，腋下的骨凸也已消失，这提示已获得复位。

对伤臂肿胀严重、单靠手指的力不能整复的伤员，可改用如下的整复方法：伤者取坐位，两名助手的手法与上法相同，医者以一只手的前臂横贯于伤员的骨折远段的内侧，同时用另一只手持握该手的腕关节，待感到助手做外展位拔伸伤臂的畸形有改善后，前臂持续用力，把骨折的远段向外提，这时助手亦把骨折远段的近端往外端，即可达到复位。

对伤臂肿胀严重、骨端嵌插移位大和肱骨头有明显内收变位的伤员，如果估计到采用以上两手法不能达到复位的目的时，可用下法整复：患者取仰卧位，以宽布带横跨伤侧的腋下，布带的两端上行过肩固定。一名助手用两手擒稳骨折的近段以做固定，另一名助手用两手抱拿肘关节的上方，将伤臂顺势外展进行拔伸。医者站在伤侧，用两手紧扣骨折远段内侧，并稍做向外提。当感觉到助手将骨折远段拉开后，医者改用一只手固定骨折近端的外侧，另一只手仍扣紧远段的内侧，并加力向外提，这时助手将骨折远段的近端往外端，使伤肢内收复位。

2. 内收型骨折的整复方法

患者坐于凳上，一名助手站在伤者健侧的后方，用两手紧握住伤臂的上端（即相当于骨折的近段）；另一名助手站在伤员的伤侧，用两手紧握伤臂的下端，把伤臂顺势做内收拔伸。医者站在伤肢的后侧，一只手固定骨折的近端内侧，另一只手卡紧骨折远段的外侧，待感觉到助手拔伸使嵌插解脱或重叠拉开时，用力将骨折的远段向内推，此时助手亦在维持拔伸力下将远段的近端往内端，以进行复位。

对肌肉丰厚、肿胀较甚和肌张力大的伤者，估计采用上法不能复位时，可运用如下的整复方法：患者取卧位，一名助手用布带绕过伤侧的肩关节以固定肩部，另一名助手用两手固定骨折的近段，第3名助手用两手紧握住患肢肘关节上方（或肘部），将处于内收位的患肢做顺势拔伸。医者站在伤侧，两手紧拿着骨折的远段，待感觉到助手拔伸已将嵌插拉开及畸形改善时，把骨折的远段向内推压复位。

不论外展型或内收型骨折，复位后如尚有骨折远段向前移位或成角畸形，可用下法矫正：患者取仰卧位，两助手站立和固定方法与采用上法时同。医者下蹲，两拇指置于骨折远段的后下方，余指压住远段骨折端的前方，助手把上臂在拔伸下上举，以配合医者将远段的骨折端推压向后，使远段向前，并使成角畸形得到矫正。

当整复成功后，都应认真地检查复位的效果，观察肩部的外观是否正常，触摸腋下的骨突是否消失，肩前方是否平正。同时，可用一手固定骨折处，一手持骨折远段，轻巧地把远段做内外、前后的摇摆，如无明显的骨响音和骨折端无滑动，说明骨折面接触良好。最后术者用两手再固定骨折部，由助手把骨折远段沿肱骨纵轴做缓慢的向上碰撞，使骨折端能紧密嵌插，以加强其稳定性。

3. 骨折合并肩关节脱位整复法

先整复肩关节前脱位，再整复骨折端的移位。整复时如果强力对抗牵引，使位于两骨端之间的肱二头肌短头、喙肱肌及破裂的关节囊呈紧张状态，闭合了脱位复位之通路，不容易使肱骨头复位。因此，助手先将患肢置于外展80°～130°的位置上，便于术者两拇指从患侧腋部的前、后方伸入腋窝，向上、向后、向外顶住肱骨头的前、下缘，两手2～5指按住近肩峰处以做支点，再把伤肢在无牵引力下外展至约40°，拇指将肱骨头向外、上推压，使关节脱位整复成功。然后术者从腋下摸清骨折情况，如有侧方移位，再按外展或内收型骨折的整复法整复骨折。整复后术者双手握持骨折端做临时固定，令助手做沿患肢纵轴方向向近端推对向冲击，使两骨折端嵌插，防止再移位。

（二）固定

肱骨外科颈骨折复位后做适当的固定，以维持骨折对位和利于骨折端的愈合。外固定的方法有小夹板固定、石膏固定、经皮穿针内固定等。

1. 小夹板固定

可采用超肩关节的小夹板固定。

（1）材料：常用杉树皮或柳木小夹板材料。制成小夹板共4块，每块的宽度为上臂最大周径的1/5，长夹板3块，分别置于前、后、外侧，前后夹板的上段超肩关节以上的部位可稍窄些，将两端剪成椭圆形，使其更适合肩部的外形。

（2）固定：固定时，助手维持牵引，保持复位后位置。如为外展型骨折则内侧夹板的蘑菇头顶住腋窝部，在外侧夹板的远端加压垫，使上臂形成一个内收的趋势。

（3）包扎方法：先在骨折处外敷药物，包扎上2～3层绷带，由肘部至肩部，其作用是起到衬垫作用，以防夹板擦破皮肤，维持外敷药物的位置。再按骨折类型将内外前后侧夹板安放在患肢恰当的位置，在夹板中段缠绷带2～3层，维持夹板的位置。然后将外、前、后3块夹板上端在肩部上方做3个“8”字的交叉重叠包扎。具体操作：在前夹板上端经胸部绕过腋窝到后侧夹板，包扎1圈后在后侧夹板内缘向前侧夹板的外缘做一个“8”字固定，再在后侧夹板内方斜向外侧夹板的前方经后方向前夹板的前缘做两个“8”字的包扎。这样3个“8”字可以加强夹板上段的固定力。在夹板下段缠绷带包扎，包扎要将全夹板包扎，以保证夹板的压力均匀，最后检查调节夹板的松紧度。包扎完毕，将患肢用三角巾或肩肘吊带悬吊于胸前。

（4）注意事项：外展型骨折患肢应置于内收位，内收型骨折及骨折合并脱位患肢应置于外展位。夹板固定时间为4～5周，骨折临床愈合后拆除。

2. 石膏固定

根据需要固定的部位选择相应型号的高分子石膏。青壮年患者可用肩管形石膏加压塑形固定，对无移位或嵌入成角未超过15°者，可以塑形石膏托固定2～3周。老年患者，用超肩关节石膏夹固定。在固定部位螺旋式缠绕每圈重叠1/2～2/3，松紧适中，承重部位5～6层，辅助部位3～4层。

3. 经皮穿针内固定

在臂丛麻醉下，骨折手法复位后，在电视X线机透视下，用克氏针进行内固定，加小夹板制动，3周后取出克氏针。

（三）辨证施治

按中医骨伤三期辨证施治。

1. 早期

伤后1～2周，伤肢疼痛较甚，肩部肿实，肤温较高。治宜行气活血，消肿止痛。可选用肢伤一方、桃红四物汤加减。如肿胀严重，血供障碍者加三七、丹参、茅根等。如体质壮实，伴有排便不通，舌质红、苔黄，脉弦数，加大黄、芒硝；局部疼痛剧烈加木香、五灵脂、延胡索。

2. 中期

可选用生血补髓汤、和营止痛汤加减。疼痛较明显者，加三七加强理气止痛之效。合并神经损伤者加补气活血、通经活络药物，如黄芪、地龙、威灵仙等。

3. 后期

宜补气血，益肝肾，壮筋骨。可选用补肾壮筋汤或肢伤三方。

（四）熏洗

活络舒筋洗剂。组成：艾叶、威灵仙、苏木、三棱、莪术、川椒、桂枝各15g，生川乌、生草乌、川红花、白芍、没药、乳香各10g，海桐皮、大黄各20g，冰片5g。功效：活血舒筋，通瘀止痛。

以上熏洗剂煎至沸腾半小时后，先趁热以厚毛巾覆盖伤肢熏之，待降低至合适的温度时再浸泡患部，每日2～3次。

1. 外敷

双柏膏。组成：侧柏叶2份，黄柏1份，大黄2份，薄荷1份，泽兰1份。功效：活血解毒、消肿止痛。主治：骨折初期局部肿痛，有热瘀互结之势者尤为适用。

2. 中药离子导入仪

去除夹板后舒筋活络，促进关节功能恢复。每日1～2次，每次20分钟。

（五）手术治疗

肱骨外科颈骨折移位严重，经手法复位不满意，或陈旧性骨折，或骨折合并脱位手法复位不成功，或软组织夹在骨折端，难于复位与固定，估计日后会导致肩关节活动功能障碍者应采用切开复位内固定治疗。

七、功能锻炼

骨折早期整复固定后，伤肢肿痛较甚，先练习五指用力伸展，再用力握拳，腕关节背伸掌屈。随着肿胀消退，疼痛减轻，1周后可做耸肩运动，患者以健手托着患肢肘部做上下范围的耸肩练习，并继续进行握拳、伸屈腕关节。2～3周内使伤肢自然下垂，身体略前倾，做小范围的划圈活动，早期运动范围可较小，随着肿痛消减，运动量应逐渐加大。2～3周不要做禁忌运动，如外展型骨折上臂禁忌外展动作，内收型骨折禁忌内收动作。

八、预后

对较老龄患者，不能承受骨折整复的患者，即使骨折不能接近解剖对位，如果能尽早功能锻炼，也能取得满意的疗效。

儿童患者，骨折端有轻度向前约30° 向内10° 的成角，多不影响肩关节的功能。若为儿童肱骨头骺板损伤，日后生长发育中可能导致迟发性畸形。

肱骨外科颈骨折合并肩关节脱位或青壮年骨折移位严重者，必须尽快行手法复位、小夹板固定治疗，并且脱位必须得到纠正，否则严重影响肩关节的活动功能。当骨折脱位不能得到有效纠正时，可手术治疗。

肱骨外科颈骨折后较常出现肩关节活动障碍，采用功能锻炼，配合药物熏洗、理疗或轻柔的推拿按摩手法，可促进关节功能的恢复。肱骨外科颈骨折临床上发生不愈合者极少见，如骨折端有软组织嵌入，或不稳定骨折固定不牢固，可导致骨折不愈合。

第四节 肱骨干骨折

肱骨干骨折亦称折肱、胳膊骨骨折。早在春秋时期对肱骨干骨折已有记载，《左传·定公十三年》有“三折肱知为良医”的记述。明代以后对此骨折的诊断治疗及并发症有更进一步的论述。

一、临床表现

伤后患肢上臂疼痛、肿胀明显，可有明显瘀斑。骨折处有明显环形压痛，有纵轴叩击痛。如有移位的骨折，可触及移位的骨折端，患肢有明显短缩、成角或旋转畸形，有骨擦音及异常活动和扪及骨擦感，伤肢活动功能障碍。

如合并肱动脉损伤，可出现桡动脉搏动减弱，远端血供障碍的临床表现。应对比双侧桡动脉搏动、皮温及甲床充盈等情况，必要时可做血管造影检查。

二、辅助检查

（一）X 线摄片

摄X线正侧位片，可明确骨折部位、类型和移位情况。

（二）CT、MRI 检查

可疑病理性骨折患者可做CT、MRI检查。

（三）血管造影

用于确定是否存在肱动脉损伤。

（四）肌电图

对怀疑有神经损伤的患者，可进行肌电图检查。

三、诊断

诊断依据为以下几点：

（1）有明显的外伤史。

（2）患肢局部肿胀、疼痛、瘀斑、功能障碍；骨折局部环形压痛，传导痛，常有短缩或成角畸形、异常活动、骨擦音。注意检查腕和手的功能，确定是否有桡神经损伤的表现。

（3）X线摄片：可明确骨折的移位方向和程度，确定骨折的分型。

四、鉴别诊断

无移位的肱骨干骨折应与上臂扭挫伤相鉴别，两者均有上臂的疼痛、肿胀、活动受限，但扭挫伤压痛部位相对局限，有牵拉痛，但无环形压痛及传导痛，无畸形、骨擦音及异常活动。

五、治疗

肱骨干骨折，多由较大外伤暴力所造成，由于骨折部位不同及受肩部和上臂肌群的牵引作用，多有不同方向的移位。凡有明显移位者，均应选择适当的时机进行手法整复，原则上越早越好。骨折发生后的1～4小时最佳，此时组织未发生严重水肿，肌张力不大，在这段时间内进行整复常比较容易获得良好对位。而且骨折早期整复后，能尽快恢复局部组织血液循环，利于肿胀消退，促进骨折的愈合和肢体功能恢复。

肱骨干骨折无移位或移位不大者，只需用4块小夹板加纸压垫固定3～4周，早期进行功能锻炼。但对有明显移位的骨折，应及早进行手法整复和小夹板固定。整复手法应轻柔，切忌粗暴，尤其注意不可过度牵引，由于多次整复或强力牵引，加上患肢重力的悬垂作用，容易发生骨折端的分离，而影响骨折的愈合。对闭合骨折合并桡神经损伤者，可先行手法复位、夹板固定，密切观察2～3个月，多数患者可逐渐恢复，若神经损伤仍未有恢复的迹象，可考虑手术治疗。对粉碎性不稳定骨折，或复位后难以固定的多段性骨折，可使用外固定支架进行固定。对严重的开放性骨折及合并神经、血管损伤者应进行手术探查。对骨不连、骨折端有软组织嵌入者，也可考虑手术治疗。

对有严重软组织损伤者，则先予以适当的固定，抬高患肢，观察肢端血供，然后视其肿胀消退情况，方予手法整复骨折。对螺旋形、粉碎性骨折及骨折面背靠背移位者，应在麻醉下行手法整复。

（一）手法复位

1. 肱骨上 1/3 骨折的复位法

患者端坐位，一名助手用两手握住伤侧的腋窝及肩部固定，也可用布带绕过腋窝向上提拉。另一名助手用双手握住伤肢的肘部，并把伤员的手腕搭在自己的前臂上，进行顺势拔伸，医者立于患侧外后方，触摸骨折断端后，用两手的拇指压住骨折远段的外侧，余指抱住骨折近段的内侧，当感觉到助手已将重叠的骨段拉开时，便把骨折远段向内推，把骨折近段向外提，用力点放在骨折远段，使骨折部轻微向内成角，与骨折近段靠拢，然后把力的重点转向骨折近段并向外提拉，通过推提的作用力使骨折复位。

2. 肱骨中 1/3 骨折的复位法

两助手如上法固定伤肢，然后徐徐用力顺势拔伸，医者站在患侧的外方，用两拇指压住骨折近段的外侧，余指抱住骨折远段的内侧，当感觉到助手已将重叠骨折拉开时，顺势把骨折近段向后内推，把骨折的远段向外提进行复位。

3. 肱骨下 1/3 骨折的复位法

多为斜形或螺旋形骨折。在整复时，可由医者一只手固定骨折的近段，另一只手拿住骨折的远段，在助手的协同下先矫正骨折旋转移位，助手把骨折远段向后旋，医者把骨折近段向前旋转，待旋转移位纠正后，再由医者用两手掌在骨折的前后方用力挤压、靠拢，使骨折面紧密接触。

对折面背靠背移位者，一名助手固定骨折近端，另一名助手固定骨折远段，不要用力牵引，在肌力松弛状态下，医者应用旋转手法进行整复骨折。若为不稳定骨折，可做上肢前臂皮肤牵引，伤肢置外展肘关节半屈曲位，维持牵引。或采用外固定支架固定，以利于骨折对位和愈合。

（二）固定

1. 小夹板固定

前后内外4块夹板，其长度视骨折部位而定；肱骨干上1/3骨折要超肩关节，下1/3骨折要超肘关节，中1/3骨折则不超过上、下关节，并应注意前夹板下端不能压迫肘窝。

如残留轻度移位可用压垫继续纠正，如轻度侧方移位可在两折端采用两点对向加垫；如轻度成角时，可采用三点加垫法纠正移位。但桡神经沟处不可放置压垫。

2. 外固定支架固定

适用于对肱骨干骨折伴有严重软组织损伤，或不稳定骨折，小夹板固定难以维持骨折对位者，可选择使用外固定支架固定术。

（三）辨证施治

按中医骨伤三期辨证施治。

1. 早期

伤后1~2周，气滞血瘀较甚，治宜活血祛瘀，消肿镇痛。可选用活血止痛汤、活血祛瘀汤、桃红四物汤加减。如肿痛严重者加三七、丹参、泽兰等。可外敷双柏膏。

2. 中期

伤后3~4周，瘀血未尽，气血不畅，治宜和营生新，接骨续损。可选用舒筋活血汤、续骨活血汤加减。

3. 后期

伤后4~5周肿胀消退，筋骨虽续，但肝肾已虚，筋骨痿软，肢体功能未恢复者，宜补气血，益肝肾，壮筋骨。可选用补肾壮筋汤或肢伤三方。后期宜用舒筋活络中药熏洗或热熨治疗，可用海桐皮汤或活络舒筋洗剂。

六、并发症

（一）桡神经损伤

挫伤、牵拉伤及不全性损伤患者大多数在数日至数月可自行恢复，应尽早做肌电图检查，以明确其损伤程度，一般不需早期手术探查。如开放性骨折合并神经损伤，或经非手术治疗超过3个月，肌电图复查神经损伤仍无恢复征象者，或骨折后期由于骨痂包裹或挤压桡神经，经非手术治疗无效者应采用手术治疗。对于肱骨中下1/3交界处的斜面骨折，骨折端向桡侧移位，易造成神经断裂，可考虑早期手术探查。

（二）血管损伤

如出现合并肱动脉损伤的紧急情况，患肢远端出现缺血表现，如桡动脉搏动减弱或消失、皮温低、甲床充盈差者，应做血管造影检查。一旦确诊，应立即手术。在彻底清创后，先行骨折内固定，并修补或吻合血管。如为血管受压或痉挛状态者，可先非手术治疗，解除局部压迫或行动脉周围普鲁卡因浸润，解除动脉痉挛，如仍不能缓解者，也应行手术探查。

（三）骨折延缓愈合和不愈合

肢骨干骨折延缓愈合和不愈合的发生率较高，多发生于中下1/3骨折、粉碎性骨折、开放性骨折、固定不牢靠、骨折端分离或有软组织嵌入等。骨折不愈合如需要手术治疗者，应先将硬化的骨折端和嵌夹在骨折断端的软组织清除，凿通骨髓腔，行植骨内固定术。

（四）关节活动僵硬

应以预防为主，在骨折的治疗过程中，要选择最有效和最妥善的方法，尽可能缩短关节的制动时间，及时进行合适的功能锻炼，以减少关节活动障碍的发生率及程度。

七、功能锻炼及预后

（一）功能锻炼

早期固定后，可立即做伸指握拳、屈肘耸肩锻炼。3～4周后可做抬臂屈伸，摩肩旋转锻炼。对有骨折断端分离的伤员，每天做纵向冲击骨折端3～4次，每次5分钟，以使骨折端逐渐靠拢且可刺激其骨痂生长。纵向冲击的方法：伤肢握拳，肘关节屈曲90°，上臂垂直，肩轻度倾向患侧，用健侧的手固定伤肢，把伤肢的肘部放于桌上，然后沿上臂纵轴向桌面用力做间歇的冲击。冲击的力应由小至大，次数逐渐增多，做冲击时力向要准确，上臂要始终保持垂直，避免骨折端再移位或成角畸形。

（二）预后

即使整复后仍然存在轻度的成角及侧方移位，或有轻度重叠畸形，骨折愈合后亦不致造成肢体功能障碍。但由于损伤暴力大，尤为粉碎性不稳定骨折，有些由于治疗不当，造成骨折断端分离，而引起骨不连，使肢体活动功能障碍，临床上应特别引起重视。治疗上应有效防止骨折端分离移位，减少骨不连的产生，并能尽早进行功能锻炼，多能取得满意的疗效。由于伤肢固定时间过长而且缺乏功能锻炼而导致肢体肌肉萎缩和邻近关节僵硬。或骨折后期产生外伤性肩周炎或创伤性关节炎，而影响肢体功能恢复。

第五节　股骨髁间骨折

股骨髁间骨折较为少见，其发生率约占全身骨折脱位的0.4%。因损伤波及关节面，并可改变下肢轴线，治疗较为困难。骨折易发生折块分离。青壮年多见。

一、病因病机

股骨髁间骨折的病因病机与股骨髁上骨折相类似，多因自高处坠下，足部触地，先发生股骨髁上骨折，如暴力继续传导，骨折近端嵌插于股骨两髁之间，将股骨髁劈开分为内外两块，成为T形或Y形骨折，故多严重移位。髁间骨折为关节内骨折，关节腔常有大量积血。

（一）按骨折的复杂程度

可分为股骨单髁骨折和股骨双髁骨折即髁间骨折，以股骨髁间骨折较为多见。

（二）按骨折部位

可分为下列3种骨折

1. 股骨外髁骨折

是由膝关节强力外翻所致。当暴力撞击于膝关节外侧，迫使其强力外翻时，则股骨外髁受胫骨外髁的冲撞而发生骨折。因膝关节外侧易遭外力撞击，故股骨外髁骨折较为多见。

2. 股骨内髁骨折

由膝关节强力内翻所致。当膝关节内侧受暴力撞击，迫使其强力内翻时，则股骨内髁受胫骨内髁的冲撞而发生骨折。因膝关节内侧易遭外力机会较少，故股骨内髁骨折较为少见。

3. 股骨髁间骨折

当由高空坠落足部着地时，则体重沿股骨干向下传导，地面反作用力沿股骨干向上传导，相互作用于股骨髁上皮质骨、松质骨交界部，造成该部位的骨折。

二、临床表现

伤后膝部疼痛、肿胀严重、皮下瘀斑，膝关节呈半屈曲位，功能丧失，患肢缩短，膝部可有横径或前后径增大。局部压痛明显，并可扪及骨擦感。

三、辅助检查

（一）X 线摄片

摄X线片可看到骨折类型和移位，并可了解关节腔内是否有骨块嵌入。

（二）CT、MRI 检查

根据病情必要时选择CT、MRI检查。

四、诊断

（一）诊断依据

1. 诊断依据

（1）外伤史。

（2）膝部肿胀、疼痛、功能障碍。

（3）膝部压痛，有骨擦感、畸形，纵轴叩击痛阳性。

（4）拍摄X线膝关节正侧位片。

（二）诊断分型

（1）无移位含青枝骨股骨内髁骨折。

（2）股骨内髁骨折为膝关节强力内翻所致。

（3）股骨外髁骨折是由膝关节强力外翻所致。

（4）股骨髁间骨折由垂直冲撞力所致。

五、鉴别诊断

（一）股骨下端骨折

肿、痛、畸形的部位不同，拍摄X线片可以明确骨折部位。

（二）股骨髁上骨折

属于同一类型骨的不同部位，只有拍X线片可以鉴别诊断。

六、治疗

（一）功能锻炼

加强不同时期的功能活动，不但能促进瘀血消散而预防关节粘连，又可通过股骨滑车关节面在胫骨平台上的滚动，使残余的移位得以模造，可预防和减少创伤性关节炎的发生，并可增强股四头肌力，增加膝关节的稳定度，减少关节并发症。初期不论采用何种方法复位固定后，应立即做股四头肌的收缩活动。肿胀减轻后，应加用指推活髌法，防止髌骨粘连，并可坐起练臂撑提臀法，使膝关节有小量伸屈活动。3～4周可于原屈膝位做膝的伸展锻炼，骨折愈合下床活动后，可逐步采用膝关节的各种自我锻炼和活筋手法。

（二）预后

此种骨折为关节内骨折，往往移位明显，因涉及关节面，复位要求较高。如复位不满意，可引起创伤性关节炎或膝关节僵硬。预后一般较髁上骨折差。

第六节　股骨髁上骨折

股骨髁上骨折临床较为少见。由于其短小的远折端只有腓肠肌内、外侧头附着，故多向后倾斜，突起成角移位、复位和固定都较困难，又有损伤腘窝血管、神经的危险。青壮年人多见。

股骨远端由内外髁部组成，两髁间有髁间窝，内髁略大于外髁。股骨内外髁与胫骨上端平台形成膝关节，股骨与胫骨轴线在膝关节交叉形成一5°～10°的外翻角。小于0°为膝内翻，大于15°为膝外翻。在股骨髁上及髁间骨折复位固定时应防止发生膝内外翻畸形。股骨髁间前方有髌骨及上下附丽的股四头肌腱及髌韧带。髌骨深面及两侧为髌上关节囊，髌韧带两侧为髌下关节囊。创伤和（或）手术后制动时间长，极易造成关节囊内、肌肉间及肌肉与骨间的粘连，特别是伸直位粘连引起的关节僵直非常多见，创伤和（或）术后早期置膝关节于屈曲位，应用持续被动活动功能练习器对防止关节僵直有重要作用。内外髁后部分别有腓肠肌内外侧头起端附着。股动静脉由内收肌结节上7～8cm处下行进入腘窝，至比目鱼肌裂孔为腘动静脉。坐骨神经进入股二头肌及半腱半膜肌形成的腘窝上界后，腓总神经沿股二头肌深面向外走行向下，绕腓骨颈进入小腿外侧，胫后神经与腘动静脉伴行进入小腿后侧。

一、病因病机

（一）根据受伤机制和远折端移位方向

分为伸展型和屈曲型。

1. 伸展型

远折端向前移位者，因膝关节伸直位受伤时易引起其他部位损伤，该骨折较为少见。

2. 屈曲型

远折端向后移位者，由膝关节屈曲位受伤所致，此型骨折较为多见。

（二）根据复位后骨折稳定程度

分为稳定型和不稳定型。

1. 稳定型

远折端向前移位或骨折线由前上斜向后下，复位或伸直位牵拉矫正重叠后，远折端受腓肠肌内、外侧头的向后牵拉，比较稳定，但此型较为少见。

2. 不稳定型

远折端向后移位，或骨折线从后上斜向前下，受腓肠肌的作用，远折端向后倾斜起移位，复位不易且复位后也不稳定，此型较为多见。

（三）根据骨折形态

分为横断形、短斜形和粉碎性三种，以短斜型较为多见。另外老年人因骨质疏松，跌倒时膝部着地，干骺端之坚质骨可嵌入松质骨内而形成嵌入型骨折。

二、临床表现

股骨下端明显肿胀、疼痛，髌上囊和腘窝部可出现血肿，膝关节功能障碍，有假关节活动和骨擦音，患肢短缩。应注意检查有无腘动静脉和神经的损伤。

三、辅助检查

（一）X 线摄片

膝关节正侧位X线片，可确定骨折类型和移位情况。

（二）CT 检查

诊断髁上骨折粉碎程度、关节面涉及程度。

（三）MRI、血管造影检查

涉及神经、血管损伤者，可行此检查。

四、诊断

（一）诊断依据

1. 外伤史

一般多由较剧烈之暴力所致。

2. 临床特点

除骨折局部疼痛、肿胀、压痛、畸形、功能障碍外，应特别注意足背动脉有无搏动及其强度，并与健侧对比。同时注意足趾的活动与感觉，以确定腘窝部的血管及神经有无被累及。

3. 影像学检查

常规摄X线片可明确诊断并清晰显示骨折的类型及移位情况；有软组织损伤，尤其是涉及神经血管损伤者，可辅以MRI或血管造影检查。

（二）诊断分型

（1）青枝骨折或无移位骨折。

（2）伸直型远折端向前移位者。

（3）屈曲型远折端向后移位者。

五、鉴别诊断

（一）股骨下 1/3 骨折

其临床症状、体征与股骨髁上骨折完全相同，所不同的是受伤部位，伤后摄X线片就可明确诊断。

（二）股骨髁间骨折

多由直接暴力引起，骨折后膝部肿胀、疼痛明显，拍摄X线片就可发现为髁间骨折。

六、治疗

（一）手法复位

1. 青枝骨折或无移位骨折

应将膝关节内的积血抽吸干净，然后用夹板固定，前侧板下端至髌骨上缘，后侧板的下端至腘窝中部，两侧板以带轴活动夹板超膝关节固定，小腿部的固定方法与小腿骨折相同，膝上以4根布带固定，膝下亦以4根布带固定。

2. 屈曲型骨折

该型骨折是股骨髁上骨折中较多见的一种，也是较难复位的一种类型。膝关节内积血多时，可先在无菌下抽出积血，然后根据骨折形态采用相应的复位法。对横断形骨折，可用仰卧屈膝牵拉提按法或俯卧屈膝牵拉按压法复位。前法为仰卧屈膝大于45°位，一名助手固定大腿上段，另一名助手持小腿下段维持膝关节屈曲体位，第三名助手持小腿上段牵拉，医者先以两手掌相对挤压矫正侧方移位，然后两拇指置近折端前侧向后按压，余指提远折端向前以复位。后法为俯卧位，一名助手固定大腿上段，另一名助手一只手持小腿下段使膝关节屈曲60°～90°位，一前臂横置小腿上段后侧攀拉。医者先以两手掌相对挤压矫正侧方移位后，两拇指按压远折端向前，余指托持近折端前侧以复位。斜形骨折复位困难者，不宜采用手法整复，以免反复施行手法而产生血管、神经并发症。

3. 伸直型骨折

伸直型骨折用牵拉推挤提按法复位。一名助手固定大腿上段，另一名助手持小腿牵拉，医者两手掌置膝关节上部两侧相对挤压矫正侧方移位，然后两拇指按压远折端向后，余指前提近折端，即可复位。

4. 嵌入和粉碎性骨折

一般不需整复。粉碎性骨折有向内向后成角突起者，可用推挤手法矫正向内成角，托提手法矫正向后成角突起。

（二）牵引复位

1. 屈曲型

选用股骨髁部冰钳牵引或骨牵引，将后移的远端骨折向前牵引而复位。若远端骨折向后移严重，选用双骨牵引弓行股骨髁牵引，另一牵引弓做胫骨结节骨牵引水平向前。远折端越向后倾，水平牵引时的作用点应越低，小腿与滑轮亦应放得越低，且牵引架之附夹不要放在膝关节下，而是恰放于骨折远端。

2. 伸直型

可单纯采用胫骨结节骨牵引。重量一般为7～10kg，待骨折端被牵引复位，应减轻牵引重量至5kg左右，并对残余移位用手法纠正。

（三）固定

复位后，用夹板或骨骼牵引固定，或两者同时采用。

1. 夹板固定

无移位骨折或青枝骨折，用超关节夹板固定。膝关节有积血，应先抽吸干净。前侧板下至髋上缘，后侧板下至腘窝中部，两侧以带轴活动板施行超膝关节小腿固定。固定6～8周。

2. 石膏固定

牵引2～3周改用下肢石膏固定，膝关节屈曲以120°～150°为宜；2周后换功能位石膏，拆石膏后加强膝关节功能锻炼，并可辅以理疗。

3. 内固定

对于手法整复失败、陈旧性骨折畸形愈合或合并有血管神经损伤者可采用切开复位，用钢板螺丝钉或髓内针内固定治疗。

（四）辨证施治

1. 早期

初期多肿胀严重，膝关节多积血明显，当以通下祛瘀法祛瘀消肿，方用消下破血汤加泽泻或加味活血疏肝汤以利为度，继服仙复汤加独活、牛膝等以活血消肿；1周后肿势减轻，可服逍遥散加独活、牛膝、丹参或橘术四物汤加独活、牛膝；或口服复方续断接骨丸，每次1丸，每日2次。

2. 中期

骨折整复固定后2周肿胀基本消退，可服用三七接骨丸。

3. 后期

1个月后肿痛完全消失，可服参龙接骨丸；骨折愈合后关节伸屈不利而疼痛者，可服养血止痛丸。

（五）其他治疗

1. 熏洗

苏木煎。组成：苏木、大力草、艾叶、伸筋草、鸡血藤各30g，羌活、卷柏、川牛膝各10g。功效：温经活血，舒筋利节。以上熏洗剂煎至沸腾半小时后，先趁热以厚毛巾覆盖伤肢熏之，待降低至合适的温度时再浸泡患部，每日2～3次。

2. 外敷

活血止痛膏。组成：生地黄、大黄、连翘各120g，羌活90g，当归、白芷、赤芍、独活各60g，甘草30g，芝麻油5000mL。功效：活血止痛、祛风除湿，接骨续筋。主治：创伤骨折、筋伤，劳损性疼痛。用法：外敷患处，每周换药1次，皮肤过敏者停止使用。

（六）手术治疗

1. 切开复位

凡有下列情况之一者，即考虑及早施术探查与复位。

（1）对位未达功能要求。

（2）骨折端有软组织嵌顿者。

（3）有血管神经刺激、压迫损伤症状者。

视手术目的的不同可采取侧方或其他入路显示骨折断端，并对需要处理及观察的问题加以解决，包括血管神经伤的处理、嵌顿肌肉的松解等，而后将骨折断端在直视下加以对位及内固定，对复位后呈稳定型者，一般无须再行内固定术。

2. 固定

单纯复位者，仍按前法行屈曲位下肢石膏固定，2～3周更换功能位石膏，对需内固定者可酌情选用L形钢板螺钉、Ender钉或其他内固定物，然后外加石膏托保护2～3周。

七、并发症

（一）伸直型骨折

常可致股后腘动脉损伤。

（二）股骨髁部骨折不连接

原因：

（1）固定不正确或不牢固。

（2）不合理的患肢功能锻炼。

（3）过度牵引。

（4）感染。

（5）骨断端间有软组织嵌入，一旦发生，可行手术取除，采用牢固的内固定和可靠的骨移植。

（三）股骨髁上骨折畸形愈合

股骨髁上骨折畸形愈合常伴有股骨髁的关节面歪斜。

（四）其他

内固定松动不牢。

八、功能锻炼及预后

（一）功能锻炼

股骨髁上骨折，为近关节部骨折，由于骨折部和股四头肌粘连加之关节内积血机化后的关节内粘连等，对膝关节的预后功能影响较大，故初始就应该注意膝关节的功能锻炼，即筋骨并重原则。整复固定后，即应靠背坐起和加强足踝的屈伸活动即股四头肌的收缩，并及早施行指推活髌法，以减少髌骨的粘连。3周骨折稳定后，即应在牵引或固定下，练习膝关节伸展活动，既可减轻膝关节粘连，又能预防股四头肌萎缩、粘连而影响日后膝关节功能。6～8周骨折临床愈合后，加大膝关节的伸屈活动度。待骨折愈合牢靠后，即可以床缘屈膝法练习，随着下床活动，骨折愈合进一步巩固，可行床缘屈膝法和拉物起蹲法练习，以加大膝关节的伸屈活动度，并可行仰卧屈膝、床缘按压屈膝、俯卧手推屈膝和俯卧屈膝等活筋手法，以促使膝关节功能的早日康复。

（二）预后

一般预后良好，亦有少部分患者由于内固定不牢固，出现骨不连接和畸形愈合。

第七节　胫骨髁骨折

胫骨上端的扩大部分为内侧髁和外侧髁，其平坦的关节面称胫骨平台，故胫骨髁骨折又称胫骨平台骨折。本病多发生于青壮年，男性多于女性。

胫骨古名成骨，又名肝骨。其上端膨大部为内外两髁，两髁中间的突起为胫骨隆突，系非关节部，有前后交叉韧带附着，两髁的关节面比较平坦，叫胫骨平台，与股骨下端的内外髁关节面相对应，构成膝关节。

胫骨平台的稳定主要依靠肌肉和韧带来维持，特别是股四头肌和内侧副韧带尤为重要，膝交叉韧带和外侧副韧带也起一定稳定作用。

胫骨两髁骨质较疏松，不如股骨两髁坚硬粗大，故遭受外力相互冲撞时，胫骨髁较股骨髁骨折机会要多，尤其胫骨外髁骨折更为多见。腓总神经出腘窝后经腓骨颈部绕向前，骨折或固定不当时可引起损伤。

一、病因病机

胫骨髁部骨折多由间接外力引起。如由高处坠下，一侧足先着地，则身躯多向着地侧倾斜而致膝关节强力外翻，则身体重力沿股骨外侧向下传递，胫骨外髁受股骨外髁的冲击挤压发生骨折；膝关节处于伸直位下肢负重状态时，其外侧遭暴力打击或碰撞使膝关节强力外翻时，也可引起胫骨外髁骨折，且其平台后部常压缩较重。

当膝关节内侧遭暴力打击或车辆碰撞，使膝关节强力内翻时，可引起胫骨内髁骨折。因其外力常来于内前侧，故平台的前部常压缩较重。

若站立位由高处坠下，足部着地时，身体重力沿股骨向下传递，加之地面的反作用力，则胫骨两髁受股骨两髁的强力冲击，可发生胫骨双髁骨折。

（一）按骨折移位程度

可分为移位型骨折和无移位型骨折。单纯的无移位型骨折较少见。

（二）按损伤机制

1. 外翻型骨折

是由膝关节强力急骤外翻所致。由于膝关节外侧易遭外力打击，故该型骨折是胫骨髁部骨折中最多见的类型。当外翻伤力使股骨外髁猛烈撞击胫骨外髁时，股骨外髁可像锤子般将胫骨外侧平台关节面压缩形成塌陷骨折；或使胫骨外髁由髁间隆突斜向外下胫骨外髁基底部骨折，或合并腓骨颈部骨折并向外分离移位；胫骨平台也可被凿子般的股骨外髁锐利的外侧缘劈开而形成劈裂性骨折。

2. 内翻型骨折

是由膝关节强力内翻所致。由于膝关节内侧受对侧下肢的遮挡，不易遭外力打击，故该型骨折较为少见。当内翻伤力使股骨内髁猛烈冲撞胫骨内髁时，也可发生与上述胫骨外髁类似的骨折，即塌陷和由髁间隆突斜向内下胫骨内髁基底部的骨折等。

3. 垂直挤压型骨折

是站位由高处坠下，胫骨平台受股骨两髁的猛烈冲撞而发生的胫骨双髁骨折，也叫胫骨髁间骨折。该型骨折也较少见。

胫骨双髁骨折，又可根据骨折的局部形态和骨折线的走行方向，而分为倒Y形和倒T形骨折两种。

（1）倒Y形骨折：骨折线是由胫骨髁间隆突向内下和外下斜向两髁基底部的骨折，为直接由股骨两髁的垂直挤压暴力所致。

（2）倒T形骨折：骨折线是由胫骨髁间隆突垂直向下劈裂和两髁基底水平的骨折形成，为垂直冲挤暴力首先造成胫骨两髁基底水平骨折后，暴力继续作用，由近折端受远折端尖锐骨折断端的冲击劈裂所致。

（三）按骨折发生部位

可分为胫骨外髁骨折、胫骨内髁骨折和胫骨髁间骨折3种，以胫骨外髁骨折为多见。

1. 胫骨外髁骨折

是由膝关节外翻伤力所致。与上述的外翻型骨折相同，故也可发生与外翻型骨折相同的各种情况。

2.胫骨内髁骨折

是由膝关节内翻伤力所致。与上述的内翻型骨折相同，也可发生与内翻型骨折相同的各种情况。

3.胫骨髁间骨折

是由垂直挤压暴力所致。与上述的垂直挤压骨折相同，也可发生与其相同的倒Y形和倒T形骨折。

（四）按关节面的损伤情况对关节功能预后影响程度

可分为不波及关节面的骨折和波及关节面的骨折两种。前者预后较好，后者易并发创伤性关节炎而影响膝关节功能。

胫骨髁部骨折虽属于关节内骨折，但由于骨折线的起始部位和走行方向不同，预后差别很大。如前述的骨折线由髁间隆突的非关节面部斜向外下或内下胫骨外髁或内髁基底部的胫骨髁部骨折的类型。

（五）按骨折的复杂程度

可分为单一骨折和复杂性骨折。

（1）单一骨折中，由于损伤机制和损伤部位之别，又可分为前述的胫骨外髁骨折、胫骨内髁骨折和胫骨髁间骨折。

（2）复杂性骨折，为强大暴力引起的复合性损伤。即除骨折外尚合并有韧带或神经的损伤，或为多发性骨折。常见的有以下几种情况。

1）胫骨外髁骨折合并腓骨颈部骨折和腓总神经损伤。

2）当暴力过大，胫骨髁部和股骨髁部受到猛烈撞击时，尚可引起胫骨髁和股骨髁的两相俱伤。即胫骨外髁骨折合并股骨外髁骨折，或胫骨内髁骨折合并股骨内髁骨折。

复杂性骨折损伤较重，除骨折外尚合并有程度不等的韧带损伤，对膝关节的稳定影响较大，预后功能较差。

（六）按骨折时间长短

可分为新鲜骨折和陈旧性骨折。

二、临床表现

伤后膝部明显肿胀、疼痛、功能障碍，局部瘀斑明显，可有膝内、外翻畸形。膝部有明显的压痛、骨擦音及异常活动。有侧副韧带断裂时，侧向试验阳性。若交叉韧带断裂则抽屉试验阳性。有腓总神经损伤，可出现小腿外侧及足背皮肤感觉消失、足下垂。

三、辅助检查

（一）X线摄片

拍摄膝关节正、侧位的X线片检查，可进一步明确骨折类型和移位程度。

（二）MRI、螺旋 CT

有助于了解关节内组织结构的损伤情况，必要时依据三维重建图像精确诊断及确定手术入路、复位和内固定的方案。

（三）彩色多普勒 B 超

是血管损伤的主要诊断依据。

（四）血管造影

一般检查或彩色多普勒B超仍不能得到满意结果时可采用此法。

（五）肌电图

在必要时了解神经是否损伤和损伤程度。

四、诊断

（一）诊断依据

（1）外伤史。

（2）膝关节肿胀、疼痛、畸形、功能受限。

（3）局部有压痛、骨擦感。侧副韧带断裂时，侧向试验阳性。若交叉韧带断裂时，则抽屉试验阳性。

（4）拍摄膝关节正侧位X线片，可明确诊断和了解移位方向，又可作为鉴别诊断的依据。

（二）诊断分型

1. 按骨折移位程度

可分为移位型骨折和无移位型骨折，单纯的无移位型骨折较少见。

2. 按骨折发生部位

可分为胫骨外髁骨折、胫骨内髁骨折和胫骨髁间骨折3种，以胫骨外髁骨折为多见。

3. 按关节面的损伤情况对关节预后功能影响程度

可分为不波及关节面的骨折和波及关节面的骨折两种。前者预后较好，后者易并发创伤性关节炎而影响膝关节功能。

4. 按骨折的复杂程度

可分为单一骨折和复杂性骨折。

5. 按骨折时间长短

可分为新鲜骨折和陈旧性骨折。

6. Schatzker 分型

可分为6型。

五、鉴别诊断

（一）膝关节侧副韧带断裂

同样有膝关节肿、痛，不能活动，但胫骨平台骨折亦可并发侧副韧带的断裂，拍摄X线片可以发现骨折与否。

（二）膝交叉韧带断裂

同样有膝关节受伤史，有肿、痛，活动受限，但胫骨平台骨折亦可并发交叉韧带的断裂，拍摄X线片可以发现骨折与否。

六、治疗

（一）复位

1. 手法复位

（1）对无移位或轻度塌陷型胫骨外或内髁骨折，无须手法整复，可固定膝关节于功能位置4～5周。

（2）胫骨单髁骨折的整复手法：对移位不大的胫骨外或内髁骨折，以外髁骨折为例，可采用牵拉推挤复位法。一名助手固定大腿部，另一名助手持小腿下段先顺势牵拉，再逐步内收牵拉。术者两手相扣于膝内侧向外牵拉，使小腿内收，增大膝关节外侧间隙的同时，两拇指推挤胫骨外髁向内，使移位回复。胫骨内髁骨折复位时，上述手法可反向应用。

（3）胫骨髁间骨折：对移位较轻者，可采用牵引情况下配合推挤手法复位，即先行牵引矫正重叠后，再采用推挤复位法，矫正向两侧分离移位。对移位较大者，不宜采用单纯手法复位。

2. 牵引复位

（1）对移位较轻的胫骨内或外髁骨折，复位后外贴活血接骨止痛膏，配合跟骨牵引，用3～4kg重量维持，4～6周骨折愈合后去牵引扶拐下床不负重活动。

（2）对移位较大的胫骨外髁或内髁骨折，可在无菌、局麻和X线监视下，用小腿固定钳经皮钳夹固定。助手先顺势牵拉逐步内收或外展牵拉。术者用小腿固定钳于胫骨内、外髁相对部经皮夹持，复位后去钳柄无菌包扎，膝关节置40°左右屈曲位固定。4～6周X线检查骨折愈合后，去除钳夹扶拐下床活动。

（3）对塌陷较重，如1cm的胫骨外髁或内髁骨折，可在无菌、局麻和X线监视下，采用钩拉复位固定器治疗。固定后膝关节置40°左右屈曲位，4～6周骨折愈合后去固定扶拐下床活动。

（4）对移位较轻的胫骨髁间骨折，膝关节屈曲40°位，置板式牵引架上，先采用跟骨牵引矫正重叠后，再行两手相对推挤复位，然后以4kg重量维持牵引，局部外贴活血接骨止痛膏。6～8周根据骨折愈合情况，可去牵引扶拐下床活动。

（5）对移位较大的胫骨髁间骨折，肢体置板式牵引架上，屈膝40°左右位，先行跟骨牵引，以4～6kg重量待重叠矫正后，再于无菌和局麻下，行经皮钳夹固定（方法同“单髁骨折”），以矫正分离移位，然后减轻牵引重量为3～4kg维持。也可采用此前股骨髁复位固定器方法复位固定。4周后可去除跟骨牵引，6～8周可去除钳夹，扶拐下床活动。

（二）固定

1. 石膏托固定

对于无移位或轻度移位的劈裂骨折，或压缩骨折不超过1cm者。外翻伤Ⅰ、Ⅱ度，移位不大的内翻伤与垂直伤，石膏托固定3～4周。

2. 钳夹固定法

适用于胫骨单髁骨折。小腿固定钳于胫骨内、外髁相对部经皮夹持，复位后去钳柄无菌包扎，膝关节置40° 左右屈曲位固定。

3. 钩拉复位固定器

适用于塌陷较重胫骨外髁或内髁骨折，固定后膝关节置40° 左右屈曲位，4～6周骨折愈合后去固定扶拐下床活动。

（三）辨证施治

根据中医骨伤三期辨证用药原则，并结合个人生理特点因人施治。

1. 初期

为瘀血阻滞，可根据肿胀程度和处理方法不同，分别采用通下祛瘀之活血疏肝汤、解毒祛瘀之仙复汤、活血灵汤与解毒饮合剂等，加川牛膝、茯苓、泽泻等利水药物促使肿胀消退。

2. 中期

肿胀减轻后，可服用活血消肿之桃红四物汤，继之服用橘术四物汤加川续断、川牛膝等，也可服用三七接骨丸。

3. 后期

膝关节僵硬疼痛或并发创伤性关节炎者，可服用养血止痛丸。

（四）其他治疗

1. 熏洗

苏木煎。组成：苏木、大力草、艾叶、伸筋草、鸡血藤各30g，羌活、卷柏、川牛膝各10g。功效：温经活血，舒筋利节。以上熏洗剂煎至沸腾半小时后，先趁热以厚毛巾覆盖伤肢熏之，待降低至合适的温度时再浸泡患部，每日2～3次。

2. 外敷

活血止痛膏。组成：生地黄、大黄、连翘各120g，羌活90g，当归、白芷、赤芍、独活各60g，甘草30g，芝麻油5000mL。功效：活血止痛，祛风除湿，接骨续筋。主治：创伤骨折、筋伤，劳损性疼痛。

（五）手术治疗

1. 切开复位

手术过程中，多数主张切除严重破裂的半月板。对无破裂或前角、后角或周围撕裂的半月板，为增加手术显露，可分离半月板的一部分，以后再在原位做缝合，撬起塌陷骨片后，常用松质骨填塞塌陷空腔。

2. 固定

对劈裂骨片，常用螺丝钉、骨栓和钢丝等固定，用松质骨压缩螺丝钉或弹簧头螺丝钉内固定，对骨折起压缩和固定效用，也可用Charnley固定器使复位的骨折保持在不承受纵向压缩的位置。

七、功能锻炼及预后

（一）功能锻炼

胫骨髁部骨折为膝关节内骨折，关节内瘀血和肿胀均较严重，易发生膝关节稳定度降低和伸屈障碍及创伤性关节炎。因此，要加强不同时期的以锻炼股四头肌为中心的功能疗法。

具体方法：早期可做股四头肌的紧张度收缩锻炼和踝关节的背伸跖屈活动；肿胀消减后，即应以指推活髌法，防止髌骨粘连。单髁骨折者应根据其塌陷和移位程度及处理方法，分别于1～4周开始做膝关节的屈伸和伸膝抬举等项锻炼；4～6周骨折愈合后，扶拐下床不负重活动，随着骨折愈合的强度增加逐步增加肢体负重，并加做小腿带重物的伸膝抬举锻炼，以加强股四头肌力，增加膝关节的稳定度。后期骨折愈合坚固后，可配合理筋、活筋等手法治疗，使膝关节功能早期恢复。

（二）预后

胫骨平台骨折为关节内骨折，可引起严重的关节粘连和挛缩，须尽早开始关节活动度练习，必要时做关节功能牵引。关节韧带松弛则由韧带损伤未获早期诊断及处理，或骨折塌陷移位所造成，常影响关节稳定性，成为患者主诉症状的一种常见原因。膝内翻或外翻畸形、关节韧带松弛粘连、关节面整复不良和肌肉萎缩等均为发生骨性关节炎的原因。

第八节　骨伤常用康复手法——阴阳手法

一、阴阳手法概论

（一）阴阳观揭示人体是对立统一的立体结构

阴阳一直保持着对立统一的斗争，宇宙万物才得以正常发生和运转。在中医学方面，我们广泛地运用阴阳学说来阐释人体的结构变化。

与宇宙自然一样，人体的生命现象发生发展，始终处于运动变化之中。我们可以用阴阳来表述这种斗争。首先，在机体的物质和功能方面，生命物质主存在，为阴，生命机能是表现，为阳；其次，物质内部机构根据不同的性质也存在阴与阳斗争，譬如上属阳、下属阴，左属阴、右属阳等；最后，功能的正常运转根据其不同的属性也存在阴与阳的对立斗争，如快属阳、慢属阴，热属阳、冷属阴等。在一定的形体基础上表现出相应的功能活动，方是生命。生命的矛盾斗争就是物质与功能的对立统一、物质内部结构的对立统一、不同属性功能的对立统一，也就是阴与阳的对立统一。人体生命能够延续，就是阴阳的持续斗争维持的一个平衡状态。一旦失衡，如单有物质而无功能，不能称之为生命，单有功能而无物质，也是不存在的。而物质内部不能协调，功能不能正常运转，则处于阴阳失衡状态。而人体机体失去阴阳平衡，则处于非正常状态，亦即是疾患状态。

阴阳不仅可以阐释天地自然的发生发展规律，天地万物也均可以以阴阳分类。以人体结构为例，分析其属性有上为阳，下为阴；表为阳，里为阴；气为阳，血为阴；卫为阳，营为阴；机能功能为阳，组织结构为阴；机能亢进为阳，机能低下为阴等。这些阴阳属性，是相对的，在一定条件下可互相转化。如以胸与腹而言，胸在上应属阳，腹在下应属阴，但胸部与背部而言，则胸部属阴，背部属阳。骨关节角度，大的为阳，小的为阴；肢体长短，长的为阳，短的为阴；肢体周径，粗的为阳，细的为阴；肢体旋转，外旋为阳，内旋为阴；肢体温度，热为阳，冷为阴；肢体颜色，苍白为阳，黑暗为阴。因此阴阳的对立统一是永恒存在并且可以发生互相转变的。天地自然中，人体亦是一个对立统一的立体结构。

（二）阴与阳的互根关系

宇宙万物是对立统一的整体，只有阴阳互根，互相依赖存在，才存在彼此之间的对立制约，如果只存在单一方面的阴或阳，则不存在阴阳交感和合，万物自然也就不存在。因此阴阳互根揭示了矛盾斗争中阴阳的不可分割性与互相依托性。中医学广泛用阴阳互根的观点，阐述人体脏腑器官、气血精液以及功能与物质等在生理上的关系。

但气能生血，而气又舍于血，气能生精，精血也能化气，这是气血方面的阴阳互根关系。物质与功能方面，物质的存在是功能运转的基础，而功能的运转又可以促进物质的完善。在人体方面，气的运转可以归纳为功能，精血津液的存在则是物质，它们彼此互相依存、互相转化、互相滋生。不仅功能与物质之间，功能与功能之间、物质与物质之间、脏腑与脏腑之间也存在互根互用的关系。如心、肝、脾、肺、肾五脏属阴，他们的主要作用是输送和贮藏精、血、津液等物质；胃、大肠、小肠、胆、三焦、膀胱六腑属阳，他们的主要作用是消化、吸收和传导。只有五脏的藏输精血津液功能正常，六腑方能得以濡养而能完成消化吸收传导功能；而只有六腑能对食物精微形成消化、吸收和传导，五脏精血津液方得充足。又如肺与脾，肺喜润恶燥，属阴，脾喜燥恶湿，属阳，“饮入于胃，游溢精气，上属于脾，脾气散精，上归于肺……水精四布，五经并行”，只有二者互相配合，互根互用，方能使机体营养充足而能正常运转。胃与小肠方面，胃在上属阳，小肠在下属阴，胃主腐熟食物，小肠主传导吸收食物，二腑协调合作方能使机体正常吸取精微营养。所以在脏与腑之间、脏与脏之间、腑与腑之间、本脏及本腑之间，都是在阴阳互根的作用下维持和完成了整个人的消化、吸收、输转等生理功能。

阴阳的对立制约是事物存在的形式，也是其发生发展的机理。而阴阳互根，是阴阳对立制约存在的基础。万物因阴阳的对立制约而平衡，因阴阳的互根而存在。

（三）阴与阳的病理转化

由于阴阳始终是处在对立斗争中，双方此消彼长，一旦有外力因素的存在和促进或者阴阳自身某一方从量变到达质变，则阴阳双方就有可能向对侧转化，因此，在一定的条件下，阴阳是可以向对方转化的。这一特性归纳为阴阳的互相转化。

在正常的情况中，健康的人体机体处在一个阴阳平衡的状态。无论是物质与功能总体层次，还是具体脏腑经络器官、气血津液等，均处在一个动态的阴阳平衡中。但是这些平衡并不是一成不变的，亦不是永恒的。在某些因素下，平衡有可能被打破，阴阳有可能彼此转化，出现阴阳失衡。甚则出现新的阴阳平衡，导致机体某方面的性质出现改变。

人体一旦出现了阴阳失衡，机体则处在非正常状态，即疾患状态。人体患病，有两个因素，一是感染致病邪气，侵害机体；二是自身正气虚弱，机体自乱。

以致病因素邪气来说，可分为阴邪和阳邪。如湿邪、寒邪、瘴气等均归为阴邪，其致病一方面多致机体阴气偏盛，出现黏腻、昏沉、重着等；另一方面损伤机体阳气，导致出现形寒怕冷的寒盛症状。如为阳邪致病，风、火、暑等邪气致病多致阳气偏盛，出现高热、狂躁、红肿等症状，又可同时损伤体内阴液，出现尿黄目赤、咽干口渴等内热阴虚症状。

如在正常情况下，肝阴可制约肝阳，勿使上亢。若肝阴不足，失去制约的能力，则会出现肝阳上亢的病理变化，机体病患自生，治疗上当以“滋阴潜阳”的方法。又如脾阳不足，则脾阴相对偏盛，而出现湿邪内伤、津液停聚生痰而为病，治疗就宜燥湿健脾，温补脾阳等。

疾病的转化都必须具备一定的条件，可以向好的一面转化，也可以向不好的一方面转化。或是疾病迁延不愈，正气虚弱，或是在原来病变的基础上，又感新邪，或是治疗不当等均可以导致疾病进一步恶化；若机体正气渐复，药石得当，则阴阳失衡慢慢得以纠正，机体恢复健康。

（四）阴阳是辨证论治的总纲

“善诊者，察色按脉，先别阴阳。”任何疾病，纵然临床表现千变万化，但其疾病的性质、证候均可归纳为阴证或阳证，一般抑制、沉静、衰退、晦暗、内在、向下、隐匿的症状以及病邪的阴性特点、疾病发展变化缓慢者一般归纳为阴证，而兴奋、躁动、亢进、明亮、外在、向上、显浅等症状特点以及感受阳邪、病情发展变化迅速的，一般归纳为阳证。表证、热证、实证都属阳证范畴，里证、寒证、虚证都属于阴证范畴。因此疾病的总体表现为阴阳失衡。阴阳失衡则表现为阴阳的偏盛偏衰。不同体质的人可辨阴阳，不同体质的人感邪后疾病的发生发展也会有阴阳的不同，如平素阳刚之人患病多为急症、躁动，疾病痊愈快等的表现，而平素阴郁之人患病则多为缠绵、抑制，痊愈慢等；同一个人的身上也可以分阴阳，比如头属阳，足属阴；背为阳，腹为阴；上为阳，下为阴；表属阳，里属阴；气属阳，血属阴；脏属阴，腑属阳。同一个人所患疾病的发展过程中亦可出现阴阳的转化，如疾病由表入里，由寒转热，症状上脉象由浮转沉，肤温由凉转热等，故治疗时首当辨清阴阳的偏盛偏衰然后给予调整阴阳的对症治疗。

在使用手法亦可用阴阳来指导临床实践，在辨证论治时，首先要辨证求因，审因论治，在错综复杂的各种临床征象中分析其阴阳偏盛、偏衰情况，确定其治疗原则，然后再选择施用的手法、俞穴的配伍进行治疗。手法根据其操作技巧的不同、力度的大小、作用部位的选择，有阴阳属性的区分。并且以其阴阳属性的不同来治疗疾病上的阴阳偏盛偏衰。

二、阴阳手法治疗治则机理

（一）平衡阴阳

人分阴阳，一则机体的筋脉骨肉是阴，机体表现的技能则是阳。察其阳，治其阴。通过其机体的运动技能的失常，推之其筋脉骨肉的损伤，从而给予相应的调整。二则躯体脏腑为阴，四肢肢节则为阳。在躯体进行的手法则以相对安静的手法，如揉按、捏拿、点法、抹法等，而在肢体的手法则多采用牵抖法、拔伸法、搓法、摇法等运动类手法。三则上为阳，下为阴。清阳为天，浊阴为地。在上宜升，在下宜潜。如头晕失眠之类，多为清阳不升，浊阴不潜，治疗则在机体上部给予疏通阳气、下部给予滋养阴气为主的手法。四则腹为阴，背为阳。临床治疗上当十分注重疏通背部阳气，选穴常以通督脉为主，梳理膀胱经为辅，同时结合胸腹部的揉磨点穴手法，滋养阴气。如此则阳气周流，阴气内守，机体自然通畅无病。

筋肉平顺畅通是阴阳平衡，筋肉结聚不散是阴气聚节不同，肌肉萎纵不收是阳气散荡不收。阴聚则给予阳性手法。如落枕及颈部肌肉劳损时，往往在斜方肌、斜角肌起止点处、肌肉交叉点处触摸到筋结点，给予理顺手法，顺其肌纤维方向推按理顺，使其筋结得散，症状自然得以缓解。阳散当给予阴性手法。年老体弱患者，肌肉一般松软无力，萎纵不收，相应则内在容易形成代偿保护性骨质增生，尤其脊柱可出现竹节样增生，此时不宜行扳动、弹拨等手法，以免造成二次损伤，而应给予轻柔捏拿理顺手法。

手法亦分阴阳，治疗时也要注意协调阴阳平衡。《圣济总录》记载："大抵按摩法，每以开达抑遏为义，开达则壅蔽者以之发散；抑遏则慓悍者有所归宿。"阳性开达，阴性抑遏，因此推拿按摩手法也可以分阴阳，并且以其手法的不同属性以及不同的组合去调整人体的阴阳，而达到治病的目的。以手法不同的属性分，阳则为刚，阴则为柔。《类经》记载："形证有柔刚，脉象有柔刚，其味有柔刚，柔者质阴，刚者属阳。知柔刚之化者，知阴阳之妙用也，故必审而别之。"刚则可采用弹拨，扳动手法等阳性手法，柔则采用理顺、捏拿等阴性手法。阴柔其筋，阳正其骨。以手法的组合分，则根据人的阴阳体质、疾病的阴阳偏盛偏衰属性，给予相应调整阴阳的组合手法。肾为先天之本，内藏元阴元阳，为一身阴阳之本，阴阳之根。肾寓于腰，腰为肾之府。因此治疗上根据疾病的阴阳属性，常采用揉、按、点、颤动、滚搽等不同手法组合作用于腰部，并且拟定适当的时间、力度、强度等，从而达到调整阴阳的目的。

根据阴阳的对立制约，互根互用原理，治疗过程中，相同的部位采取不同的手法，以及相同的手法作用于不同的部位，其调整阴阳的作用均不相同。比如临床上脏腑相关的疾病，腹痛腹泻，亚健康等，我们着重调整其阴阳，选取夹脊穴、膀胱经、督脉等腰背部穴位，以阳刚为泻，阴柔为补，往往取得良效。临床施用手法时，需注意阴阳相济，刚柔相合，手法刚中有柔，柔中寓刚。因此治疗时需要适当调整刚柔的力量与程度。例如进行运动类手法时，总以阳刚之力为主，但是一定要注意柔和，采用灵巧连贯的动作，而不是粗暴动作。又如行肌筋揉捏松解时，手法总以柔和绵长为务，但是要结合一定的点穴扳动拉伸类等刺激较强的手法，才更能取得理想效果。

总之，手法以恢复机体阴阳平衡为务，使骨正筋柔，则机体自然无疾。

（二）动静协调

动属阳，静属阴，动静协调则阴阳平衡。因此要维持人体的健康状态，必须做到动静协调。

人体正常器官组织结构属阴，主静。人体的结构一旦出现损伤，需要在静态的情况下才能得到修复。因此，临床上骨折筋伤患者，首先要注意“静”，保持损伤部位的固定，以使骨骼韧带肌肉等能充分修复，防止后遗症的出现。如肩关节脱位患者，如果复位后不进行固定，则容易导致遗留习惯性脱位。颈椎小关节错位患者进行整复后，如不保持颈椎相对的安静状态，则导致椎体容易反复错位，症状反复出现，缠绵难愈。“静”是相对的，并不是绝对不动。譬如慢性脊柱劳损患者，大多数属于长时间弯腰低头，静坐少动者。筋肉出现损伤，随之引起脊柱的退变加速，因此，此类患者必须多加合理锻炼，保持人体的“动”，使动静协调。

人体表现的功能活动属阳，主动。人体机体结构的正常，需要通过“动”来监测，如果不能动，则机体也属于异常。因此，“动”是绝对的，所有的治疗均以能恢复机体的正常活动为目的。“动”能促进“静”，比如损伤关节机体结构在维持“静”的正常下，必须能够动起来，否则必将出现关节粘连，气血周流不畅，反而影响骨关节的康复。

因此，临床上手法治疗要“动”“静”结合，使动静协调。譬如关节损伤、软组织肿胀痉挛严重患者，此时不可强行进行复位手法，而当以静为主，给予药物外敷口服等，待急性期过后，方可施行“动”的手法，给予关节整复，整复后动静结合，不宜固定不动，也不宜过度功能锻炼。

（三）顺生理，反病理

人体组织结构的正常生理结构表现是阴阳平衡，当出现失衡则是病理。治疗上就必须顺生理，反病理。人体肌肉筋膜神经骨关节的走行分布结构均有一定的位置，一旦遭受外力因素或者机体本身结构劳损退变，人体正常组织结构就会出现异常。如骨伤科常有“筋出槽、骨错缝”的说法，其实就是结构的异常，并因此引起一系列功能紊乱疾病。

顺生理，是指顺着人体原本正常的结构以及功能进行手法治疗。比如后枕部头痛患者，根据其枕大神经、枕小神经的走行方向，枕部手法当由下往上进行理顺。斜方肌损伤患者，则当由中间往两侧进行理顺手法治疗。功能上的顺生理是指，任何的治疗措施，均不能超过患者本身正常的生理活动，否则会导致二次损伤。

反病理，是指逆着病理机制进行手法治疗。包括详细诊察机体患病因素、发病机制、发展变化等，然后根据表现出来的具体人体的结构方面的异常，给予相反的特点进行治疗。如骶髂关节错位导致的临床盆腔功能紊乱症状，其根本在骶髂关节前后移位，表现结构上的异常为两侧髂后上棘不等高、长短腿等，手法治疗时，给予人工牵引下反方向复位移位一侧关节，向前错位则向后复位，向后错位则向前复位。又如弯腰活动引起的腰背部受伤，治疗时当在后伸时进行手法松解。

顺生理，反病理，原则在脊柱相关疾病应用尤其广泛。脊柱相关疾病主要机制为脊柱小关节的错位直接刺激或间接影响局部软组织如神经血管等，而引起局部症状以及远离局部的一系列复杂的症状。脊柱小关节错位后，我们必须详细诊察分析其错位原因、错位方向以及错位路径，然后根据反病理原则，使错位椎体往与错位方向相反的路径进行复位。

三、阴阳手法技术及适应证

（一）阴阳手法技术

手法操作遵循原则：阳病治阳，阴病治阴，阴阳转化之病要治根。

1. 脊柱阴阳调衡手法

人体脊柱位于人体中心，是脑海的直接延续，一身神经均出自脊柱，四肢百骸的感觉运动均来源于脊柱，因此，脊柱的阴阳平衡显得尤为重要。若脊柱出现偏歪，椎体出现错位，必将致使机体出现相应部位两侧不协调的症状。因此，阴阳手法首先强调脊柱的平衡。我们在临床中发现，有相当一部分疑难杂症与脊柱病变相关，这些疾病可以通过调整脊柱而起到明显的治疗效果。因此，临床诊病，需仔细分析病症与脊柱是否相关。脊柱阴阳手法着重脊柱的椎体错位，通过特定手法纠正错位椎体，解除局部刺激引起的周围病症，恢复脊柱的平衡。具体脊柱分节段的整复手法请参照下篇五行手法中脊柱五行整脊手法。

2. 推散法

肢体苍白冷，为阳不足，属阴胜，可由肢体近心端推远端，推向远端手法为阳，可补其阳虚不足，温通肢体血脉。肢体红热肿胀，为实证属于阳，可由肢体远端推向近心端，推向近心端手法为阴，可焊其有余，消肿通络。适用于局部肿胀、肌痉挛、炎症、血运障碍。如腰大肌肿胀，髂胫束痉挛等。

3. 活筋松解法

关节软组织粘连、疼痛和结节多属于寒，属于阴，当机体阳不足，则阴胜。或者由机体感受阴邪阻滞脉络则阴太过所致。活筋松解手法为阳，当阳气不足，可活筋散寒，散结通络止痛。当外邪所致阴太过，可用活筋松解属阳手法。适用于关节软组织粘连或纤维化，如颈肌粘连、肩周炎粘连等。

（1）颈肌炎粘连手法：患者坐位，术者一手五指分开按拿头顶，转动颈部，同时，另一手捏拿按摩颈肌，反复数次。

（2）肩周炎粘连手法：患者坐位，术者站立患肩背后，一手在肩关节周围做深部按摩，另一手握持患侧肘部做肩关节内收，外展旋转高举等活动，反复数次。

4. 理顺法

肌痉挛由阳不足，阴胜所致。理顺手法为阳，补其肌阳，阴阳平和，肌痉挛则平顺。适用于肌痉挛、软组织粘连，如斜方肌痉挛、脊柱性肠痉挛等。

（1）斜方肌痉挛手法：医者运用指尖、指腹、手掌或手肘，先于局部肌纤维走向按压，反复数次。

（2）脊柱性肠痉挛手法：医者用手掌于局部按顺时针方向揉按反复数次。

5. 拿筋法

重拿、深拿为泻，轻拿、浅拿为补，长肌扭挫伤、痉挛、粘连，一般伴有肌肉劳损、本体虚、阳气不足，为阳不足加上阴邪寒湿过多所致，长肌扭挫伤、痉挛、粘连表现为实证，实则泄之，先重拿深拿，后轻拿浅拿补虚固本，方可阴阳调和。

6. 叩击法

具有振奋阳气，开窍醒神，激发经气，舒筋通络的作用，适用于头颅部病变部位较深的病损，如椎动脉供血不足引起的头晕、头痛等。

7. 传导法

通过刺激神经反应点，促进神经功能恢复。适用于神经根或神经干或血管损伤刺激引起的病症，如星状神经节与臂丛神经损伤等。

（1）星状神经节手法：患者端坐，医者站立患侧前外方，一手扶头部向患侧侧弯30度，另一手拇指于局部（相当于胸锁乳突肌下1/4处前1厘米）揉按，以胸部出现热感为度，每次操作1～2分钟。

（2）臂丛神经手法：患者端坐，医者站立患者背后，一手按健侧肩部固定之，一手食指或中指于患侧锁骨中点上1厘米处揉按，以患肢远端出现麻木为度，每次操作1～2分钟。

8. 反射法

通过寻找按压机体疼痛反应点，调整机体经络气血，解除结滞，恢复阴阳平衡。适用于头颈部损伤出现的功能障碍性病症，如颈交感神经型的头痛、耳鸣、高血压等。手法时选反应敏感点，医者一手挟住头部等部位固定之，另一手拇指于反应点用力点按，相应部位出现胀麻等异常感觉，每次操作1～2分钟。

9. 调理法

通过对症手法以及放松手法，平调阴阳，综合调理相应病症，适用于治疗性手法后的调理，或作为保健手法。

（二）脊柱与肢体阴阳辨证要点

脊柱四肢阴阳辨证，一般通过判断椎体错位程度及前后、左右移位程度，肌筋松紧程度，四肢关节肌肉松紧度、四肢长短等。

阳证表现：脊柱椎体错位角度大、脊柱旁筋肉紧张、痉挛、僵硬、肢体粗壮发达或者红肿热痛甚、疼痛明显、皮肤感觉敏感、病位在上、病程较短者等。

阴证表现：脊柱椎体错位角度小、脊柱旁筋肉痿纵不收、下肢短缩、肌力减弱、痛觉隐隐，皮肤感觉减退、病位在下、病症较长者等。

临床具体辨证当综合判断，因为脊柱相关疾病广泛而复杂，既能影响运动感觉神经导致躯干肢体功能障碍，又能通过影响自主神经引起内脏功能紊乱而出现一系列复杂证候。

（三）阴阳手法适应证

阴阳手法优选病种：临床上对于阴阳失衡表现明显的眩晕症（周围景物感觉异常）、行走失衡摇摆、血压波动、精神忧郁失眠、阴阳面、高低肩、长短/粗细腿、单侧肢体肿胀、偏瘫以及各种脊柱小关节紊乱症、脊柱侧弯畸形等均可以阴阳手法来调衡治疗。另外，阴阳手法尚可以作为其他多种疾病的辅助治疗，以恢复阴阳平衡。

（四）阴阳手法禁忌证

（1）皮肤病的病损范围内、皮肤烫伤处、皮肤破损处。

（2）肌腱、韧带完全断裂或部分断裂者。

（3）经期、妊娠期妇女的腹部和腰骶部禁用推拿。

（4）精神病患者发作期，对手法治疗极度不配合者。

（5）合并肺、心、肾、肝等脏器严重疾病者。

（6）酒醉、饥饿、剧烈运动后。

第九节　骨伤常用康复手法——五行手法

一、五行手法内涵

从前面我们可以知道，人体不同组织不同器官可进行五行归属分类，不同各器官不同系统之间互为整体，不可分割。生理上存在“我生、生我”，病理上存在“我克、克我”，发病总因“五行失衡”，而恢复健康则当使机体达到“五行平衡”。

五行理论说明人体的整体性和统一性，着重演示了人体各个器官和组织的互相之间的联系与作用。根据五行理论所揭示的人体生理病理，治疗上同样可以根据五行之间的整体关系来进行调理。同样在推拿手法治疗方面，亦密切联系。表现为：

（1）手法通过不同的技巧（不同的五行属性）作用于人体的体表部位，直接刺激或影响脏腑器官的功能。

（2）可通过经络与脏腑间的联系（五行之间的整体关系）来实现恢复脏腑之间的协调平衡关系，达到治疗疾病的目的。

（3）通过五行辨证整体调理脊柱，治疗骨科临床疑难病症以及脊柱相关疾病。

（一）五行手法原理

何为五行手法。其内涵有三：一是，以五行理论为指导，对机体不同的病症进行五行辨证，而采取相应手法治疗；二是，不同的手法可归类于五行；三是，手法作用于机体不同的部位所起的作用的不同，可归纳于相应的五行手法。

第一，以五行理论为指导，首先对患者进行整体辨证，归纳五行属性以及偏盛偏衰，然后给予相对应手法治疗。如患者平素肝火较旺，血气方刚者，五行辨证属木，治疗上则当注意配合采取泻肝手法，可采取揉按肝俞、期门、太冲等穴位；如患者筋经胶结粘连，则以弹拨之法侧重于松解肌筋，缓解粘连。针对机体的同一疾病不同病症也应当进行五行辨证，而采取适当措施调理。如对于肢体多发酸痛患者，辨证有属于肝、肾的不同，属肝则给予弹拨手法松解痉挛；属肾则当重点给予扳动手法，纠正相关脊柱小关节错位，接触血管神经刺激，则肌肉症状可缓解。另外，手法也可以根据五行的相生相克关系，整体调整机体病变。如心经出现虚证时按揉肝经穴位可调理心经病变，根据五行相生“木生火”规律；心经出现实证时根据五行相克“水克火”规律按揉肾经穴位可调理心经病变。

第二，根据手法的不同操作技巧、作用部位以及所起的不同作用，不同的手法可以归类于不同的五行属性。比如摩擦法，操作轻盈快速，其直接作用机体皮肤，产生热效应，有疏解卫气作用，肺主皮，络大肠，肺属金，因此摩擦法可以归纳为金。扳法沉稳灵巧，直接作用与骨骼关节，具有整复错位脱位作用，肾主骨，络膀胱，肾主水，因此扳法可归纳为水。水曰润下，关节得调，骨骼得正，则四肢百骸通畅，经络周流。

第三，手法作用于机体不同的部位所起作用的不同，可归纳于相应的五行手法。我们最常使用的脊柱五行手法，以脊柱椎体节段分五行，手法作用不同的节段，可以调整治疗相应脏腑失衡疾病。颈椎及第1、2节胸椎属于金，主管肺、大肠一类疾病；而第3至5节胸椎属于火，主管心、小肠一类疾病；第6至8节胸椎属于木，主管肝、胆一类疾病，第9至12节胸椎属于土，主管脾、胃一类疾病，腰及骶椎则属于水，主管肾、膀胱等一类疾病。临床上如胸椎小关节错位可引起心动过速，导致心悸的出现，这类患者心脏彩超以及血管造影均未见器质性异常，患者自己感觉心悸、胸闷，根据脊柱五行属性，颈椎属肺、第3至5节胸椎属心，进行触摸辨识错位椎体，给予整复后症状往往得以缓解。再如上腹部疼痛等不适，根据木与土的关系以及肝胆脾胃的关系，可通过调整第6至12节胸椎起效。

（二）手法的五行归类

推拿手法种类繁多，流派纷呈，然而根据手法的操作特点、形态以及作用大致可以归属于五行。

1. 摩擦类手法

主要作用于人体表皮，肺主皮，络大肠，常用摩擦类手法有抹法、摩法、擦法、散法，此类手法归属于金。临床上常用摩腹之法调理肠胃、通解大便等，以抹法、散法等治疗风寒外感等肺系疾病。

2. 捏拿类手法

主要作用于肌肉，脾主肌肉，络胃。常用捏拿类手法有捏法、拿法、提法、搓法等。此类归属于土。此外滚法主要作用于肌肉，也归属于土。临床可用于四肢部位，如四肢肌肉痿纵不收或僵硬不荣等。也用于背部，如小儿捏脊法，可增强机体免疫力，改善饮食。

3. 推挤类手法

主要作用于脉，心主血脉，络小肠，常用推挤类手法有按法、揉法、振法、点穴法、推法、捋顺法等。此类手法归属于火，此类手法在调理亚健康、心虚失眠、精神忧郁等方面应用较多。

4. 弹抖类手法

主要作用于筋，肝主筋，络胆，常用弹抖类手法有弹拨法、理顺法、屈伸法、牵张法、抖法、摇法、击打法、揉捻法。此类手法归属于木。可直接作用于筋结，起舒筋解挛作用。临床应用广泛，诸类慢性劳损如肩周炎、网球肘、腰肌劳损等疾病均可用之。

5. 按压扳手法

主要作用于骨关节，肾主骨，络膀胱。常用按压扳法有按压法、戳按法、脊柱旋转复位法、斜扳法、归挤法、提推法等各种整复手法。此类手法归属于水。经络周流全身，正如河流一样，如若骨节错位，影响气血的周流，则当及时给予整复疏通。

二、五行手法技术

在中医学中，运用五行理论来说明人体内脏腑器官组织之间生理病理关系，强调彼此之间的整体平衡关系。根据五行与五脏五体的关系，以及脊柱相关疾病根据节段不同而病情各异，当正常的结构产生过破坏，整体平衡被打破，可以总结五行结构被破坏，须梳理局部小五行，调节人体之大五行，使五行生克正常，五体协调顺畅，五脏功能正常，疾病才能康复。我们通过临床实践总结出五行手法技术及适应证。现归纳如下。

（一）一般五行手法

人体从横截面看是个小五行，由五行相对应的皮肉筋骨脉（五体）组成。五体的病变，在骨科疾患方面体现尤其明显。因此，针对五体的不同病变应采取不同的类型技巧手法进行治疗。病变分五行，相对应的手法也可以归类五行。我们可以根据手法的操作特点、治疗作用进行手法的五行归类。运用五行手法调治五体病变，恢复五行平衡，使五体得安，则机体自然康复。

1. 金类手法技术

刺激量小作用于浅表皮肤，与肺大肠相关的手法，如摩法、揉法、擦法可以归纳为金类手法。金生水，金克木，火克金，土生金；肺与皮肤的正常有利于肾与骨的生长与修复。

技术要求：轻柔舒畅，放松皮肤，或使皮肤温暖，表阳得固。摩法要轻柔，力达皮肤表面；擦法在皮肤上来回擦动，使皮肤温暖发热；揉法轻柔和缓，使皮肤舒畅，有祛风散寒，温经通络的功效。

适应证：病位浅，病变轻，如颈型颈椎病；或用于各种病症推拿治疗中开始和结尾阶段。

2. 水类手法技术

刺激量大，作用于骨关节，与肾（水）骨相关的手法，如按压扳法可以归纳为水类手法。水生木，水克火，土克水，金生水。

技术要求：本类手法包括按、压、扳法，以扳法正骨为代表，在经过金木土火手法使肌肉松解、血脉通畅、筋络顺畅的基础上，行按压六位，再对脊柱小关节紊乱施以扳法纠正。按、压穴位要准确，以有酸麻胀感为度；扳法以稳、准、轻、巧为原则，在充分放松肌肉、筋络后再行稳、准、轻、巧的扳法，松筋有利于正骨。正骨后有利于松筋，即骨正筋柔。正骨后再施行适当的放松手法以巩固疗效。

适应证：病位深，如各类脊椎相关疾病。

3. 木类手法技术

弹拨、理顺法、抖法等手法刺激量大作用于筋，与肝胆相关的手法，归为木类手法。木生火，木克土，金克木，水生木；肝木筋的正常有利于的肾水骨及肌肉、血脉的正常。

技术要求：弹拨类手法为垂直肌筋走行方向进行反复单方向的弹拨，如弹琴状；理顺手法为顺肌筋走行方向的单方向的连续按压，抖类手法在维持一定牵引力的前提下进行小幅度的连续抖动。

适应证：筋束骨而利机关，本类手法治疗病位深在筋及关节，病变较重的病症，如神经根型颈椎病、肩周炎慢性期等。

4. 火类手法技术

主要作用于血脉，与心小肠相关的手法，如推挤类手法归为火类手法。五行中火生土，火克金，木生火，水克火；血脉的正常畅通有利于筋及肌肉、骨功能的正常。

技术要求：定位准确，力量适中而渗透，透过肌肤推、挤到血脉上，时间适当，短者几秒，长者十几秒，可反复操作，亦可与土类木类手法交替进行。有活血祛瘀，疏通经络的功效。

适应证：病位深，病变较重，用于各种痛症属于气滞血瘀证者。如腰痛病气滞血瘀证。

5. 土类手法技术

刺激量较大而连绵不断的手法，作用于肌肉，与脾胃相关的手法，如捏法、拿法归为土类手法。土生金，土克水，木克土，火生土；脾、胃与肌肉的正常有利于筋、骨、脉、皮肤的生长与修复。

技术要求：柔和而有力，作用于肌肉，对肌肉施以柔和而又有力沉稳的捏、拿手法，捏拿结合以解除肌肉紧张，减轻肌肉疼痛。土类手法放松肌肉，为松筋（木类手法）正骨（水类手法）做好充分准备。有解痉止痛的功效。

适应证：病位较深，病变较重，有肌肉劳损类病症，如各类型颈椎病；在各种病症推拿治疗中，起到放松肌肉作用。

（二）脊柱五行手法

从纵向看，人体脊柱也可以按节段分五行，由上而下分为颈椎及第1至2节胸椎属于金，关联肺、大肠；第3至5节胸椎属于火，关联心、小肠；第6至8节胸椎属于木，关联肝、胆；第9至12节胸椎属于土，关联脾、胃；腰及骶椎属于水，关联肾、膀胱。不同的脊柱节段的小关节紊乱，可刺激影响不同的症状出现。

因此，在治疗相关疾病时，需要辨证分析，仔细触摸，精准找出关联脊柱节段椎体，或分布在某一节，或多节段同时影响，而给予相应手法整复。进行复位手法前，应先进行X线拍片，排除肿瘤结核等手法禁忌证。

脊柱椎体偏歪错位的测定主要有三方面因素。首先，影像学尤其是X线片，直接观察椎体两侧小关节间隙、棘突的偏歪；其次，根据临床症状，一般症状出现在错位的一侧，并且某一节段甚至某一椎体的错位会引起相应的症状；最后，在前两个因素的基础上，我们以手指仔细触诊颈椎棘突、横突、关节突关节，以及叩诊或触诊胸腰椎棘突，一般触痛在患侧，表示椎体向患侧错位。只有三方面同时存在，我们才可以确定椎体错位，切不可逢歪必复。

1. 胸椎整复手法

患者坐矮凳，维持低头略弯腰姿势，医者以手指叩诊错位棘突，然后以膝关节顶住错位棘突（根据错位方向适当调整角度），双手环抱肩前，嘱患者头看天花板，挺腹，趁患者不注意时，双手往后下压，膝关节稍用力往前上顶，即可复位成功。第10至12胸椎复位手法同腰椎。

2. 腰椎旋转复位手法

患者坐双连椅上，弯腰触诊错位偏歪棘突后，以一手拇指顶住，另一手绕患者肩部搭颈部，使患者弯腰，然后向一侧旋转到一定角度后稍加用力往后上一抖，即可复位成功。下端胸椎、上段腰椎弯腰角度宜小，下段腰椎前屈角度宜大。

腰椎斜扳法患者侧卧位，术者一手肘部固定患者肩部，一手肘部固定患者髂骨部，在患者放松时，两手同时相对瞬间小幅度发力，即可听见清脆的复位响声，提示复位成功，根据复位不同节段的椎体，两手用力有所不同。

3. 骨盆调整法

姿势同腰椎斜扳法，固定肩部的一手保持固定姿势，主要通过髂骨部的另一手瞬间小幅度发力，调整骨盆。

4. 骶髂关节复位手法

前错位者，患者平卧位，一助手维持30度作用纵向牵引错位肢体，另一助手牵引固定上半身，术者双手按住髂前上棘部，在患者呼气时，突发用力向前下压，可听到响声，即可复位成功。后错位者，患者俯卧位，两助手维持牵引下，术者双手压住髂后上棘部，待患者放松时，突然发力向前下推，即可复位成功。

手法复位过程中，一般会听到复位的清脆响声，但是切不可以出现响声为复位成功标志，而应以患者具体症状的改善、指下触痛感减轻为指征。不可一日反复多次复位，容易导致出现不良反应，甚至可能出现晕厥等。

人体每个部分，都是整体中包含局部，局部反应整体。每个组织、器官、系统中都包含有整体的信息，而整体中可诊察出每个局部出现的症状。因此对脊椎及脊椎相关疾病的治疗中，在用一般的五行手法治疗同时，还要注意到根据五行之间的关系，以及疾病之间的相关联，进行兼治。做到局部治疗为主，整体调整兼顾。

（三）五指手法

人体五个手指对应五行，我们把其归纳为五行手法之一。主要应用于小儿推拿。小儿肌肤柔嫩，感觉灵敏。因此小儿推拿除了运用十四经穴及经外奇穴，小儿本身还有许多特定的穴位与特定推拿手法。小儿特定穴位分布有“点”“线”“面”，主要分布于两手，因此有“小儿百脉汇于两掌”的说法。其中五经穴属于面状穴位，可以以五行归纳之。其中拇指螺纹面为脾经，属土；食指末节螺纹面为肝经，属木；中指末节螺纹面为心经，属火；环指螺纹面为经，属金；小指螺纹面为肾经，属水。本书主要论述成人的推拿手法，因此仅略提及五指手法，不详细展开论述，学者感兴趣可自行阅读小儿推拿相关书籍。

（四）脊柱肌肉松解法（五行平调法）

脊柱与督脉的功能有相似之处，脊柱又是督脉通路，所以我们提出脊柱整体观与脊督一体论的观点。脊柱两旁是足太阳膀胱经走行，在背部护卫阳气，保护机体。而治脊的原则是以通为用，扶正祛邪，整体和谐。具体治疗上既需要对脊柱进行小关节的调整与松解，还需要着重梳理脊柱两侧肌肉，疏通膀胱经走行路线，使经络畅通无堵，则机体康健。

具体操作：患者俯卧位，放松，平缓呼吸，医者以手拇指或者手肘，从第7颈椎开始，沿脊柱旁0.5～3寸之间，进行由上往下的理顺手法，一直到腰骶部。沿途进行理顺手法过程中，如若触到痛性结节，或条索状反应物，则着重进行单方向理顺手法，若有深部触痛，可适当采用深压法，若机体强壮，可适当采用弹拨手法。手法操作约3遍，两侧先后施行，手法过程中不可中断，务求连续，力量要深透，不可忽轻忽重。

注意事项：此手法应用广泛，适用于各种脊柱相关疾病、亚健康等。骨质疏松、脊柱骨折等亦可采取适当力度施行手法，脊柱肿瘤结核禁止使用。

参考文献

[1] 倪青，王祥生．实用现代中医内科学 [M]. 北京：中国科学技术出版社，2019.

[2] 王蕾．中医脑病方药应用 [M]. 北京：中国中医药出版社，2020.

[3] 齐元富，李秀荣．现代中医肿瘤防治学 [M]. 济南：山东科学技术出版社，2020.

[4] 王绍洁，卞菊，代薇．王绍洁中医儿科临床经验集要 [M]. 北京：中国中医药出版社，2018.

[5] 安连生，黄有荣．韦氏骨伤阴阳五行手法 [M]. 北京：人民卫生出版社，2018.

[6] 张俐．中医正骨学 [M]. 北京：中国中医药出版社，2016.

[7] 孙树椿．中医骨伤学 高级教程 [M]. 北京：中华医学电子音像出版社，2016.

[8] 詹红生，刘献祥．中西医结合骨伤科学 [M]. 北京：中国中医药出版社，2016.

[9] 李卫红，徐雅．中医学 [M]. 北京：中国医药科技出版社，2018.

[10] 赵春妮，罗庆东．中医学 [M]. 北京：人民卫生出版社，2020.

[11] 杨文玲，张国侠，赵艳，等．中医学基础与常见病诊治 [M]. 长春：吉林科学技术出版社，2018.

[12] 梁晓春，孙华．中医学 [M]. 北京：中国协和医科大学出版社，2019.

[13] 张杰，徐国成．中医学 [M]. 北京：高等教育出版社，2018.

[14] 刘亚梅．中医学概论 [M]. 北京：科学出版社，2019.

[15] 方显明．心血管疾病中医康复疗法 [M]. 北京：中国中医药出版社，2016.

[16] 金妙文，方祝元．中医辨治心脑血管疾病 [M]. 上海：上海科学技术出版社，2017.

[17] 高振梅 , 任硕 . 脑血管病中西医康复 [M]. 济南 : 山东科学技术出版社 ,2018.

[18] 刘玉臻 , 赵玉成 , 杨明才 , 等 . 临床中医综合诊疗与康复 [M]. 北京 : 科学技术文献出版社 ,2019.

[19] 彭莉君 , 李国徽 . 常见病中医康复护理与调养 [M]. 西安 : 陕西科学技术出版社 , 银川 : 阳光出版社 ,2018.

[20] 陈庆华 , 等 . 实用临床疾病中医诊治与康复 [M]. 长春 : 吉林科学技术出版社 ,2017.